中国灸疗学

朱坤福 祝蕾 杨海珍 著

中医古籍出版社

图书在版编目（CIP）数据

中国灸疗学 / 朱坤福主编 . –– 北京：中医古籍出版社，2018.1
（2020.9 重印）
ISBN 978-7-5152-1657-7

Ⅰ . ①中… Ⅱ . ①朱… Ⅲ . ①针灸疗法 Ⅳ . ① R245

中国版本图书馆 CIP 数据核字（2018）第 018942 号

中国灸疗学

编　　著：朱坤福　祝　蕾　杨海珍
责任编辑：焦浩英
出版发行：中医古籍出版社
社　　址：北京市东直门内南小街 16 号（100700）
印　　刷：廊坊飞腾印刷包装有限公司
经　　销：新华书店
开　　本：710mm×1000mm　1/16
印　　张：19.25
字　　数：295 千字
版　　次：2018 年 2 月第 1 版　　2020 年 9 月第 2 次印刷
书　　号：ISBN 978-7-5152-1657-7
定　　价：78.00 元

前　言

数千年来，历代医家和劳动人民在与疾病斗争的过程中，积累了大量利用艾灸治疗疾病的临床经验，使灸疗逐步形成了系统理论。由于灸法成本低廉，操作方便，其适应证又很广，疗效显著且无副作用，既可祛除疾病，又能强身健体，数千年来深受广大人民群众的喜爱。

艾灸疗法历史悠久，可追溯到人类始掌握和利用火的旧石器时代。当初，原始人烘火取暖，发现热的物体贴在身体上可以解除某些病痛，例如用树皮包上烧热的石头或砂土，贴在腹部可治因受凉而引起的腹痛，贴在膝盖上可治寒湿造成的关节痛，于是发明了热熨法。以后加以改进，用小树枝或用干草、艾绒搓成团，进行局部较小面积的固定温热刺激，这样就产生了灸法。

关于灸的文献记载有很多，最早的可追溯到春秋战国时期。1973 年湖南长沙马王堆汉墓出土的帛书《足臂十一脉灸经》和《阴阳十一脉灸经》，是已知最早关于经脉的专著，也是首次记载灸法的医学典籍。东晋葛洪所著《肘后备急方》，是一部以治疗急症为主的综合性医籍，涉及临床各科疾病治疗，书中大量记载了灸法的应用，奠定了灸法学的雏形，极大地推动了后世灸法学的发展。从两晋至唐宋时期，是针灸医学史上灸法发展的重要时期，也是灸法的鼎盛时期。此后，由于金元及明清时期针法研究的崛起、针法应用的日益推广及中药的发展，灸法的发展受到了一定影响。但改革开放后，由于国家经济实力的提高，中医学日益得到重视，今天灸法作为一种简便、价廉、有效的绿色自然疗法，正逐步成为人们在预防保健与治疗疾病时认可的疗法之一。

关于灸治的方法，古代一般应用直接灸（着肤灸）。古代的直接灸多用艾炷灸，且艾炷较大，施灸的壮数也较多，如唐宋时代有主张灸至数百壮的。为了防止和减少烧灼痛，《扁鹊心书》中还载有运用"睡圣散"进行全身麻醉，使病人昏睡后施灸的方法。随着灸法的盛行，施灸用的材料也越来越多样化。除用艾以外，逐渐又有用硫磺、灯火、桃枝、桑枝、黄蜡、药锭来施灸的。灸的操作方法也越来越丰富，到了晋唐时代发明了艾灸和药物相结合的各种间接灸法（隔物灸），所隔的材料又因病而异，有蒜、姜、盐、葱、附子、巴豆等。艾卷灸法最早见于明初的《寿域神方》，其后发展为在艾绒内加进药物，再用纸卷成爆竹形，点燃后隔布灸，名为"雷火神针"或"太乙神针"。此外，在宋代还有利用某些刺激性药物（如白芥子、毛茛叶、旱莲草、斑蝥等）涂或贴敷于穴位，使之发泡的"天灸"或"自灸"，后来发展为现代的穴位贴敷疗法。

随着灸法灸理现代研究的不断深入，更显其旺盛生命力。首先，与西药比较，灸疗具有毒副作用甚少、不产生过敏反应、没有耐药性、无胃肠道反应等诸多优势。其二，灸疗有十分广泛的适应症和独特的治病机理。临床各科，男女老幼，实证虚证，灸疗都适用。灸疗治病的机理，不是直接作用于病原体，而是通过改善自身免疫机能以达到治病目的。如灸疗虽不能直接杀死疟原虫，却能有效治愈疟疾。对某些肿瘤，能杀死或抑制癌细胞，而不损伤人体正常细胞，与化疗放疗癌细胞、正常细胞一起杀伤不同。其三，灸疗对防病保健有特殊作用。目前社会老龄化问题日益突出，竞争激烈，对人体健康要求更高，灸疗作为一种疗效确切、操作方便、无副作用、费用又少的有效方法，越来越受到人们的青睐。其四，在中医药逐步全球化的进程中，灸疗发挥了急先锋作用。西方人认为有着悠久历史的针灸是对西方生物医学的补充，许多西方人正是通过针灸才逐渐接受中医中药的。

近年来，艾灸这个经几千年验证安全有效的自然疗法，越来越受到全世界各国人民的关注。但是艾灸进入日常生活，还存在几个问题：首先，专业技巧。艾灸时，需要将艾条点燃，固定在距离施治部位皮肤一段距离的位置，还要随时根据皮肤的反应进行调整，需要有专业知识的人员实施。第二，讨厌的烟、油。艾绒燃烧时产生的烟雾，使房间和房间内的人、物品带上很长时间才能消退的烟味。而且，微小的烟尘颗粒悬浮在空气中，对环境也是污染。艾条燃烧时还会产生焦油类物质，靠近燃烧点的物体受到污染，黏糊糊的焦油清洗困难，气味难闻。第三，危险性。艾灸会用到明火，存在一定的火灾隐患。燃烧后的灸灰易掉在身上，存在烧坏衣服或灼伤皮肤的可能。同时，艾灸燃烧点的温度很高，和皮肤的距离掌握不好，会直接灼伤皮肤。第四，使用场所限制。由于传统艾灸会冒烟、产生难闻气体、需要皮肤裸露等方面的影响，传统艾灸一般只能在私密空间进行，不方便使用。

为了解决传统灸法弊端，使其走入寻常百姓家里，解除更多人们的病痛，灸热治疗贴、艾灸治疗贴等创新疗法应运而生。这种现代化的灸疗方法具有鲜明的时代特色：首先，采用与空气接触能自然发生的热能，取代艾炷燃烧的传统热源。这种自然产生的热能可以持续 6 小时以上，而且温度始终恒定在 45~58 度之间，对环境无污染，不会造成灼伤，引起疼痛，安全有效。其次，含有多种金属矿物元素，如钙、铁、锌、钛、镁、铬、硒等，在发热的同时产生磁辐射波，效果更好。再次，配合萃取的纯中药药物成分——艾草精油或艾叶、当归、生姜药粉使用，透皮吸收效果更佳，疗效更持久。治疗贴在发热过程中，可以加快释放贴中的有效成份，促进血液循环，从而促进皮肤更有效地吸收中草药的精华，而起到镇痛、祛湿、暖宫等作用。

灸热治疗贴、艾灸治疗贴是灸疗疗法的新技术实破，将对灸疗的发展产生重要推动作用。同时，其技术也将日臻完善，为人类健康事业做出更大贡献。

朱坤福

2017 年 12 月 3 日于燕贻堂

简　介

　　随着社会的进步和生活水平的提高，人们期待掌握毒副作用小、疗效可靠、简便易行的防病除病方法，以促进自身健康，提高生活质量。灸疗法以其作用于体表经穴、无损伤、无痛苦、简便价廉、作用迅捷、效果可靠等独特优势在传统医学中独树一帜，适应了人们的需求。本书作者立足于实用、有效、易掌握的原则，在介绍灸疗法基本知识的基础上，系统讲述了灸疗法对内、外、妇、儿和五官等各科近百种常见病症的防病祛病方法。内容突出灸疗法的实用性和可操作性，从简避繁，通俗易懂，使人过目受益。可供广大群众防病祛病参考之用，也可供中医药院校学生、灸疗爱好者以及基层医务人员参阅。

目 录

下篇　常见病灸疗法

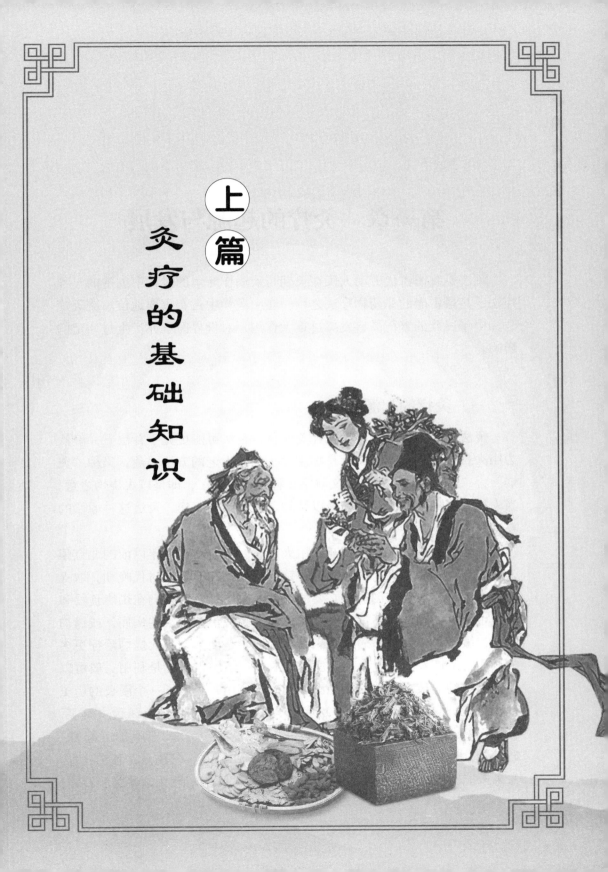

上篇

灸疗的基础知识

第一章 灸疗的起源与发展

灸法是我国古代劳动人民在长期与疾病作斗争的过程中创造的一种疗法，是最古老的非药物疗法之一，在中医学中占有重要地位。艾灸疗法为中华民族的繁衍昌盛发挥过重大作用，对世界医学亦产生过一定的影响。

一、灸疗的起源

灸法的产生早于方药，就针灸而言，灸法可能更先于针法。一般认为用火直接烧灼皮肤的灸疗是物理疗法中最古老的方法。灸，又称"灸焫"，"焫"汉代许慎《说文解字》释为"灼也"，即是以火烧灼之意。当人类发展到第一次有目的地以烧灼之法来治疗病痛，灸法这种原始的物理疗法便诞生了。

灸疗的起源，是在人类知道用火以后。距今五十万年以前的北京猿人，已经开始使用火，木石摩擦、钻木取火约在旧石器时代晚期。取火方法的掌握，为灸疗创造了必要的条件。原始社会，人们在烘烤食物和取暖中，可能因偶尔不慎被火烧灼，而减轻或治愈了某些病痛，或烤灼腹部，缓解了腹部的寒痛及胀满等症状，于是便主动用火烧灼治疗更多的病痛，就产生了灸疗。灸疗所用的原料，最初很可能是利用一般可以作为燃料的树枝等。从灸疗的出现到艾的应用，经历了一个漫长的历史过程。据《素问·汤液醪醴论》所述："镵石针艾治其外"。《说文解字》云："镵，锐也"，镵石即尖锐的石针。艾即指艾灸疗法。隋代全元起说：砭石者，是古外治之法，有三名：一针石，二砭石，三镵石，其实一也。古来未能铸铁，故以石为针。砭石，特别是"镵石"，使用这些磨制石器，是新石器时代的特点，我国内蒙古多伦县和山东日照两个新石器时代遗址就发现过砭石。艾灸和砭石并论作为外治法，说明在新石器时代艾灸疗法已经成为重要的医疗方法。

1973年，长沙市马王堆三号汉墓出土的帛书中有两种古代经脉著作，医学界公认它是早于《黄帝内经》的医籍。其中，《足臂十一脉灸经》和《阴阳十一脉灸经》指出经脉循行部位、所主疾病及其灸治所宜等；同时出土的《五十二病方》中，在配合药物治疗法的同时，还使用了灸法、角法、浴法、熏蒸法、熨法等，说明在《黄帝内经》成书以前，灸疗不但已经有了较为完整的基础理论，而且也有了极其丰富的临床经验。

二、灸疗的形成

先秦两汉时期，针砭、火灸、热熨等均已广泛用于各种疾病的治疗，为临床实践的总结和提高，以及中医学理论的形成和发展起了重大作用，是我国传统针灸医学形成的重要时期。

一些文献记载了非医家在引喻射事时用艾灸法作譬喻，可推之春秋战国时期灸法颇为盛行。《庄子》载，孔子劝说柳下跖后对柳下季说"丘所谓无病而自灸也"。《孟子·离娄篇》中有："今人欲王者，犹七年之病，求三年之艾也"的记载，足见灸疗影响的深远。甚至在历史传记中也有灸疗的记载，如《左传》载："成公中年（公元前581年晋）景公病，延秦国太医令医缓来诊。医缓说：'疾不可为也，病在肓之上，膏之下，攻之不可，达之不及，药不治焉'"。这里的"攻"即指灸法。《脉法》《五十二病方》中可看出灸疗在当时已日臻完善。《汉书·艺文志》中记载我国古代治病四法：箴、石、汤、火，其中火灼就包括灸疗。《黄帝内经》中近一半的内容阐述针灸，并对灸疗的起源、适应证处方及禁忌多加论述，奠定了灸疗的理论基础。《黄帝内经》首先将艾作为灸疗的主要材料，并作为灸疗的代名词。《素问·汤液醪醴论篇》说："砭石针艾治其外也。"《灵枢·经水》说："其治以针艾。"《灵枢·官能》明确指出："针所不为，灸之所宜"，并产生了"脏寒生满病，其治宜灸焫"（《素问·异法方宜论篇》）的辨证施灸的观点，甚至确定了灸法的补泻，如《灵枢·背俞》言："以火补者，毋吹其火，须自灭也。以火泻者，疾吹其火，传其艾，须其火灭也。"而在《素问·骨空论篇》中记载了灸治随年壮的观点："灸寒热之法，先灸项大椎，以年为壮数，次灸橛骨，以年为壮数"，并用灸来治犬伤病："犬所啮之处灸三壮，即以犬伤病法灸之"。同在一文中还举例记述了灸法的应用及部位，可见灸治之广了。此外，《黄帝内经》中指出艾灸的禁忌证为："阴阳俱不足或阴阳俱盛者、阳盛亢热及息积"等。

东汉张仲景的《伤寒杂病论》被后世誉为"众法之宗，医方之祖"，书中除了载有汤药治病外，还有多处提及针灸治疗，其中关于灸法的记载，虽篇幅不多，部分论述也较为笼统，但文中体现的学术思想对后世灸法的发展和运用却有着重要的意义。纵观全书共载灸疗7条，但是对灸疗的应用和禁忌证有所发挥。其主要观点包括：第一、强调二三阴宜灸，认为病在三阴经，虚寒病证，阴阳之气衰弱证候，宜灸；邪踞三阳，正气未衰之实热证候，宜针，故确立了"病在三阴宜灸，病在三阳宜针"的针灸治疗法则。第二、强调施灸前后须诊脉，如292条"少阴病，吐，利，手足不逆冷，反发热者，不死。脉不至者，灸少阴七壮"。116条"微数之脉，慎不可灸"。可知仲景非常重视诊脉识证在针灸治疗上的重要性，并以脉诊作为灸法宜忌的重要依据。第三、提倡灸药并施，如304条"少阴病，得之一二日，口中和，其背恶寒者，当灸之，附子汤主之"。第四、重视灸法禁忌，对许多病症都有"可火""不可火""不可以火攻之"的记载，如115条"脉浮，热者，而反灸之，此为实。实以虚治，因火而动，必咽燥，吐血。"

三、灸疗的发展

三国曹操之子魏东平王曹翕专研究灸法，撰集的《曹氏灸方》七卷，为最早的灸疗专著。

西晋皇甫谧编纂的《针灸甲乙经》是我国现存最早的针灸专著，它汇集了《素问》《针经》《明堂孔穴针灸治要》等三部书的内容，详尽地论述了脏腑经络、脉诊理论、腧穴部位、针灸法及禁忌、病因病理及各类疾病的证候、针灸取穴，把针灸专门化、系统化，对针灸学的发展起了重要的推动作用。晋代葛洪著《肘后备急方》，文中对霍乱吐利，以及急救等亦注重灸疗。

南北朝时，灸法盛行，有人从北方学来火灸法，"贵贱争取之，多得其验，二十余日都下大盛，咸云圣火，诏禁之不止，火灸至七炷而疾愈"（见《南史·齐本纪第四》）。由此可见，当时灸疗在民间已盛行。

西晋、南北朝时期，还出现了《偃侧图》《明堂图》等针灸腧穴图，使灸疗的腧穴更加直观，同时还有其他灸经、针灸经及孔穴书卷传世。

唐代，据《旧唐书·职官志》记载："太医令掌医疗之法，丞为之式；其属有四：曰医师、针师、按摩师、咒禁师，皆有博士以教之"。又《新唐书·百官志》记载："针博士一人，从八品上"。唐朝建有医科学校，并设针灸科，由针博士教授，唐太宗又命甄权等人校订《明堂》，做《明堂人形图》，足见唐朝对针灸的重视。

孙思邈撰集的《备急千金要方》《千金翼方》，大力提倡针灸并用，特别是他识真胆雄，注重灸量，施灸的壮数多至几百壮。他还绘制了历史上最早的彩色经络腧穴图——《明堂三人图》，"其十二经脉五色作之，奇经八脉以绿色为之"。艾灸和药物结合运用于临床，在《千金方》中就有记载，如隔蒜灸、豆豉灸、黄蜡灸、隔盐灸、黄土灸等等。《千金要方·七窍病下》中还有用竹筒及苇筒塞入耳中，在筒口施灸以治耳病的"筒灸"，这是灸疗利用器械的鼻祖。因孙思邈有功于医道，隋文帝、唐太宗、唐高宗曾多次召见了他。

在唐朝与孙思邈有同等业绩的是王焘，他的《外台秘要·中风及诸风方一十四首》倍加注重灸疗的应用。他指出："圣人以为风是百病之长，深为可犹，故避风如避矢。是以御风邪以汤药、针灸、蒸熨，随用一法，皆能愈疾。至于火艾，特有奇能，虽曰针、汤、散，皆所不及，灸为其最要"，并提出灸为"医之大术，宜深体之，要中之要，无过此术"（《外台秘要·中风及诸风方一十四首》）。他在台阁二十年，非常注重灸疗的临床经验。此外，崔知悌的《骨蒸病灸方》是专门介绍灸疗治痨病的，而《新集备急灸经》则是灸疗治急症的专论，可喜的是唐朝已有了"灸师"这一专业职称。这些都说明在盛唐时期，我国灸疗学已正式发展成为一门独立的学科。

宋代，更加重视针灸在医疗中的作用，并将针灸列为十三科之一，使针灸学有了进一步的发展。宋代著名针灸学家王惟一撰集的《铜人腧穴针灸图经》在刊印流传的同时，还刻于石碑之上，不但便于抄咏，而且可防刊行之误。其设计制造的铜人模型两具，外刻经络腧穴，内置脏腑，对孔穴的统一起了很大的作用，实属针灸史上的重要成就。王执中的《针灸资生经》以及与其前后的《小儿明堂针灸经》《膏肓俞穴灸法》《西方子明堂灸经》以及《明堂经》《针灸经》等，在理论和实际操作上，形成了不同的针灸流派，丰富了灸疗学的内容。

此外，宋代的针灸书籍中还有所谓"天灸"或"自灸"的记载，这是利用某些刺激性药物，如毛茛叶、芥子泥、旱莲草、斑蝥等贴敷在有关部位上，使之发泡的方法，它是不同于温热刺激的另一类施灸方法。

宋代的《太平圣惠方》《普济本事方》以及《圣济总录》等医方书中亦多收集了大量的灸疗内容。宋代窦材的《扁鹊心书》是记载以灸法治疗各种疾病的专著，书中还记载有"睡圣散"，使病人昏睡后施灸，这是灸法应用于麻醉的最早记载；并指出常灸关元、气海、中脘诸穴，"虽未得长生，亦可保百余年长寿"（《扁鹊心书·须识扶阳》）。

明代是我国针灸的全盛时期，其间针灸学家辈出，其中杨继洲的《针灸大成》对针灸学有着承上启下的作用，是颇有影响于后世的针灸专著。与其前后还有徐凤的《针灸大全》、高武的《针灸聚英》、张介宾的《类经图翼》、汪机的《针灸问对》等，都对针灸学的发展作出了应有的贡献。

在明代，参照古代树枝灸的方法，又有"桑枝灸"及用特制的桃木棍蘸麻油点火后吹灭，趁热垫绵纸熨灸的所谓"神针火灸"。这种方法以后又发展为用药末与艾绒混合制成艾卷熏熨的"雷火针灸"及"太乙针灸"，以及近代应用的艾条灸及药艾条灸，这些均可以认为是灸法和古代熨法的结合运用。明代还有灯火灸的记载，这是用灯草蘸油点火在病人皮肤上直接烧灼的一种灸法，也有利用铜镜集聚日光，作为施灸热源的所谓"阳燧灸"，近代则改用透镜集聚日光施灸的"日光灸"。

清代，吴谦等人撰集的《医宗金鉴·刺灸心法要诀》在总结前人刺灸经验的基础上，用歌诀的形式表达刺灸的各种内容，便于初学和记诵。清代的《神灸经纶》是我国历史上又一部灸疗学专著，它标志着我国灸疗学发展到了一个新的高度。清朝末年，帝国主义的入侵虽使灸疗学和我国人民共同陷入了灾难，但广大人民需要灸疗，灸法治疗各种病痛在民间仍广为流传，并因其简、便、验、廉而扎根于民众之中。

中华人民共和国成立以来，政府十分重视继承发扬中医学遗产，制定了中医政策，并采取了一系列措施发展中医事业，使针灸学得到了前所未有的发展和提高。自20世纪50年代起，灸法又开始引起医学界的注意，而且被用于治疗脾肿大、骨结核及药物毒性反应等多种病证。20世纪60～70年代，有关灸法的临床报道急剧增加，据统计这一时期单纯用灸或以灸为主治疗的病种就达100余种之多，而灸法真正取得重要突破性进展则是在近30余年。尤其是近年来，国家不断推进中医药发展，灸法研究日益受到重视，2008年科技部立项了我国首个灸法的国家重点基础研究发展计划（973计划）项目——"灸法作用的基本原理与应用规律研究"，灸法的发展与创新迎来了新的契机，在临床和基础研究领域均取得了系列成果，大量灸法研究文献涌现，一系列灸法专著出版。在其基础上，2015年科技部又连续立项启动了第二个973计划灸法项目——"基于临床的灸法作用原理研究"，灸法应用不断推进。灸法研究蓬勃发展，已成为当今中医针灸领域的研究热点。

灸疗对世界医学也有很大影响。公元562年（陈文帝天嘉三年）秋八月，吴人知聪携《明堂图》等医书一百六十卷越海东渡，将我国的针灸疗法传入日本。公元608年9月，日本推古天皇遣药师惠日、倭汉直、福因等来中国学习医学。我国的医学传入朝鲜约在公元五世纪。公元692年，古朝鲜医学教育以《甲乙经》《针经》《明堂经》等教授学生。朝鲜和日本把针灸作为他们传统医学的重要组成部分保留至今。以后针灸又传到东南亚、印度次大陆，以及欧洲。我国的针灸之花，现在已开放在世界一百多个国家和地区，成为世界医学的组成部分。目前国际上从事针灸医疗工作的人越来越多，如日本等国还进行了灸疗的实验研究和编纂了灸疗的专门书籍。

总之，灸疗是我国古代劳动人民长期与疾病作斗争的一大经验总结，是祖国医学中的重要学科，它为中华民族的繁衍昌盛发挥过较大的作用，对世界医学产生过一定的影响，现在它更加受到人们的重视。我们深信，随着今后国际交往的增加，灸疗学在世界医坛将焕发出更加绚丽夺目的光彩，并将为世界各国人民的健康发挥更大的作用。

第二章　古代灸疗的种类

古代灸疗的应用非常广泛，种类繁多。从灸的方法上大致分二大类：一是艾灸法，包括艾炷灸法、艾条（卷）灸法、其他艾灸法等，下面又涵盖直接灸、隔物灸、温和灸、雀啄灸、回旋灸、药艾卷灸、热敏灸、温针灸、骑竹马灸、灸器灸等。另一类是非艾灸疗法，就是不用艾而是用其他物质涂在施灸的穴位上，或用其他物质烧灼穴位或患处，以达到治疗目的，如灯火灸、天灸、黄蜡灸、阳燧锭灸、火柴灸、线香灸、药线点灸、桃枝灸、桑枝灸、烟草灸、硫磺灸等。有些灸法目前临床上仍然沿用，这里作重点介绍。

一、艾灸法

我国很早就有用艾火灸法治疗各种疾病的记载，《本草纲目》说："艾叶能灸百病。"吴仪洛的《本草从新》则更为具体地说："艾叶苦辛，生温，熟热，纯阳之性，能回垂绝之阳，通十二经，走三阴，理气血，逐寒湿，暖子宫……以之灸火，通透诸经而除百病。"可见艾叶是较为理想的施灸材料。

（一）艾炷灸法

艾炷灸包括直接灸与间接灸两种。古代一般采用直接灸，后来才发展为各种各样的间接灸。艾炷，是指将制备的艾绒做成圆锥形的大小不等的艾团。每燃尽一个艾炷，称为1壮。施灸时，以艾炷的大小和壮数的多少来掌握刺激量。

制作艾炷的方法，一般用手捻，须将艾绒搓紧，捻成上尖下大的圆锥状，以便于平放在腧穴上。大炷，像蚕豆大小，适用于间接灸；中炷，像枣核大小，而小炷则像麦粒大小，用于直接灸。近年来临床用于直接灸的艾炷，采用特制的器械按压加工，制作出来的艾炷不仅艾绒紧密，大小一致，应用也非常方便，而且还可大批量生产。

1. 直接灸

使用艾炷灸时，以艾炷置于皮肤穴位上烧灼的称为直接灸，又称"明灸"。这是灸治疗法中最基本、最主要而常用的一种传统灸法。

我们常根据施灸的程度不同、要求不同，将直接灸分为非化脓灸、化脓灸两种。

（1）非化脓灸：

非化脓灸是指施灸后皮肤感到灼热，局部出现红晕，少部分可见皮肤起水疱，但不形成灸疮及瘢痕，故称作艾炷非化脓灸。古代称此灸法为"着肤灸""明灸"，本法最早在《灵枢·癫狂篇》中有记载。

艾炷非化脓灸目前临床上应用也较为广泛，多用于慢性虚寒性疾病，如哮喘、眩晕、慢性腹泻、痛经、脱肛、子宫脱垂、胃脘痛等。同时，对某些实热证，如带状疱疹、肠痈、腮腺炎等，也有一定的疗效，并可做保健灸。

【操作方法】

①体位的选择：可根据不同病症选用坐位、仰卧位、俯卧位及侧卧位。

②施灸前的准备：为了施灸时操作顺利，应将施灸所用的物品备齐。

灸前应备的物品：有铜制或有机玻璃制做的艾炷器，做成所需型号的艾炷若干备用。凡士林1盒或大蒜数瓣、线香、火柴、酒精棉球、镊子1把。

患者准备：根据医嘱，采取适当体位（最好卧位，以防出现晕灸现象），将衣服解开，充分暴露施灸部位。

术者准备：灸前先洗手，向病人讲清施灸的特点及注意事项。

③操作过程：

点穴：按病症不同，采取适当体位后，在施灸穴位上用指甲掐一个指印或用钢笔划个圆圈做一记号，点穴的体位与施灸的体位一致。即坐位施灸时采取坐位点穴，卧位施灸，采取卧位点穴。

施灸：在点好的穴位上用消毒棉球消毒，涂少许蒜汁或凡士林（起粘敷艾炷作用）。再将艾炷放在穴位上，用线香点燃，待病人感到灼热难忍时，立即用镊子将已点而未燃尽的艾炷换掉，再换第二壮。每次每穴灸3～9壮，一次灸1～3穴。每天1次或隔日1次，12次1疗程，

灸后处理：灸后可见皮肤出现较艾炷略大一片红晕，且有汗出，可用干棉球揩干即可。少数在灸后1～2小时出现小水疱，此时不必将水疱挑破，让其自然吸收，不留瘢痕。

【注意事项】

艾炷非化脓灸，操作比较简单，患者稍加训练即可掌握。为了提高疗效，特提出以下几点注意事项：

①施灸前术者要做好准备工作，达到正确诊断，辨证选穴。不要在劳累、饥饿、紧张等情况下施灸，以防晕灸。

②每次取穴不宜太多，一般3～7穴即可。

③施灸的房间空气要流通，冬天室内要暖和，以免在施灸时患者受凉感冒。

④对昏迷病人、肌肉麻痹、小儿应特别注意，以免烫伤皮肤。

⑤若施灸后出现水疱，小者可自然吸收，不必处理；大者在常规局部消毒后，用消毒针头将疱刺破，棉球吸干，涂上龙胆紫用敷料覆盖。

（2）化脓灸

化脓灸又叫瘢痕灸，即施灸的穴位在灸后起疱，自然化脓、结痂，灸后留下永久的瘢痕，故得此名。此法见于晋代皇甫谧所著《针灸甲乙经》，目前临床采用瘢痕灸治疗一些疑难杂证，取得满意效果，尤其对哮喘、癫痫、慢性胃肠病、体质虚弱、发育不良、高血压、动脉硬化、慢性支气管炎、肺结核、遗精、早泄、妇科产科病等实为有效。

【操作方法】

①艾炷大小的选择：目前临床常用的标准艾炷为：炷底直径0.8厘米，炷高1厘米，重量为0.1克，约燃烧3～5分钟。壮数的选用，根据病证的虚实而定。

②施灸的季节和顺序：古书中提到一年四季均可施灸。我们在实践中认为夏季施灸最为适宜（入伏最佳），时间以午时（11时至13时）为好。因为夏季天热，患者可以充分暴露施灸部位，不易受凉。此时阳气又最

旺盛，灸疮容易形成。施灸的顺序，先阳后阴，先上后下的原则。操作时一般先灸上部后灸下部，先灸背部后灸腹部，先灸头身后灸四肢。

③施灸体位：恰当地选择体位，是保证取穴的准确，防止发生晕灸的现象，为术者提供操作方便的条件。一般选如下四种体位：

坐位：患者两足蹬地，双肘屈曲自然放在桌面上，或双肘屈曲趴在桌子上。适于灸大椎穴、风门穴、肺俞、膏肓等穴。

俯卧位：患者取俯卧位于床上，腹部可放一小枕头垫起来，使腰背部、臀部肌肉松弛舒展。适用于肺俞、脾俞、肾俞、痞根、腰眼等穴。

仰卧位：患者取仰卧位躺在床上，四肢自然放松。适用于膻中、中脘、气海、关元、足三里等穴。

侧卧位：患者施灸部位在侧面，取侧卧位于床上。适用于灸足三里、绝骨、章门、京门等穴。

④施灸前的准备：备有弯盘一个，内放选用的艾炷、淡水膏数张、胶布、消毒纱布若干块、棉棒、生理盐水、大蒜若干、剪刀一把、火柴一盒、酒精灯一个、0.2% 普鲁卡因 1 支、2 毫升注射器 1 具、皮试针头 1 个、碘酒 1 瓶。

⑤操作顺序：

点穴：选好体位，再将选好的穴位做一个标记。

减痛方法：一种方法是在穴位上常规消毒，吸入 0.2% 普鲁卡因药液 0.5 毫升，在施灸的穴位上注射一个皮丘进行局部麻醉。另一种方法是当艾炷点燃后，患者感到皮肤灼痛时，术者用手轻轻叩打施灸穴位周围的皮肤，以便减轻疼痛。

艾炷的固定及换炷法：穴位常规消毒，将蒜汁涂在施灸的穴位上，然后迅速地把艾炷放在上面，即可粘着固定，再点燃施灸。当一炷燃完后去掉余灰，用生理盐水棉球将灸穴处附着物润湿，用干棉球擦净。继上述方法连续施灸，直至灸完所需壮数为止。

灸后的调护：灸后的调护，对保护疮面及促进灸疮的化脓、取得满意的疗效是非常关键的一环。灸疮的脓液呈金黄色、黏稠、量多，则效果好。若脓液稀薄晦暗，其疗效差。灸疮的调护方法如下：灸后将淡水膏熔化贴在灸穴上面，灸后 7 天、15 天、30 天、45 天来门诊检查是否化脓。若脓成可根据脓液的多少决定换膏药的次数。脓汁多者，每日换 2 次，少者，每日换1次。换膏药时，按外科常规换药操作即可。为了促进灸疮化脓，在灸后10天内可吃鸡肉、羊肉、鱼、豆腐和香菜等发物；若不化脓，则可在灸穴上用艾条施温和灸6～10分钟，连续2～3天即可化脓。

【注意事项】

①灸前做好患者的思想工作，消除紧张情绪，避免发生晕灸现象。一旦出现晕灸现象时，按晕针方法处理。

②施灸的时间以饭后1小时为宜，注意体位舒适；阴雨天气不宜施灸，以防艾受潮湿不易点燃及患者受凉。

③灸后避免受风寒、忌食辛辣油腻食品、禁房事，注意休息，定期来门诊检查，灸疮发痒时不要用手搔抓。

④灸后灸疮疼痛剧烈或伴有发热时，应及时到医院检查处理。

附：淡水膏的组成和制作

香油500毫升，广丹120～180克。制法：将香油放入铁锅内，加热至油滴入水中呈珠状，再将油锅离火，放入广丹搅匀而成。然后用竹棒将膏药摊在油纸上，冷却后对折收藏备用。

2. 隔物灸

隔物灸又叫间接灸，即利用其他药制成药垫，置于艾炷和穴位之间，艾炷不与皮肤直接接触，故称为间接灸。间接灸有一较明显优点：发挥了所隔药物药力和艾的特性协同作用，也避免灸伤皮肤而致化脓，提高了灸法的疗效。下面介绍几种常用的隔物灸。

（1）隔盐灸

即以食盐充填脐部，借艾灸时食盐烤热所形成温性，以回阳救逆，温固散寒发挥疗效。此法早在《肘后备急方》《千金要方》《世医得效方》《医心方》等都有论述，目前临床也运用此法治疗多种疾病，如急性腹痛、吐泻、痢疾、四肢厥冷和虚脱等。此外，艾炷隔盐灸还用于保健灸，用此法治疗泄泻、术后尿潴留、低血压、中暑等病，也取得满意效果。

【操作方法】

患者采取仰卧位，用纯净干燥的细沙食盐适量（有的要将细沙食盐炒热），放入神阙穴（脐中），使之与脐平：上置大号艾炷，再用线香点燃，待患者感到灼热时，即更换艾炷，一般灸3～9壮，1天灸1～2次。对于一些急证可根据病情多灸，不拘壮数。

【注意事项】

①艾炷隔盐灸在操作时，灸完 1 壮后，只换艾炷不换食盐。

②施灸过程中应注意食盐受火爆起引致烫伤，所以有些医生在行艾炷隔盐灸时，在盐上放置鲜姜片可避免火爆食盐烫伤。

（2）隔蒜灸

隔蒜灸最早见于《肘后备急方》卷五，在古代运用甚广，许多中医外科书中都有记载，如《千金方》《医学入门》《医宗金鉴》《神灸经纶》等书。古人又根据不同的疾病，采用了不同的隔蒜灸法，有隔蒜片灸、隔蒜饼灸、围蒜泥灸等。目前临床用艾炷隔蒜灸主要治疗外科疮疡。艾炷隔蒜灸具有消肿拔毒、止痛、发散之功用，在临床上用于治疗乳痈、瘰疬、脉管炎、牛皮癣、神经性皮炎、关节炎及手术后瘢痕麻木，均取得不同程度的效果。

【操作方法】

用新鲜大蒜或独头蒜切成片，或捣成泥做成饼子。所切蒜片为0.3～0.4厘米厚，用针将蒜片扎几个小孔，将蒜片放在选好的穴位或部位上，上面再放大小不同规格的艾炷，用线香将艾炷点燃施灸。当患者皮肤感到灼热时，立即将艾炷去掉，再换 1 壮艾炷。换艾炷不换蒜片。施蒜泥灸时蒜泥多少可根据病情不同，灵活运用贴敷或围敷。

【注意事项】

①艾炷隔蒜灸的大蒜，以新鲜瓣大为佳，所切蒜片不能太厚或太薄，否则传热太慢或太快灼伤皮肤。

②蒜片务必用针扎上几个小孔，有助于艾炷热气传到皮肤。

③患者感到灼热时应立即将艾炷去掉，以免烫伤。如果烫伤起小水泡时，不必做任何处理，待水泡自行吸收；大水泡则用消毒注射针头刺破，放出液体，再涂上龙胆紫外用消毒，纱布固定即可。

（3）隔姜灸

明代杨继洲《针灸大成》记述灸聚泉穴治疗咳嗽："灸法用生姜，切片如钱厚，搭于舌上穴中，然后灸之"，《类经图翼》卷十一和《理瀹骈文》也有记载。后世医家用此法治疗各种疾病，也有诸多报道。本法临床常用，简便易行，具有温中散寒、祛风止痛之功效，适用于一切虚寒病证。我们在临床上用于风寒咳嗽、呕吐、面瘫、泄泻、痛经，风疹、不育等症，均收到不同程度的效果。

【操作方法】

根据不同的选穴，采取不同的体位，将鲜姜切成 0.3 ~ 0.4 厘米的片，片上用针扎几个小孔，再将姜片放在选好的穴位或部位上，上面放置艾炷，用线香点燃，当患者感到灼热时，可采用下面两种方法处理：

①可将姜片连同艾炷向上略略提起。

②将艾炷立即去掉，再换新艾炷继续灸之。每穴灸 3 ~ 9 壮，每次灸 3 ~ 7 个穴位，换艾炷不换姜片。

【注意事项】

①艾炷隔姜灸的生姜应洗净，晾干，选择新鲜者切片，所切姜片不能太厚，也不能太薄，否则传热太慢或太快，以致烧伤皮肤。

②姜片务必用针扎上几个小孔，有助于艾炷的热气传到皮肤。

③患者感到灼热时，应立即将艾炷去掉，以免烧伤。如果烧伤起小水泡时，不必做任何处理，待水泡自行吸收；大水泡则用消毒注射针头刺破放出液体，再涂上龙胆紫，外用消毒纱布固定即可。

（4）隔药饼（片）灸

艾炷隔药饼（片）灸属于艾炷隔物灸的一种形式，所隔药物不同治疗病种也不同。如明代薛己《外科发挥》卷三的臀痈附方，治疮口不收敛者，"用炮附子去皮脐，研末，以唾液和为饼，置疮口处，将艾炷于饼子上灸之，每日灸数次，但令微热，勿令痛。"《理瀹骈文》治伤寒食积冷热不调者，"用巴豆、大黄、唾和饼贴脐，艾烧数壮，热气入肚即住。"《本草纲目》卷十七"甘遂"条附方云："二便不通，甘遂末以生面糊调附脐中及丹田内，仍艾三壮。"《千金方》商陆饼灸治瘰疬、痰毒或风寒袭于经络红肿。清代吴尚先《理瀹骈文》苍术灸治疗暴聋。《肘后备急方》卷五疗一切肿毒疼痛不可忍者，用川椒灸等等，这类灸法多达数十种。

近代有些针灸医生也用此种灸法治疗某些疾病也取得很好效果。我们在临床上用白芥子饼治疗寒胃痛，用隔附片灸治疗阳痿、脱骨疽、遗尿，均取得一定疗效。

【操作方法】

用一种或几种中药研压成面，再将药面用凉水和好，做成 0.3 ~ 0.4

厘米厚的药饼或用中药片放在选好的穴位或部位上，将艾炷放在药饼或药片上点燃施灸。

【注意事项】

①所作药饼以0.3～0.4厘米厚为宜，不能太厚或太薄，否则传热太慢或太快，以致烫伤皮肤。

②隔药片灸的药片最好用凉水浸泡5～10分钟再使用，这样有利于药性的发散并防止烫伤。

③如果出现烫伤起小水泡则不必处理，待自行吸收即可；大水泡则用消毒注射针头刺破放出液体，再涂上龙胆紫，外用消毒纱布固定即可。

除此以外，还有用隔葱灸，借葱白辛温以发汗解表、通阴散寒而治疗虚脱、腹痛、尿闭、疝气及腹胀等症。用黄土灸以治背部疔疮初起及局限性湿疹等，用黄蜡灸治疗关节酸痛等症，以及其他隔甘遂灸、橘皮灸、丁桂灸、栀子灸等隔物灸法，丰富了隔物灸法。

（二）艾条（卷）灸法

艾条灸法是指利用艾条点燃后在穴位上熏烤，以达到防病治病、美容强身目的的灸法，又称艾卷灸法。艾条灸是在艾炷灸的基础上发展起来的，操作方便，尤其易于调节与皮肤的距离：灼烫时移远，作用弱时可以移近，不致烧灼皮肤。因此，除五官部位慎用外，身体任何部位皆可使用，使灸法安全性扩大，运用上更广。根据艾条（卷）灸操作不同，可分为温和灸、雀啄灸和回旋灸三种。如将干姜、丁香、肉桂等药末混在艾绒内制成艾卷时，则称为"药艾卷灸"，又称"太乙神针灸"或"雷火神针灸"。

1. 温和灸

温和灸是艾条灸法之一，其特点是灸点较固定，强度温和。具体操作：先将艾条的一端点燃，右手持艾条，对准施灸的部位，距皮肤1～2寸，使患者局部有温热感而无灼痛，随时调节距离，但不要左右移动。一般每穴灸5分钟左右，至皮肤稍呈红晕为度或患者及其施灸人自觉有一股温热暖流，直透肌肤深部，有温热舒适深透为度。需要注意的是，若施灸人的被灸部位感觉减退而对灼烫或出现红晕情况较迟缓，一定要用手感知被施灸处的热度，适宜地调节距离，掌握施灸时间，防止烫伤。

此法具有温通经脉、驱散寒邪的作用，适用各种寒证、痛证。

2. 雀啄灸

雀啄灸与温和灸主要体现于操作上有些差异。其特点：上下交替移动，灸点较固定。操作上，大致步骤与温和灸相同，点燃艾条后对准穴位，先接近皮肤，待温热感明显后再提起，抬高点着端，一起一落交替进行，往返动作，如鸟之啄食，一般穴位可灸5分钟左右。

此法以强弱交替刺激，达到兴奋作用，多用于小儿疾病及昏厥急救等症。

3. 回旋灸

回旋灸是较常用的艾条灸法，其特点以均匀、温和及作用面大而见长。其操作上，点燃艾条后，与施灸部位的皮肤保持1寸左右的距离，然后将艾均匀回旋转动、反复施灸，使皮肤有温热感而不致于灼痛，一般每穴可灸15～30分钟。

此法发挥热度均匀，作用面大而对痹证较宜，故常适用于风湿痹痛及神经麻痹证。

4. 药艾卷灸

药艾卷灸亦即太乙神针灸或雷火神针灸，是将药末均匀掺入在艾绒内，卷成结实的药艾卷。使用时，先用6～8层纱布块按压在腧穴上，再点燃红艾卷的一端，正对腧穴并紧按在纱布上，使药味气息透入组织深部。如患者感觉太烫时，可略提起片刻，待感觉恢复后再予施灸。如此反复数次，以局部灼热、出现潮红为度。压灸时间不宜过长，以免灼伤皮肤。该法主要适用于治疗风寒湿痹、痿证及某些内脏病症。制作药艾卷的处方用药与方法如下。

（1）雷火神针：适用于治疗风寒湿痹，闪挫肿痛等。处方用药：①艾绒30g，乳香3g，没药3g，麝香1.5g，硫黄3g，雄黄3g，川乌3g，草乌3g，桃树皮3g（《本草纲目》）。②艾绒9g，麝香0.6g，丁香1.5g（《理瀹骈文》）。③艾绒60g，乳香9g，麝香少许，沉香9g，木香9g，羌活9g，茵陈9g，干姜9g（《针灸大成》）。

（2）太乙神针：与雷火神针并无实质区别，乃雷火神针的进一步发展，广泛用于治疗临床各科常见疾病。处方用药：①艾绒60g，乳香3g，没药3g，麝香0.9g，硫黄3g，雄黄3g，穿山甲（代）3g，草乌

3g，川乌 3g，桃树皮 3g（《针灸逢源》）。②艾绒 30g，乳香 3g，没药 3g，丁香 3g，松香 3g，麝香 3g，硫黄 6g，雄黄 3g，穿山甲（代）3g，桂枝 3g，杜仲 3g，枳壳 3g，槐角 3g，细辛 3g，川芎 3g，独活 3g，白芷 3g，全蝎 3g（孔广培《太乙神针集解》）。

制作方法：上述数方取其一，共研细末，和匀，备用。取桑皮纸 1 张，面积约 30 平方厘米，铺平后，先取艾绒 25g，均匀摊在纸上，再取药末 6g，均匀掺在艾绒里，然后卷紧，外用鸡蛋清涂抹，再糊上一层桑皮纸，两端预留空纸头，长约 3cm，捻紧空纸头即成。

5. 热敏灸

（1）腧穴热敏现象

腧穴热敏是新发现的疾病在体表的一种反应现象，机体在疾病或亚健康状态下，相应腧穴对热的敏感性异常增高。对热敏腧穴施灸时会表现出一些特殊的灸感，归纳有 6 点。①透热：灸热从施灸点皮肤表面直接向深部组织穿透，甚至直达胸、腹腔。②扩热：灸热以施灸点为中心向周围扩散。③传热：灸热从施灸点开始沿某一路径向远部传导，甚至直达病所。④局部不热远部热：施灸部位不热或微热，而远离施灸的部位则感觉甚热。⑤表面不热或微热深部热：施灸部位的皮肤不热或微热，而皮下深部组织，甚至胸、腹腔脏器感觉甚热。⑥产生其他非热感觉：施灸（悬灸）部位或远离施灸部位产生酸、胀、压、重、痛、麻、冷等非热感觉。上述灸感传导之处，病症随之缓解。如悬灸风门穴，热胀感向肩部传导，多年的肩痛即见缓解；悬灸阳陵泉穴，热胀感向腰部传导，罹患多年的腰部困重紧痛感即见缓解；悬灸天枢穴，热流直透腹腔，几经施灸，多年紊乱的肠功能即明显改善。上述现象的发生有一个共同特征：即相关腧穴对灸热异常敏感，产生了一个"小刺激大反应"（其他相关腧穴对灸热仅产生局部和表面的热感）。这就是腧穴热敏化现象，这些腧穴称为热敏腧穴。

（2）腧穴热敏的规律

①腧穴的热敏现象具有普遍性。对颈椎病、腰椎间盘突出症等 20 种疾病以及与健康人对照的腧穴热敏普查研究表明，在疾病状态下，腧穴热敏现象的出现率为 70%，明显高于健康人（10%）。于寒证、湿证、瘀证、虚证中居多，急性和慢性病均可出现。病愈后腧穴热敏出现率降

为 10% 左右。表明机体在疾病状态下体表腧穴发生热敏具有普遍性，且与疾病高度相关。

②腧穴热敏部位具有动态性。以周围性面瘫、腰椎间盘突出症等 7 种疾病患者作为研究对象，并将 469 个热敏腧穴与经穴做对比研究，结果表明，其出现部位呈现出时变的特征，随其病情变化而变化。动态的热敏腧穴与部位固定的经穴重合率仅为 48.76%，与压痛点的重合率为 34.75%。表明热敏腧穴的出现部位仅可以经穴或压痛点为参照坐标来进行粗略定位，而准确定位则必须以热敏灸感为标准。

③腧穴热敏分布具有证候相关性。研究发现：腧穴发生热敏有其自身的分布规律，如周围性面瘫，热敏常发生在翳风穴；而功能性便秘，热敏则常发生在大肠俞穴；痛经，热敏常发生在关元穴等，说明其分布规律与中医的证候高度相关。

④艾灸热敏腧穴发动经气感传具有高效性．对面瘫、颈椎病、三叉神经痛等 14 种病症、540 例患者艾灸热敏腧穴激发经气感传的研究表明，艾灸热敏腧穴的经气感传出现率达 94.0%，而悬灸非热敏腧穴的经气感传能高效发动经气感传，是实现"气至而有效，效之信，若风吹云，明乎若见苍天"的切入点。

（3）热敏灸疗法

热敏灸是采用点燃的艾材产生的艾热悬灸热敏态腧穴，以激发透热、扩热、传热、局部不热或微热远部热、表面不热或微热深部热、非热感觉等热敏灸感和经气传导，并施以个体化的饱和灸量和消敏灸量，从而提高艾灸疗效的一种新型疗法。

传统的悬灸疗法是以经穴为灸位，局部与表面的温热为灸感，每穴艾灸时间没有个体化的明确灸量指征，造成临床灸疗疗效的潜力未能全部发挥出来。

热敏灸疗法与传统温和灸疗法都是对准腧穴"悬空"施灸的悬灸疗法，但有以下本质的不同。

①灸感不同。灸感即施灸时患者的自我感觉。对于悬灸疗法，艾热作用于体表部位，自然会产生热感。针刺疗法的灵魂和精髓是"刺之要，气至而有效"，即激发经气，气至病所。热敏灸强调要求施灸过程中产生透热、扩热、传热、局部不热或微热远部热、表面不热或微热深部热、

非热觉等6种热敏灸感和经气感传，气至病所，而传统悬灸则仅有局部和表面的热感。

②灸位不同。灸位即施灸部位，热敏灸是在热敏腧穴上施灸，热敏腧穴对艾热异常敏感，最易激发经气感传，产生小刺激大反应；而传统悬灸不要求辨别、选择热敏腧穴施灸，因此激发经气感传的效率很低。

③灸量不同。灸量，即艾灸的每次有效作用剂量。艾灸剂量由艾灸强度、艾灸面积、艾灸时间3个因素所组成，在前两个因素基本不变的情况下，艾灸剂量主要由艾灸时间所决定。热敏灸疗法每穴的施灸时间因人、因病、因穴而不同，以个体化的热敏灸感消失为度，这是患病机体自身表达出来的需求灸量，所以是最适合的个体化充足灸量，即饱和、消敏灸量。而传统悬灸的灸量，每次每穴一般10～15分钟，或者以局部皮肤潮红为度，往往达不到治疗个体化的最佳灸量。

④灸效不同。多年的研究表明，由于热敏灸激发经气，气至病所，实现前贤"气至而有效"的要求，因此热敏灸的疗效较传统悬灸疗法有大幅度提高。尤其对支气管哮喘、变应性鼻炎、功能性消化不良、肠易激综合征、功能性便秘、原发性痛经、慢性盆腔炎、阳痿、面瘫、颈椎病、腰椎间盘突出症、膝关节骨性关节炎、肌筋膜疼痛综合征等病症有较好的疗效。

（4）热敏灸疗法规律

通过多年的临床研究，笔者体会到以下4条灸疗热敏规律，从而大幅度提高了灸疗的临床疗效。

①灸材热敏规律，能有效发动感传的材料就是最佳灸材。以多种材料作为灸材，比较它们激发经气的效率与临床疗效后发现，灸材产生的艾热最易激发经气，发动感传，疗效最好。因此，热敏灸的最佳热刺激为艾热刺激。

②灸位热敏规律，这条灸疗规律说明热敏腧穴是最佳施灸部位。分别研究艾灸热敏腧穴与非热敏腧穴治疗诸如膝关节骨性关节炎、肌筋膜疼痛综合征、颈椎病、腰椎间盘突出症、感冒、面瘫、功能性消化不良、肠易激综合征、男性性功能障碍、痛经、盆腔炎、支气管哮喘、卒中等病症的疗效差异，结果提示热敏腧穴最易激发经气，发动感传，因此疗效更好。

③灸量热敏规律，这条灸疗规律说明每次、每穴的施灸剂量，以该穴热敏灸感消失为最佳灸疗剂量（即消敏剂量）。这是个体化的最佳充足剂量，因人而异，因病而异，因穴而异，这是保证热敏灸临床疗效的关键之一。每次给予艾热刺激的量最终取决于敏化腧穴的消敏或脱敏量，达到这个剂量灸疗疗效则明显提高，这时腧穴的热敏态转化为消敏态（即非热敏态）。

④灸效适应证热敏规律，即凡是出现腧穴热敏的病症就是产生灸效的最佳适应证。临床研究表明"灸之要，气至而有效"，即艾灸能够像针刺一样激发经气，发动感传，而且必须激发经气，发动感传才能提高疗效。由于艾灸热敏腧穴能提高激发经气，发动感传，因此，凡是出现腧穴热敏的病症就是灸效的最佳适应证。临床研究也表明，非热敏腧穴艾灸也能产生一定的疗效，但热敏腧穴艾灸则能大幅度提高疗效。这条规律对于指导医者正确把握灸疗适应证，预测灸疗疗效有着十分重要的临床价值。

（5）操作技术要点

①热敏腧穴的探查与定位

热敏灸疗法操作的第一步是探查明确热敏腧穴的准确位置，这是产生热敏灸独特疗效的前提。探查热敏腧穴必须熟悉热敏灸感，选择合适的艾灸材料，采用正确的艾灸方式。热敏腧穴的最佳刺激方式为艾条悬灸，故选择艾条作为热敏腧穴探查的灸材。灸疗环境保持安静，温度保持在 20 ~ 30℃为宜。患者选择舒适的体位，充分暴露探查部位，患者肌肉要放松，呼吸要均匀，注意力要集中于施灸部位，体会在艾灸探查过程中的感觉。

热敏腧穴是疾病在体表的特定反应部位，它直接或间接地反映疾病的部位、性质和病理变化。不同疾病的热敏腧穴出现的部位不同，操作上可从粗定位到细定位二步法来进行。

粗定位：热敏腧穴的粗定位是指疾病状态下，相关腧穴发生热敏化的高频率大致区域。腧穴发生热敏化是有规律可循的，即有其高发部位。如感冒、变应性鼻炎的热敏腧穴高发部位在上印堂区域；支气管哮喘的热敏腧穴高发部位在肺俞区域等。了解这一点，就能针对性较强地在某一个或几个狭小区域对热敏腧穴进行准确定位或细定位。

细定位：热敏腧穴的细定位是指在上述粗定位的狭小区域内对热敏腧穴的准确定位。热敏腧穴在艾热的刺激下，会产生以下6种灸感：透热、扩热、传热、局部不热或微热远部热、表面不热或微热深部热、其他非热感觉。只要出现一种或一种以上灸感就表明该腧穴已经发生了热敏化，即热敏腧穴。产生这种灸感的部位即为热敏腧穴的准确定位处。

②细定位的探查手法

回旋灸：用点燃的艾条一端与施灸部位距离皮肤3cm左右，不固定地反复旋转施灸，以患者感觉施灸部位温热潮红为度。该灸法有利温热施灸部位的气血。

循经往返灸：用点燃的艾条在患者体表，距离皮肤3cm左右，沿经脉循行方向往返匀速施灸，以患者感觉施灸路线温热潮红为度。该灸法有利于疏通经络，激发经气。

雀啄灸：用点燃的艾条一端与皮肤不固定在一定的距离，像鸟雀啄食一样，一上一下活动施灸。该灸法有利于施灸部位进一步加强敏化，从而为局部的经气激发，产生灸性感传奠定基础。

温和灸：用艾条的一端点燃，对准腧穴或患处，约距离皮肤3cm左右施灸，使局部有热感而无灼痛感为宜。温和灸有利于施灸部位进一步激发经气，产生感传。

热敏腧穴的探查手法通常是上述4种手法的密切配合。按上述前3种手法顺序每种操作1分钟，反复重复上述手法，灸至皮肤潮红为度，一般2~3遍即可，然后再施以温和灸手法。在此过程中，患者要集中注意力，细心体会施灸部位的灸感变化情况，当出现上述6种热敏灸感的任何一种时，应及时告知施灸者，这时热敏灸感的产生部位即为热敏腧穴的准确部位。

某些患者罹患的慢性病处于稳定期，腧穴热敏化可能为迟发型，可采用强壮穴（神阙、关元、大椎、肾俞、足三里等）施以温和灸法的激发方法来提高患者的整体经气水平，然后采用上述手法再进行探查。

（6）选穴原则

在探查出来的所有热敏腧穴中，按以下原则选取最佳的热敏腧穴进行热敏灸治疗。

①以出现热觉灸感经过或直达病变部位的热敏腧穴为首选热敏

腧穴。

②以出现非热灸感的热敏腧穴为首选热敏腧穴，而痛感又优于酸胀感。

③以出现较强的热敏灸感的热敏腧穴为首选热敏腧穴。

（7）具体施灸方法

热敏灸疗法采用艾条悬灸的方法进行，可分单点温和灸、双点温和灸、三点温和灸、接力温和灸和循经往返灸5种。

①单点温和灸：将点燃的艾条对准一个热敏腧穴，在距离皮肤3cm左右施行温和灸法，以患者无灼痛感为度。该种灸法有利于激发施灸部位的经气，发动灸性感传，开通经络。施灸时间以热敏灸感消失为度，不拘时间。

②双点温和灸：即同时对两个热敏腧穴进行艾条悬灸操作，分单手双点温和灸和双手双点温和灸。操作手法包括回旋灸、雀啄灸、循经往返灸、温和灸。双点灸有利于传导经气，热敏灸感消失为度，不拘施灸时间。

③三点温和灸：包括T形温和灸和三角温和灸两种，即同时对3个热敏腧穴进行艾条悬灸操作。操作手法包括回旋灸、雀啄灸、循经往返灸、温和灸。三点灸的适用部位为颈项部、背腰部、胸腹部，如风池（双）与大椎、肾俞（双）与腰阳关、天枢（双）与关元等。三点灸有利于接通经气，开通经络。具体操作以热敏灸感消失为度。

④接力温和灸：在上述施灸的基础上，如热敏感传不能达到病所，则再取1支点燃的艾条放置于感传所达部位的端点，使热敏灸感继续向前传导，这样可延长感传的距离。

⑤循经往返灸：该法既可用于探查腧穴，同时也是治疗的常用手法。具体操作是用点燃的艾条在患者体表距离皮肤3cm左右，沿经脉循和往返匀速移动施灸，以患者感觉施灸路线温热为度。循经往返灸有利于疏通经络，激发经气。该法适用于正气不足，感传较弱的患者，如卒中患者可在偏瘫一侧施以该法。

（8）热敏灸技术"十六字要诀"

热敏灸的操作技术关键可用十六字来概括：探感定位、辨敏施灸、量因人异、敏消量足。前两句是有关施灸部位的操作技术关键，后两句是有关施灸剂量的操作技术关键。

①探感定位：热敏灸在穴位选取上和传统选穴不同，是以感觉法确定最佳施灸部位，即六种热敏灸感的出现部位为最佳施灸部位，因此需要以艾热为刺激源探查不同部位的灸感，从而确定热敏穴位作为施灸部位。

②辨敏施灸：不同热敏灸感携带了不同的艾灸信息，尽管表明这些穴位都是热敏穴位，但有首选与后选、主选与次选之分，这些需要我们分析、辨别。如以出现热敏灸感经过，或直达病变部位的热敏穴位为主选热敏穴位；以出现非热灸感的热敏穴位为主选热敏穴位，而非热灸感中又以痛感优于酸胀感；以出现较强的热敏灸感的热敏穴位为首选热敏穴位。在上述敏化穴位的分析辨别基础上从而采用相应的悬灸方法施灸。

③量因人异：艾灸剂量由艾灸强度、艾灸面积、艾灸时间三个因素组成，在前两个因素基本不变的情况下，艾灸剂量主要由艾灸时间所决定。在施行热敏灸疗法时，每穴的施灸时间不是固定不变的，而是因人因病因穴而不同，是以个体化的热敏灸感消失为度的施灸时间。不同热敏穴位施灸时从热敏灸感产生〔透热、扩热、传热、局部不（微）热远部热、表面不（微）热深部热、其他非热感觉〕至热敏灸感消失所需要的时间是不同的，从 10 分钟至 200 分钟不等，这就是热敏穴位的最佳个体化施灸剂量。

④敏消量足：热敏灸疗法强调每次艾灸要达到个体化的消除穴位敏化状态的饱和灸量，这是保证热敏灸临床疗效的关键之一，每次给予艾热刺激的量最终取决于热敏化态穴位的消敏或脱敏量，达到这个剂量灸疗疗效明显提高，这时穴位的热敏态转化为消敏态（即非热敏态）。这个艾灸剂量就是这个热敏穴位的最佳充足剂量。

（三）其他艾灸法

灸法理论较完善，种类较丰富，我们主要依据实践运用广泛程度而分类分述，除艾炷灸和艾条(卷)灸外，其他艾灸法还有灸器灸、骑竹马灸、温针灸等。

1. 灸器灸

（1）温盒灸

温盒灸是在古代文献中所记载的用瓦甄代替灸器基础上发展成为现代的一种灸器。这种灸法最早记载见于《肘后备急方》。据称："若身有掣痛，不仁，不随处着，取干艾叶一斛许，丸之，内瓦甄下。塞余孔，唯留一目。以痛处着甄目，下烧艾以薰之，一时间愈矣。"用此法治疗痛经、腰痛、胃脘痛、遗尿、遗精、阳痿、腹泻等证，均取得较好效果。

【操作方法】

①制作：温灸盒有大、中、小三种规格。大号：长20厘米，宽14厘米，高8厘米。中号：长15厘米，宽10厘米，高8厘米。小号：长11厘米，宽9厘米，高8厘米。

取不同规格的薄木板（厚约0.5厘米）制成长方形木盒，下面不安底，上面制作一个可取下的盖子（与盒的外径大小相同）。在盒内中下部安置铁纱一块，距底边约3~4厘米。此铁纱可随意上下移动，做好后备用。

②操作方法：施灸时，选好施灸的穴位或部位（即患处）。点燃1~3段艾卷段后放置盒内的铁纱上面，对准穴位或施灸部位，盖好盖子即可，每次可施灸15~30分钟。

【注意事项】

①使用温灸盒灸一般比较安全，但在操作时仍不能大意。凡遇到施灸穴位或部位不易放的情况时，如：髋部，因有大转子呈前拱形高起，颈部接触面积小，都容易造成盒子倾斜而滑落，此时要用自制的小枕头将其垫平，以免温灸盒滑落而烫坏皮肤及衣服。

②若在施灸中，盒内温度过高，病人不能耐受时，应及时将盖子打开（热气向上，下面的温度可以下降），若温度还高，可将盖子拿下来，用手将盒内的铁纱向上移动，可降低温度。

③盖盖子时，注意不能全部盖严，要留有一定的缝隙，使空气流通，艾卷充分燃烧。

④灸神阙穴时，时间不宜过长，火力不宜过大，以免烫伤感染。

⑤定期检查铁纱，发现有缺损时及时更换。否则，可因长期烧灼铁纱容易破碎，在治疗时艾火漏到皮肤上造成烫伤。

⑥如有烫伤，出现水泡，小者可自然吸收，不必处理；大者在常规局部消毒后，用消毒的针头将泡刺破，再用干棉球吸干，涂上龙胆紫用敷料覆盖固定即可。

（2）苇管器灸

苇管器灸是用苇管或竹管作为灸器，插入耳孔内施灸，以治疗中风、口眼㖞斜、耳病等。苇管器灸最早出于唐代孙思邈《千金翼方》卷二十六："卒中风歪斜，以苇管筒长五寸，以一头刺耳孔中，四畔以面密塞，勿令泄气，一头内大豆一颗，并燃烧之令燃灸七壮。"明代杨继洲《针灸大成》及清代廖润鸿《针灸集成》中均有记载。在同书卷六，治疗耳病也用此类灸法，即："截箭杆二寸，内耳中，以面拥四畔，勿令泄气，灸筒上七壮。"

【操作方法】

苇管灸器有两种，一种为一节形苇管灸器，另一种为二节形苇管灸器。制作方法：一节形其苇管口直径 0.4～0.6 厘米，长 5～6 厘米，苇管的一端作成半个鸭嘴形，另一端用胶布封闭，以便插入耳道内施灸。另一种为二节形。放艾绒团端口径粗，直径 0.8～1 厘米，长 4 厘米做成半个鸭嘴形。另一端（放耳道内一端），直径较细，直径为 0.5～0.6 厘米，长 3 厘米，该段插入放艾绒端口内，密封连结成灸器，另端用胶布封闭，为两节形苇管灸器。施灸时，将苇管器插入耳道内，一端用胶布固定，再将半个花生米大小一撮艾绒，放在半鸭嘴形上，用线香点燃。在施灸过程中，耳内有热感。灸完 1 壮再换 1 壮，每次灸 3～9 壮，10 次 1 疗程。病情重者可每天上、下午各灸 1 次。

【注意事项】

①鸭嘴形上所放艾绒不宜过大或过小，过大艾绒易脱落，过小则火力不足。

②可嘱患者回家自己对着镜子施灸，以便看到艾绒燃烧的情况；幼儿或老年人一定要让懂医的人帮助施灸。

③千万注意防止艾火烧坏衣服或皮肤。

④如果烫伤起小水泡时，不必作任何处理，待水泡自行吸收；大水泡则用消毒注射针头刺破，放出液体，再涂上龙胆紫，外用消毒纱布固定即可。

（3）隔核桃皮壳眼镜灸

隔核桃皮壳眼镜灸，是在清代顾世澄《疡医大全》用核桃皮灸治外科疮疡的基础上，经过临床实践改制而成隔核桃皮壳眼镜灸。我们通过临床实践观察，本法主要对视神经萎缩（青盲和视瞻昏渺）、老年性白内障、近视眼、麦粒肿效果较好，对急性结膜炎和角膜炎也有一定疗效。此法简便易行，值得推广，除治病外，每天自灸1次，还能健脑养目，预防目疾。

【操作方法】

①制作：取核桃1个从中线劈开，去仁，取壳（壳有裂缝者不可用）备用。用细铁丝制成一副眼镜架，外用医用胶布缠紧，镜框的外方再用钢丝向内弯一个钩形，高约2厘米，钩长2～3厘米，以备插艾卷段用。

②操作方法：灸治前先将核桃皮壳放在菊花水中浸泡3～5分钟，再将核桃壳取出套在镜框上，再将5～7厘米长的艾卷段点燃插在镜框的钩上施灸。每次灸1～3壮，每天灸1～2次，12次为1疗程，休息3～5天再行治疗。双眼有病灸双眼，单眼有病灸单眼。

【注意事项】

①施灸时必须将艾卷段两头捏紧，并从外侧点燃艾卷，以防艾卷段中途脱落。

②施灸时嘱咐病人将眼闭上，病人自觉整个眼区出现潮湿温热感觉。

③施灸时病人采取坐位，眼镜下方手上拿一自制的小铁簸箕，以防艾火脱落烧坏面部和衣服。

④如临时找不到菊花时，暂用茶叶水或白开水代替浸泡核桃皮壳。

⑤禁止使用干燥的核桃皮壳。

2. 骑竹马灸

骑竹马灸法是属艾炷直接灸中化脓灸法的一种。灸时令患者骑在自制的竹马上，两脚悬空不能着地，在两膈俞上施灸。

此法早在南宋闻人耆年的《备急灸法》就有记载："治发背痈疽、肠痈、牙痛、四肢下部一切痈疽，疔疮……"明代杨继洲的《针灸大成》和清代元鹤溪、胡元庆合著的《痈疽神秘灸经》均有记载。本法对中医的脱骨疽（血栓闭塞性脉管炎）有较好的疗效。

【操作方法】

①选穴：第七胸椎棘突下各旁开1寸半。

②操作：先令患者骑在竹马上，两足悬空，继则在膈俞穴上常规消毒，用1%普鲁卡因局部麻醉，将蒜汁涂在穴位上，置中号艾炷点燃施灸，

连续灸3壮，每壮灸完后将余灰去净，换第2壮。灸完3壮后，在灸穴上贴淡水膏（香油500毫升，广丹120～150克。将香油放入锅内，温火熬炼，当油面上滴水成珠时再放广丹搅匀，膏药即成。然后用竹筷子将膏药摊在纸上，冷却后对折收藏备用。）

③按照《备急灸法》等书记载，施骑竹马灸时，"……令病人脱去衣服，以大杠一条跨定，两人随徐杠起，足离地三寸，两旁两人扶定……"这种操作方法太费力，也不方便。我们改进用一条特制长条凳，四只脚加高33厘米（比一般凳子高），一端作一扶手，两足离地，形如骑马，这样操作时比较简便省力，一位医师就可以施灸了。

【注意事项】

①为了促使灸疮的早日形成，可在灸后吃些发物食品，如：鸡肉、羊肉、鱼、豆腐和香菜等物。

②如果灸疮不化脓，可在灸疮处每天用艾条作温和灸15分钟，可促使化脓。

③灸前做好患者的思想工作，消除紧张状态，避免发生晕灸现象。一旦发生晕灸现象，可按晕针处理。

④灸后避风寒，忌食辛辣，油腻食品，禁房事，注意休息，定期门诊复查。灸疮发痒时，禁用手搔抓。

⑤灸后灸疮疼痛剧烈或伴有发烧时，应及时到医院检查处理。

3. 温针灸

温针灸，又称为针上加灸、针柄灸、传热灸、烧针尾。此法就是将毫针刺入穴位以后，在针柄上插艾绒团或插3厘米长艾条段，或在针柄上先套上姜、蒜等物后，再插艾条段施灸。这些治疗方法目的是使燃烧的艾所产生的热，通过针柄或透过药物作用到皮肤上的一种疗法，叫做温针灸法，又称"针上加灸"。

此法早在殷商时代就有应用，后来在张仲景《伤寒论》中又有烧针的记载。明代高武《针灸聚英》卷三中载有："王节斋曰，近有为温针者，乃楚人之法。其法针于穴，以香白芷做圆饼，套针上，以艾蒸温之，多以取效。"近代也有记载用温针或温针插艾条段隔姜、蒜灸，治疗56种病症，均取得较满意效果。我们用温针灸治疗肩凝症、闭经、腰痛、阳痿、脱肛、痹症、面瘫等，均取得满意的效果。本法操作简便，疗效颇高，易于掌握，治疗面广，为我国目前针灸界常用的灸法之一。

【操作方法】

①用红枣大小一撮艾绒撮成团，插在针柄上（称为1壮），从接近皮肤一端点燃（艾团距皮肤约2～3厘米），燃毕，弹去余灰，再换1壮。每穴灸1～3壮，或2～4壮，每次灸1～3穴。

②选好施灸穴位，以毫针刺入穴位，用约3厘米长艾条段一节，点燃接近皮肤一端，插在针柄上，如果患者感到灼痛时，可在贴近皮肤处用一厚纸片隔住，可以稍减火力。

③选用针柄上插艾条段隔物灸时，将姜或蒜切成片0.3～0.4厘米厚，然后再把切好的姜、蒜片做一半径切口，套盖在已针刺穴位上，再插上点燃的艾条段进行施灸。

【注意事项】

采用本法施灸时，应注意以下三点：

①防止烫伤皮肤或烧坏衣物。当艾绒或艾条段燃尽后，还有一些余火，此时最易脱落造成烫伤皮肤或烧坏病人的衣物。预防措施，可在施灸穴位附近垫一厚纸片或放上用薄铁片做成小簸箕，就能达到防止上述现象的发生。

②若温针灸后出现水泡，小者可自然吸收，不必处理；大者在常规局部消毒后，用消毒的针头将泡刺破，再用干棉球吸干，涂上龙胆紫用敷料覆盖固定即可。

③防止晕灸的发生。由于针上插入艾团或艾条段燃烧时，产生烟和热，对取坐位灸颜面部位的患者，易产生晕灸。所以医生应密切注意患者的表情，一旦有晕灸现象发生，立即按晕针处理。

二、非艾灸法

非艾灸疗法，就是不用艾而是用适宜的某种物质，涂在施灸的穴位或部位上，或用其他物质烧灼穴位，收到与艾灸同样效果的一种疗法。例如天灸，最早见于南北朝宗懔撰写的《荆楚岁时记》。方法是在八月份，用墨汁点太阳穴治疗头痛；点膏肓穴治瘰疬。此外，还有"内灸""灯火灸""敷灸""线香灸"等。

（一）灯火灸

灯火灸为非艾灸法的一种，又称为灯草灸、油捻灸、十三元霄火、爆灯火，江浙一带称之为打灯火，是一种民间流传的治疗方法，用于治疗咳喘、胃脘痛、痄腮（流行性腮腺炎）、乳蛾（扁桃体炎）、蛇串疮（带状疱疹）、疖肿等疾病。此法最早见于李时珍《本草纲目》卷六："灯火，主治小儿惊风，昏迷，搐搦，窜视诸病，又治头风胀痛，视头额太阳络脉盛处，以灯火蘸麻油点灯焠之良。外痔肿痛者，亦焠之"。该书又引《小儿惊风秘诀》："小儿诸惊，仰向后者，灯火焠其囟门，两眉际之上下；眼翻不下者，焠其脐之上下；不省人事者，焠其手足心，心之上下；手拳不开，目往上看，焠其顶心，两手心；撮口出白沫者，焠其口上下，手足心。"清代陈复正《幼幼集成》对这种灸法评价甚高，认为是"幼科第一捷法"，有"疏风解表，行气利痰，解郁开胸，醒昏定搐"之功。

本法近代许多针灸医生也应用于临床，同样取得较好的效果。我们用灯心草灸治疗腮腺炎、小儿腹泻、急性扁桃腺炎，均取得较好的疗效。

灯火灸施灸简便，所需材料与用具不是很多。通常只需预备灯心草数支、植物油、油灯或蜡烛、火柴或打火机、普通消炎药膏等。

灯火灸操作简单，疗效灵验，对某些病症，往往治疗1～2次便能获效，所以颇受患者的欢迎。

【操作方法】

（1）明灯爆灸术

明灯爆灸术又称"明火直灸法"，俗称"爆灯火"。具体操作：取灯心草10cm（3～4寸）长，或采用纸绳，蘸取麻油或其他植物油少许，浸透1.5～3.0cm（0.5～1.0寸），用火柴或打火机点燃，待起火苗后，用快速的动作，对准选好的穴位，猛一接触，便听到"叭"的一声，即迅速离开，视作1壮。如无此声响，当即重复操作1次。灸后局部皮肤稍见灼伤，偶可起小水疱，待3～4日后水疱自然吸收而消失。该术适应证广泛，常用于治疗急症，民间普遍用于治疗各种常见病、多发病。

操作时注意蘸油不要过多，取穴要准确无误，操作要稳妥、迅速，接触皮肤后不能停留。

（2）阴灯灼灸术

阴灯灼灸术又称"阴灯灸法"或"熄灯火法"。具体操作：取灯心草1支，长约10cm，将灯心草蘸植物油点燃约半分钟，随即吹灭灯火，停留约半分钟，待灯心草温度稍降，利用灯火余烬点于治疗穴位上灼灸，一触即起为1壮，每穴可雀啄般地灼灸1～3壮。该术具有安全可靠的特点，无灼伤之弊，且疗效颇佳，又可消除患者恐惧心理，适用于各种急性和慢性病症的治疗。

（3）压灯指温熨术

具体操作：施术者取灯心草1～3支，蘸取植物油后点燃明火，然后将拇指指腹压在灯心草火上，旋即将拇指指腹的温热迅速移压在患部或治疗穴位上熨灼；如此反复做3～5次。该术属间接熨灸，适用于婴幼儿、老年人和虚弱性慢性病症。本法具有安全可靠、不直接灼灸皮肤等优点，患者易于接受，通常多用于2周岁以下的婴幼儿治疗，也可用于害怕灯火灸灼的患者。

【注意事项】

（1）点火前，先用软棉纸吸去灯草上的浮油，以防油过多滴在皮肤或衣服上发生烫伤或烧坏衣服。

（2）如遇有毛发的穴位最好用剪子剪去毛发，否则这样容易在施灸时发出"啪"的爆焠声。

（3）灸后保持施灸穴位皮肤的清洁，防止感染。

（4）最好用一白纸剪一小孔，使施灸部位的穴位漏在小孔外面，这样可以防止烫伤。

（5）如有烫伤起小水泡可不必处理，待自行吸收。如有大泡可用消毒针头将泡刺破，放出液体，外涂龙胆紫，用消毒纱布固定即可。

（二）天灸

天灸，又称"自灸"，最早见于王执中《针灸资生经》一书，近代又称为"发疱疗法"。天灸是采用对皮肤表面有刺激的药物敷灸于腧穴或患处，使其局部充血、起疱如同灸疮，以其能发疱如火燎，故名曰灸。

天灸常用药物有毛茛、斑蝥、旱莲、蒜泥、白芥子等。此法在操作上也比较简单，首先将所取的药物捣烂，然后将其敷贴在穴位上（事先选定的）使之发疱，敷贴时间常为 20 ～ 30 分钟左右，以发疱为度。发疱不需挑破，任其自然吸收，较大者可以无菌挑破，令液尽出。此法一般短期内有色素沉着，无瘢痕。下面介绍几种常用灸法：

1. 蒜泥灸

蒜泥灸是非艾灸法中敷灸的一种。本法是在《寿世保元》卷十记载用围蒜灸治疗疔疮的基础上发展而成的，由于取材方便，操作简单，确有疗效而被较广泛的应用。《穴位贴药疗法》一书中就有蒜泥贴敷治疗痢疾、鼻衄、痰饮、癃闭、虚劳的记载。也有些医疗单位报道治疗多种血证、乳蛾（扁桃腺炎）、喉痹（急慢性咽炎）、痢疾、高血压等病症。我们在临床上用蒜泥灸治疗崩漏，均有效，并对鼻衄、乳蛾、高血压等病治疗也取得不同程度的效果。

【操作方法】

先将所敷贴穴位或患处用 75% 酒精消毒，再将新鲜大蒜捣成糊状，涂在选定的穴位上或患处，每次涂 5 ～ 10 分钟，局部感到灼热为度，即可去掉蒜泥。

【注意事项】

（1）有的穴位或患处贴上蒜泥容易脱落，所以在所贴蒜泥上再贴上一小条胶布固定更好。

（2）蒜泥面积直径以 1 ～ 1.5 厘米较适合，总之，所贴敷面积大一点为佳。

（3）蒜泥在穴位上最多贴 10 分钟，一有灼热感立即去掉，否则将烧灼起泡。一旦时间过长起了水泡，可用消毒针头刺破，放出液体，涂上龙胆紫，再用消毒纱布固定即可。

2. 斑蝥灸

斑蝥灸又叫斑蝥起泡灸，本法为非艾灸法中敷灸的一种。《外台秘要》记载斑蝥用蜜调涂可治恶疮。本品对皮肤粘膜（穴位）有强烈的刺激性，能引起充血、发赤和起泡，从而治疗某些疾病，如哮喘、关节炎、牛皮癣、神经性皮炎等。

【操作方法】

在具体操作上有两种方法：

（1）将斑蝥压成的细粉（有的混入麝香和元胡粉）直接涂抹在穴

位或患处。有的将斑蝥粉等用凡士林混合成膏再涂抹在穴位或部位上。

（2）有的将斑蝥浸于醋中或浸于95%酒精中，10天后涂沫穴位或患处。用以上两种方法贴敷2～3小时，患者局部感觉刺痒疼痛，即可将所贴药物去掉，每次选用2～3个穴位。

【注意事项】

（1）斑蝥粉有强烈刺激作用并有剧毒，在操作过程中切勿将斑蝥粉弄到其他部位皮肤上，更不能误入口中。

（2）为了防止斑蝥粉弄到其他部位，可用胶布剪成0.3～0.5厘米大小一圆孔，贴在施灸穴位或部位处，再将麦粒或黄豆大小一粒斑蝥粉（膏）贴在胶布圆孔处，斑蝥粉（膏）上再贴胶布固定。

（3)患者在贴斑蝥粉(膏)处，刺痒疼痛后应立即将斑蝥粉(膏)去掉，有的会出现水泡。如是小水泡，可不作处理，待水泡自行吸收；大水泡则用消毒注射针头刺破，放出液体，外涂龙胆紫，用消毒纱布固定即可。

另外，还有白芥子灸，是将白芥子适量，研细末，加水调成糊状，置于腧穴上，可治疗各种痹痛。也可取延胡索30g，细辛、甘遂各15 g，麝香1.5 g，共研细末，调成糊状后，敷于膏肓、肺俞等穴以治疗支气管哮喘。敷灸后局部有麻痛感，待1～2小时后即可消失，10日为1个疗程。毛茛叶灸，是将毛茛叶适量，捣烂后敷灸于腧穴表面，当患者出现刺激感，继而局部发红充血，然后起疱，发疱后，局部有色素沉着，不久即可消失。治疗寒痹时，敷灸局部腧穴；治疗疟疾时，敷灸寸口（桡骨茎突内侧，桡动脉搏动明显之处）、经渠穴或内关、大椎穴。旱莲草灸，是将鲜旱莲草捣烂如泥，取蚕豆大敷于穴位或患处，敷灸时间1～4小时，以局部灼热刺痛为度。本法主治关节炎、疟疾等。蓖麻子灸，是将蓖麻子适量，去外壳，捣烂后备用。如敷灸于百会穴，可用于治疗子宫脱垂；如敷灸于双足心（涌泉穴），则可治疗滞产。天南星灸，是将天南星适量，研为细末，用生姜汁调和成糊状，敷于穴位上，外覆油纸，胶布固定。如敷于颊车、颧髎穴，治疗面神经麻痹等。

（三）其他非艾灸法

1. 黄蜡灸

黄蜡灸是指以黄蜡为施灸材料的施灸方法。黄蜡即蜂蜡之黄色者，为蜜蜂科昆虫中华蜜蜂等分泌的蜡质，经精制，具有收涩、生肌、止痛、解毒的功效。

施灸方法：取面粉适量，用水调和制成条状，按疮疡范围大小围成一圈，高3～4cm，底部紧贴于皮肤上，以无孔隙渗漏为准；圈外用布或卫生纸数层覆盖，防止炭火烘肤。圈内填入黄蜡屑0.6～1.0cm厚，用铜勺盛炭火置于黄蜡之上烘烤，使黄蜡熔化。疮疡浅者，皮上觉热痛难忍时即移去炭火停灸；疮疡深者，不觉热痛再入蜡片，随化随添至圈满为度，仍用炭火使蜡沸，初觉有痒感，继之灼热疼痛，于痛不可忍时移去炭火，用少许冷水浇于蜡上，待蜡冷却凝结后将其与面圈围布一起揭去。

本法用于灸治各种疮疡，疮浅者1～3次便消，疮深者3～4次可脓去肿消而愈。

2. 阳燧锭灸

阳燧锭是指将药物粉末与硫黄熔化在一起而制成的一种药锭。用阳燧锭施灸的方法，称阳燧锭灸。

施灸方法：取蟾酥、朱砂、川乌、草乌各1.5g，僵蚕1条，各研细末后和匀；用硫黄45g，置铜勺内用微火炖化，加入以上药末搅匀，离火后再入麝香0.6g，冰片0.3g搅匀。立即倾入湿瓷盘内速荡转成片，待冷却后收入罐内备用。

灸时，将一直径2cm的圆形薄纸片铺于灸穴上，取药锭一小块如瓜子大，置于纸片中央，用火点燃药锭，燃至将尽时用纱布将火压熄即可。每穴可灸1～3壮。灸后皮肤起水疱，可用消毒针挑破，涂上甲紫，保护创面。

本法主要用于灸治痈疽、瘰疬及风湿痹证，多于局部施灸。

3. 硫磺灸

取硫磺一块，随疮口大小放置于疮口上，然后点燃施灸，称为硫磺灸。该法主要适用于治疗顽固性疮疡及形成瘘管者。

4. 桃枝灸

取干燥桃枝作灸材，使用时，以3～5层棉纸衬于患处，将桃枝蘸麻油点燃，再吹灭，然后趁热施灸。适用于治疗风寒湿痹、心腹冷痛及阴疽等病症。

5. 桑枝灸

取干燥桑枝作灸材,一端点燃后,迅速吹灭火焰,然后对准疮口施灸,以灸至疮口发痒为度。适用于治疗顽固性背疽、淋巴结结核、小腿溃疡等病症。

6. 烟草灸

烟草灸即以烟卷代替艾卷施灸,具有温经散寒的功效。

7. 火柴灸

火柴灸即点燃火柴后,对准腧穴迅速点压施灸,具有强身壮体、强肾壮阳的功效。

8. 线香灸

线香灸也是非艾灸法灸的一种,该法是直接在穴位或部位上焠烫,从而治疗疾病。线香灸法多用于毛囊炎早期治疗,用本法治疗鸡眼和疣也取得满意的效果。

施灸方法:待所选穴位或患处用75%酒精消毒后再用普通线香,点燃一头,按艾条雀啄灸形式将火逐渐接近患处,待患者感到灼热时,马上提起线香。如此反复3~5分钟即可,在穴位处只能火点2~3次即止。

线香是在人体穴位或患处灼烧,故产生疼痛感,对于年老体弱、有慢性器质性疾病者慎用。

所选线香以细者为佳,线香太粗,火力太猛,易烧伤皮肤。在灸穴位时可能火力过猛,引起皮肤起泡,小泡则待自行吸收;大水泡则用消毒注射针头将水泡刺破,放出液体,外涂龙胆紫,再用消毒纱布固定即可。

9. 药线点灸法

药线点灸法是使用特制的药线点燃后进行施灸的一种灸疗方法。本法为广西壮族的一种民间疗法,故又称壮医药线灸法。

药线是利用广西壮族自治区出产的苎麻卷制成线,再放在名贵药物溶液中浸泡加工而成。一般线长30cm,直径有1mm、0.7mm、0.25mm共3种,分别称为1.2.3号药线。

施灸时,以食指和拇指持线的一端,露出0.5~1.0cm长的线头,将露出的线头在酒精灯上点燃,吹灭火焰,线头留有星火,将星火对准穴位或患处点灸,同时拇指把星火压在穴位上,火灭即起。一般穴位点灸一下,患处也可点灸呈莲花形、梅花形。

本法临床应用范围广泛，对外感、风湿痹证、肩周炎、高血压、面瘫、乳腺小叶增生、肢体瘫痪、脑炎后遗症等均可选穴灸治。

第三章　灸材的制作和灸疗特点

一、灸材和灸材的制作

灸，指施灸时所用的材料称"灸"，而灸法是指操作，用于防病治病的方法。灸的制作，首先要明了灸的取材，灸法的材料较丰富，如灯芯、桃枝、桑枝等，但主要的施灸材料是艾叶制成的艾绒。由于艾生长广泛，农村取材便利，我们应增加对艾的认识，以便就地取材，充分利用资源。

（一）艾的性味功效

艾，别名艾蒿、艾草，为菊科植物家艾的叶，系多年生草本，揉之有香气。叶一至二回羽状分裂，背面被白色丝状毛，秋季开花，头状花序小而多，排成狭长的总状花丛。我国各地普遍野生，现多以湖北蕲州产者为佳，叶厚而绒多，称为蕲艾。另外，朝鲜、日本、蒙古亦有分布。艾叶作为灸用材料，每年宜在开花前阶段采集，正值枝叶茂盛时期。16世纪，李时珍之父李言闻就专门为艾叶立传，于《蕲艾传》中写道："产于山阳，采以端午。治病灸疾，功非小补"，对艾叶的生长环境、采收期和灸疗功用作了系统的总结。艾绒性温、味苦平，入脾、肝、肾经，气味芳香。易燃，燃烧时火力温和，可直透肌肤，具有芳香之气，能理气血、逐寒湿、通经络。据《本草纲目》记载："艾叶……纯阳也，可以取太阳真火，可以回垂绝元阳"……灸之则透诸经而治百种病邪，起沉疴之人为康泰，其功亦大矣。"所以一直被人们认为是比较理想的施灸材料。

（二）艾绒的制作

艾绒的制作也较简单，易于普通百姓掌握。常在每年5月间，采集到新鲜肥厚的艾叶后，放置于日光下晒干燥，然后放入石臼中反复捣碎，筛去灰尘、粗梗杂质等，即制成淡黄色洁净细软的艾绒，可直接取用作艾炷，但必须捏紧防松散。也可用制好的艾绒制作最常用的艾条，即用细软桑皮纸卷紧艾绒，制成长约20～26厘米、直径约1.5厘米的圆柱形，包好封存。注意一定要加压卷紧，如疏松，在燃烧时易掉下火星，灼破皮肤、衣物等。

艾绒按加工（捣筛）程度不同，分粗细几种等级。一般可根据治疗的需要选用，直接灸时要用细软艾绒，便于捏紧，避免灸时松散脱落灼破肌肤、衣物等；间接灸时要求稍低，可用粗艾绒，当然用细软优质艾绒更好、更安全。

备用的艾绒要注意保存，且艾绒以陈久者为好，孟子曰："七年之病，求三年之艾"。《本草图经》亦言：艾"经陈久者方可用。"李时珍则对艾以陈旧者佳做了较为详细的论述："凡用艾叶，需用陈旧者，治令细软，谓之熟艾。若生艾，灸火则易伤人肌脉。"平时存放时，应放在干燥的容器内密封，注意防止潮湿和霉烂，不定期地反复曝晒确保艾绒的质量。

（三）艾叶的现代研究

1. 艾叶的成分研究：近代在艾叶的化学成分研究方面更加全面、深入。现在已发现艾叶除含有主要成分挥发油外，尚含有鞣质、黄酮类、甾醇类、多糖类、微量元素及其他有机成分，其中挥发油中含有近百种化学成分。艾叶中还含有氯化钾、微量的维生素B、维生素C、维生素A类物质，以及蛋白质、胡萝卜素等。

艾叶是灸法临床所用的主要原材料，灸治过程中除了艾叶燃烧所放出的热量能发挥作用外，艾烟中的成分也是有一定作用的。

2. 艾叶的药理研究：艾叶的疗效和用途与其药理学研究分不开。近几十年来，国内外学者以传统的艾叶药性理论为基础，运用现代科学技术和实验方法，研究其药理作用。实验证明，艾叶水浸剂、烟熏剂、艾叶油等具有抗菌消毒、平喘、止血、抗过敏、增强免疫、护肝利胆、解热、镇静等作用。

（四）艾绒的现代研究

1. 艾为最佳灸材：比较以艾绒、烟条、热水、激光为热或能量来源的4种温热刺激的效应差异，研究结果提示热水、烟条、激光虽均有一定的效应，但在效应量及效应的全面性方面，以艾绒为最佳，所以初步研究结果认为艾绒为最佳灸材。

2. 影响艾绒性质的主要因素是产地、年份、时节、艾绒比例

（1）产地：通过GC—MS法对不同产地的样品（湖北蕲春、河北安国、安徽霍山、江西樟树、山东郓城）进行化学成分的鉴定，发现不同产地艾叶的化学成分及含量存在较大差异，产地因素对艾叶的挥发油成分具有重要影响。湖北蕲春和河北安国所产艾叶含的挥发油种类较多，挥发油成分实际含量分布较均匀；其他3个产地艾叶挥发油成分种类则较少。

（2）年份：分析数据表明年份越久，易挥发成分的相对含量越少，难挥发成分含量越多。

（3）时节：不同时间采集对艾叶的成分有影响。端午前艾叶挥发油成分实际含量逐渐增加，端午当日达到顶峰，端午后又逐渐减少。

（4）艾绒比例：不同艾绒比例存在成分差异。艾绒比例越高，易挥发成分的相对含量越少，难挥发成分的相对含量越多。普通艾绒（艾绒比例低）挥发油含量较高，点燃后火力强，容易烧伤皮肤，不易成团，灰烬易脱落，有烫伤皮肤的危险；优质艾绒（艾绒比例高）则可避免以上缺陷。

（五）其他施灸材料

除了用艾叶制成的艾绒作为主要材料外，历代医家还针对不同的疾病，或因特殊情况而采用其他材料配合施灸。如根据患者辨证采用生姜片、附子片、蒜片、食盐等作隔物发展为隔物灸；在艾炷灸与艾条灸中根据病情配用各种药物。此外，还有桃枝、桑枝等代艾点燃施灸。研究发现，隔物灸传统间隔物的选择具备一定的科学依据。隔附子饼灸、隔姜灸温度最大值在55℃左右，而隔黄芩饼灸则高达80℃以上；隔附子饼

灸艾绒燃烧 6 ～ 21 分钟、隔姜灸艾绒燃烧 6 ～ 18 分钟期间的各红外辐射光谱十分相似。结果提示，从红外物理角度而言隔黄芩饼灸不能替代传统的隔附子饼灸、隔姜灸。

二、灸法的特点

灸法作为中医学的一部分，与其他医疗治病的方法一样具有防病治病的功效，同时作为中医的一大特色，也具有自己独特性能，可以概括出以下几个特点：

1. 应用广泛

灸法应用广泛，从较早的灸法著作《西方子明堂灸法》及庄绰的《灸膏肓俞穴法》中可以看出，灸法应用范围已相当广泛，已在内科、外科、妇科、儿科、五官科等疾病中运用。灸法与针刺常常可配合运用，两者作用原理一样，只是所用的材料不一样，但灸所用的大多数俞穴灸治适应证已等同于针刺法，有的甚至优于针法，运用范围广于针法，即针刺能治的病证灸法同样能治，针刺不能治的病证灸法也能治。有些热证也可取用灸法，如灸劳宫穴治"热病"；灸大陵穴治"热病烦心，心闷而汗不出，头痛，身热如火"等。同样，灸法种类也较多，如桃枝、桑枝、药锭和温灸器等，相应地增加了其应用的广泛性。这些治疗的广泛性奠定了其防病保健广泛性的基础，同时，也便于老少选用。所以说其广泛性不仅表现为防病治病的广泛性，也表现在其适应年龄、使用方法等多方面的广泛性中。

2. 功效特殊

灸法功效特殊在于其调动了经络的功用，发挥了俞穴的特性，增添了所用灸料的药效专长以及熏烤的温热作用。通过全身的经络，内通脏腑，外连肢节，无处不到，无所不及，扶正祛病，强身健体。

3. 种类多样

种类的多样使运用时更显灵活或便于筛选，以求最佳的效果。其多样性有灸材的多样性，也有操作方法的多样性，尤其是多种药物与不同穴位结合运用更丰富其内涵。药穴结合运用，常会收到意想不到的效果，具有广阔的发展前景。

4. 低廉安全

灸法功效是确切的，同时其取材普通，制作简单方便。由于其材料普通，来源广泛，费用自然低廉，同时，其用于防病保健方面，能阻止或减少疾病的发生或稳定病情或缩短治病时间，均可降低医疗费用。灸法，是一种外治、外用方法，作用体表，非侵入性，不会使患者感觉疼痛，可让患者不求于"苦口良药"也可利于病，且灸法又不受晕针、折针的威胁，外用于体表减少了药物毒副作用，也避免因针具消毒不严所致的其他感染。

三、灸的用量与灸疗的补泻

灸法运用时应注意有一定的量与度的问题，即用灸的多少和时间长短等。其应当是根据灸治的部位，疾病的虚实，发病的新久，体质强弱，年龄老幼，补泻需要的不同而各异，与此同时，因疾病有虚实不同，艾炷又有大小、松紧的区别，亦有补泻之分。

（一）用灸的量

灸的量有多少之分，也有大小之别，根据实际情况及需要而取定。在实际运用中，头、颈、胸部、四肢，灸的壮数宜少些，一般 1 ~ 7 壮，腹背可灸 5 ~ 15 壮；骨突和肌肉薄的部位，以及病体弱小，虽部位相同，都应酌量减少。保健用灸时一般每个穴位灸 2 ~ 3 壮，便可以达到要求，坚持一段时间即有补益强身的作用。同时，保健灸时应用小灸炷，一般如绿豆样大小便可。隔姜灸可以稍大，虽然隔着姜片用灸，但亦不要超过莲子、花生般大为佳。治疗用艾炷的大小，要掌握以下原则：凡老人、幼儿、妇女患者，灸的艾炷宜小；青壮男子艾炷可以稍大；体质虚弱，艾炷宜小；体质壮实，艾炷可以稍大。

但是总的来说，无论是艾炷灸，还是艾条灸或是药物灸，应以耐受为度或红晕为度。若依时间而定，应是艾炷与艾条均可灸 15～30 分钟，药物灸约为 30～60 分钟左右。

（二）灸法的补泻

灸疗与针刺一样，也有补虚泻实的作用。因此，临床采用灸法治疗疾病时，也必须根据疾病的虚、实选择补泻方法。关于灸的补泻，在古代文献中是把"毋吹其火"作为补法；"疾吹其火"作为泻法。例如：《黄帝内经》据《灵枢·背俞篇》中记载："气盛则泻之，虚则补之。以火补者，毋吹其火，须自灭也；以火泻者，疾吹其火，传其艾，须其火灭也。"《针灸大成》云："以火补者，毋吹其火，须待自灭，即按其穴；以火泻者，速吹其火，开其穴也。"

从以上文献中所记载的有关补、泻的问题，可以看出古代医家很早就非常重视灸的补泻。我们对古代医家提出的补、泻是这样理解的，以火补者，毋吹其火，须待自灭，即按其穴。就是说将艾点燃之后，使其热慢慢传至体内，灸后又快按施灸的穴位。目的是使真气聚而不散，从而达到补其不足，谓之灸的补法。而以火泻者，速吹其火，开其穴也。意思是将艾点燃之后，用嘴不断地吹火，助艾火尽快燃烧，艾热迅速传到体内。灸后不要按压施灸的穴位，目的是使体内蕴热之邪随艾火之热迅速发散，达到泻热的作用。

后世医家在古代补泻方法的基础上，又把艾条温和灸、针上加灸（温针灸）、温灸盒灸作为补法。把艾条雀啄灸、回旋灸（又叫熨灸）、灯心草灸 / 线香灸作为泻法。艾炷灸的补泻，是以《周易》书中所提到的，以奇数 1．3．5．7．9……等属阳数，定做艾炷灸的补法；以偶数 2．4．6．8……等属阴数，定做艾炷灸的泻法。所以，艾炷灸除了以"吹火""毋吹火"分补泻外，还根据施灸壮数是单数还是偶数来定补泻。

正确地施用艾灸的补泻，对疗效起着很重要的作用。因此，临证施灸时一定要在辨证的基础上选用补泻方法，才能取得满意的效果。笔者采用艾炷直接非化脓灸（补法）内踝尖，治疗肾虚牙痛；采用艾条熨热灸（泻法），治疗带状疱疹；针上加灸（补法），治疗周围性面神经麻痹等病、证，都取得非常满意疗效。

第四章　灸疗与经穴关系

一、穴位的认识

我们首先对"穴"应当有一个比较正确的认识。

穴，是人体脏腑经络气血输注于体表的部位。人体的穴很多，有单穴和双穴，双穴即人体左右两侧对应部位相同的穴（具有相同的穴名），单穴与双穴共计约720多个，这些穴大体上可分为经穴、奇穴和阿是穴三大类。经穴是归属于十二经脉与任、督二脉的穴，称为"十四经穴"，简称"经穴"。奇穴，在十四经以外，但其有奇特的疗效，如百劳穴治疗瘰疬，四缝穴治疗小儿疳积等。阿是穴，这类穴没有具体名称，也无固定的部位，而是以痛、胀处为穴，直接取用，也有的往往有比较固定的位置，且效果明显。正如："切之坚痛，如筋者灸之。"（《素问·骨空论》）。

在穴位的认识上应注意，穴位不能简单地理解成为在皮肤表面上一个细小的点，而应是在体表的一个小面，有一定的面积，一定的范围，在该范围内取用，均可以发挥作用，所以，施灸的灸在一定的小范围里均是作用于穴位的。其次，对穴位我们取用的虽然只在体表，但对应的表皮下肌肉深层也有该穴的结构，即穴位是立体的，而非平面，非只局限于表浅处。另外，对穴位的作用认识除其可以反映病证、协助诊断、接受刺激、防治疾病的作用外，还应理解穴位的作用是双向的，即可以通过穴位向上或向下传导；对功能弱的可以增强，对功能过强的可以减弱；有病治病，无病可以防病等均表现了穴位的双向性作用。

二、穴位的确定

穴位的取定方法即灸法作用点的确定，取定方法的科学性是灸法科学性的重要体现。我们掌握其取定方法是准确取穴的基础，就其方法而言可以分为骨度分寸法、手指比量法、体表标志法和简易取穴法四种。下面我们就具体介绍：

（1）骨度分寸法：古称"骨度法"，即以骨节为主要标志测量周身各个部位的大小、长短，并依其尺寸按比例折算作为标准。杨上善说："以此为定分，立经脉，并取空穴"。但分部折寸的尺度应以患者本人或欲求其保健者的身体为依据，这就比较科学。我们大家都知道，人有高矮、肥瘦、儿童和成人之分，而穴位均以寸来定位，且尺寸在数量上相同，显然按相同数量尺寸，相同的大小、长短去取不同年龄层次或不同体型人的穴位是不科学的，那么怎样去处理这类情况呢？

我们不妨来看一个例子，例如："内关穴"，其定位在前臂内侧腕横纹中点上两寸处，也就是说无论是儿童，还是成人都按"横纹中点上两寸处"取穴。如果我们取用时是以两个大小、长短完全相等的两寸去取，显然不合实情，因为成人的前臂明显比儿童长。再如取手臂上的"上廉穴"，其在腕横纹上九寸，假若以成人的九寸取定了"上廉穴"，再按此去取儿童"上廉穴"，有可能这个长度已超过了儿童整个前臂的长度，更谈不上去取穴了。所以，尺度应当以患者本人的身材为依据，也就是不同人只要所取的穴位相同，其尺度在数量上一样，只是要进行折算，折算依据为所用灸法人的身材。例如：小儿前臂为12寸，成人的前臂也为12寸，各自等份分成12等份后，其中一份即为各自一寸的长度，显然成人的一寸要比儿童一寸要长。各自的依据，是定准各自穴位的依据。由此，我们不难理解需进行折算的缘由和依据。

从上面我们明确了不同人，如高矮、胖瘦、儿童和成人取相同的穴位，其尺寸在数量上一样，但含义不一样，依据各不同。但我们还应明确，即使是同一个人，其所取部位不同，其尺度的实际大小也不一样。如人的前额的两额角之间长为9寸，人的上臂（即肩至肘关节）长也为9寸，显然，这两个9寸虽然数量一样，但长度不同，只能作为各个部位的分寸，即所谓的分部折算尺寸。

总之，尺度分法应当是分部位折寸，且不同的人取用要依据各人的身材而折算。此法的记载，最早见于《灵枢·骨度》篇，其所测量的人体高度为七尺五寸，其横度（两臂外展，两手伸直，以中指端为准）也为七尺五寸。

常用骨度分寸是根据《灵枢·骨度》并在医疗实践中经过修改和补充而来的。如肘至腕，《灵枢·骨度》为 12.5 寸，因其与总横度 75 寸不合，故改为 12 寸；两乳之间，《灵枢·骨度》之横寸为 9.5 寸，据《甲乙》腧穴分寸而改为 8 寸等。以上骨度分寸，不论男女老幼和形体的高矮胖瘦，均换算成同样的长度和宽度，作为量取腧穴定位的标准。现向读者介绍各部位常用骨度分寸。

部位	起止点	折量（寸）	度量法	说明
头部	前发际至后发际	12	直	如前发际不明，从眉心至大椎穴可作 18 寸，眉心至前发际可作 3 寸，大椎穴至后发际可作 3 寸
	前额两发角之间	9	横	用于量头部的横寸
	耳后两完骨（乳突）之间	9	横	
胸腹部	天突至歧骨（胸剑联合）	9	直	胸部与胁肋部取穴直寸，一般根据肋骨计算，每一肋骨折作 1.6 寸（天突穴至璇玑穴可作 1 寸；璇玑穴至中庭穴，各穴间可作 1.6 寸计算）
	歧骨至脐中	8	直	
	脐中至横骨上廉（耻骨联合上缘）	5	直	
	两乳头之间	8	横	胸腹部取穴横寸，可根据两乳头间的距离折量，女性可用锁骨中线代替
背腰部	大椎以下至尾骶	21	直	背腰部腧穴以脊椎棘突标志作为定位依据
	肩胛骨内缘至脊椎	3	横	
身侧部	腋以下至季胁	12	直	季胁指第十一肋端下方
	季胁以下至髀枢	9	直	髀枢指股骨大转子高点
上肢部	腋前纹头（腋前皱襞）至肘横纹	9	直	用于手三阴、手三阳经骨度分寸
	肘横纹至腕横纹	12	直	

部位	起止点	折量（寸）	度量法	说明
下肢部	横骨上至内辅骨上	18	直	内辅骨上指股骨内侧髁
	内辅骨下至内踝尖	13	直	内辅骨下指胫骨内侧髁
	髀枢至膝中	19	直	膝中的水平线，前平膝盖下缘，后平
	臀横纹至膝中	14	直	腘横纹，屈膝时可平犊鼻穴
	膝中至外踝尖	16	直	内踝尖指内踝向内的凸起处
	外踝尖至足底	3	直	外踝尖指外踝向外的凸起处

（2）手指比量法：手指比量法是在分部折寸的基础上，医者用手指比量取穴的方法，又称"指寸法"。因人的手指与身体其他部分有一定的比例，故实际操作中，尤其是自我用灸时，用自己的手指比量更符合折算的要求，克服了医生的手指尺度与被用人的手指尺度不一样的不足。使用用灸人自身的手指去折算，基本上符合自身身材比例，使所取用的穴更准确，这种方法即为"同身寸"。现代依据"同身寸"的科学性发展起"同身寸"的解剖方法，就克服了按尺寸解剖的许多不足。

①中指同身寸：是手指比量法中较常用的方法之一，该法出自《千金方》，也经过一定的发展，最初常以中指末节的长度为1寸，后来多以中指第二节长度为准，即"手中指第二节，内度两横纹相去1寸"（《圣惠》）。现在多定以中指屈曲时中节内侧两端横纹之间作为1寸。这种方法适用于四肢及脊背作横寸折算。

②拇指同身寸：此法同上法，出自相同，当时所载"中指上第一节为1寸，亦有长短不定者，即取于大拇指第一节横度为1寸"。即指拇指指关节之横度作为1寸。

③横指同身寸：又称"一夫"法。夫，即扶。此法也形成较早，最初"凡量一夫之法，覆手并舒四指，对度四指上中节上横过为一夫。"现在我们多以食、中、无名、小指紧并，以中指第二节纹线处四横并紧后的共同横行长度作为一夫，并以四指之横度作为3寸。此法多用于下肢、下腹部和背部的横行量取尺寸。

由于几种同身寸的取法，其所定的1寸或3寸，均不是我们实际生活中的皮尺、木尺等其他测量长度工具所标的尺寸，而是依据要用灸法人的身材，如指关节长、拇指宽等，对身体的其他部位进行折算度量。所以，此法运用的基础必须是在骨度规定的前提下，不能同一指寸去量全身各个部位，否则长短失度，也背离了分部折算的原则。古人讲"同身寸者，谓同于人身之尺寸也。人之长短胖瘦各自不同，而穴之横直尺寸亦不一样。如今以中指同身寸法一概混用，则人瘦而指长，人肥而指短，岂不谬误？故必因其形而取之，方得其当。"可见用指寸也不能离开骨度分寸，实际的运用中骨度分寸与指寸必须相互结合。

（3）体表标志法：该法主要依据人体体表比较明显的特征，如凹陷、突起、缝隙、皱纹等取定穴位的方法。其大体可分为固定标志和活动标志，两法均体现了穴位多位于孔隙、凹陷等处的特征，运用此法既方便简捷取穴，也不脱离其准确性和科学性。

①固定标志：其主要参着不易移动、变换的标志，如五官、毛发、爪甲、乳头、脐窝以及骨节突起和凹陷、肌肉隆起等部位作为取穴标志。我们身体比较明显的标志，如鼻尖处的素髎穴；两眉中间取印堂穴；两乳正中（即连线的中点）为膻中穴；脐旁相距2寸，且与脐相平处为天枢穴；腓骨小头（即小腿的外侧，近膝关节一端的腓骨突起）前下缘处为阳陵泉；低头时，颈处最高的第七颈椎棘突下是大椎穴。此外，还可依肩胛骨下角平第七胸椎棘突为至阳穴等，均是易识别、易取定的标志。

②活动标志：即指活动时而出现的明显标志，而不是说标志是变换、可移，这类标志出现在活动后，改变体位后，出现的标志也还是相对固定的，如关节、肌肉、皮肤在活动后出现的孔隙、凹陷、皱纹等作为取穴标志。我们常用到的如取耳门、听宫、听会三穴都应在张口后耳屏前的凹陷处取；取曲池穴时必须屈肘于横纹头处；取阳溪穴时应将拇指翘起，当拇长、短伸肌腱之间（即我们平时翘起拇指后，两筋所夹的凹陷处）可取该穴等等。这些在动态情况下出现的较固定的标志作为取穴依据，故称为活动标志。

（4）简便取穴法：作为一般读者，了解简便的取穴法，是比较实用的。取穴简便当然是好的，但前提和基础必须是取穴准确。如常用来治咳嗽、感冒的列缺穴，可以用左右两手之虎口交叉，一手食指压在另一手腕后高骨的正中上方，当食指尖处有一小凹陷就是本穴。又如劳宫穴，半握拳，以中指的指尖切压在掌心的第一横纹上，就是劳宫穴。风市穴，以我们两臂自然下垂，于股外侧中指尖到达之处即为风市穴。此外，我们屈肘垂肩时，肘尖所对的胸肋处即为章门穴，两耳角直上连线中点即为百会穴等等。这些穴的简便取法，我们可经常运用。

三、穴位的取用途径

根据中医理论相关知识，灸法常用的穴位取用途径有：经验主穴取穴途径、脏腑辨证取穴途径、经络辨证取穴途径及病因、气血津液辨证取穴途径、三焦辨证取穴途径等，但主要是前三者。

1. 经验主穴取穴途径

该取穴途径主要是依据前人长期反复实践的经验总结，具有取穴少、取穴效果好等优点和特点。如哮喘病人的保健灸法，常在三伏天，在肺俞、膏肓、百劳等穴上施灸进行治疗、保健。古医书《张氏医通》对防治哮喘病复发，有白芥子涂法：于夏月三伏天日中，用白芥子末30克，甘遂、细辛末各15克，麝香1.5克，捣匀而用生姜汁调敷灸肺俞、膏肓、百劳三穴，涂后有麻热感，隔两小时后方可去之。三伏天是指初伏（夏至后第三个庚日，即21天），中伏（初伏后7天），末伏（立秋后第一个7天）。这时暑热蒸人，特选三伏天中午时刻，循经取穴，敷以辛温药物，能够驱散寒邪，温养肺气，使肺气升降正常。实际运用中证明以此经验主穴，结合药物对哮喘病的预防和保健很有帮助，但必须坚持数年，才有希望得到根治。

另外，保健灸依据经验主穴取穴途径常取足三里主穴。足三里是足阳明胃经的合穴，是五输穴之一，也是胃腑的下合穴。胃和脾互为表里，根据中医学"合治内腑"理论，足三里理应调后天之本的脾胃，以促气血生化，强体健身。据《针灸甲乙经》载："五脏六腑之胀，皆取足三里。三里者胀之要穴也。"还有腹部寒而胀满肠鸣，久泻痢，食物消化不良，还有虚喘、耳鸣、腰膝痛、消瘦体弱以及"凡人年过三十以上，若不灸足三里，令人气上眼暗，所以三里下气也。"均可选用足三里经验保健要穴。

据现代医学研究，足三里灸可以促使整个消化系统功能旺盛，增加人体对营养物质的吸收，濡养全身，而且可以防病治病，抗衰老和延年益寿，具体可涉及：

（1）对白细胞总数及分类有调整作用，使减少的红细胞增加，若血沉加快可以使之明显减慢，对血小板数目和血糖有调整作用，可使升高者或偏低者向正常转化。

（2）对循环系统有调整血压的作用，使偏低的血压升高或偏高的血压降低。

（3）对呼吸系统可使肺的通气量、肺活量和耗氧量增加。

（4）对消化系统可调整胃肠功能，使各种消化酶含量显著增高，吸收营养的功能增强。

（5）灸足三里可以增强白细胞的吞噬能力，故抗菌作用增强；对各种特异性抗体以及非特异性抗体，都具有加速生产和提高免疫效价的作用。

从以上经验主穴取穴途径的两个较典型的例子中，可以加强我们对该取穴途径的认识了解。

2. 脏腑辨证取穴途径

以脏腑辨证理论为基础，结合脏腑生理功能、病变特点，将四诊所收集的症状、体征及平时偏虚易患因素，进行分析，判断疾病、体弱所在脏腑部位、病因、病性等而确立对应脏腑所络属、连络经脉的穴位的方法、途径，称为脏腑辨证取穴途径，其为三类取穴途径中最重要的取穴途径。

脏腑辨证取穴途径的理论依据是中医对脏腑生理功能、病理变化、病性、病因病机等认识的理论体系。脏腑病证是脏腑功能失调反映于外的客观征象，不同的脏腑有不同的生理功能，功能失调后可反映出不同的症状、不同的体征。同时，结合不同的病因、病性，如寒、热、痰、瘀、水、湿等，或有阴、阳、气、血虚之别进行分析，根据脏腑所连属的经脉，以及经脉上穴位特性（如五输穴中"井"主身下满，"荥"主身热，"输"主体重节重，"经"主寒热，"合"主气逆而泻），取定穴位的一种途径。其关键仍是脏腑辨证，要以整体观念分析脏腑病变所属证候。人体是以五脏为中心的有机整体，脏腑之间，脏腑与各组织器官之间，有经脉所连、所过、所络属，依此选定的穴位，必当发挥调节脏腑、疏通经络、祛邪扶正的作用。

脏腑辨证取穴途径是中医辨证体系中的重要内容之一，也是中医临床各种辨证的必备基础，也是针法、灸法用于临床各科及防病保健的基础，是我们取穴途径中最重要方法之一。

3. 经络辨证取穴途径

此取穴途径是以经络学说为理论依据，对人体所反映的症状或偏虚弱的特征进行分析综合，以判断定属何经、何脏、何腑的病或偏虚症，并进行确定发病原因、病变性质及其病机，划分病变、虚弱所在的经络病位，从而取定穴位的一种途径。

这一取穴途径基础是经络知识、经络辨证理论。经络分布周身，运行全身气血，联络脏腑肢节，沟通上下内外，使人体各部分相互协调，共同完成各种生理功能。当人体患病时，经络又是病邪传递的途径。外邪常从皮毛、口鼻而侵入人体，首先导致经络之气失调，进而内传脏腑。反之，如果脏腑发病，同样也可循经络反映于体表，在体表经络循行的部位，尤其经气所聚的穴位常会出现异常反应，如麻木、疼痛、酸胀或皮肤小疹、色变等。这样，便可辨别病变所在的经络、脏腑，如肺脏病证，常在肺俞、中府等穴位出现压痛感，还有"肝病者，两胁下痛，引少腹"，就是由于肝经循行于胁肋，少腹的缘故。

我们不妨对经络病症所包含的十二经脉病症和奇经八脉病症进行大体的了解。

十二经脉病症主要涉及经脉循行所过和所联属脏腑的病症。其常常具有某些特点，如经脉受邪，经气不利，若见于足太阳膀胱经，可有项背、腰脊、腘窝、足跟等经脉所循行处的病症；如脏腑病候与经脉所属部位的病症相互并见，若见于手太阴肺经可有咳喘气逆、胸满、臑臂（上臂）内侧前缘疼痛症状；如受邪一经脉影响至另一经脉则出现多经共见的症状，若见于脾经病可见胃脘疼痛，当累及肝经时可出现胸胁满、呕逆、飧泄、癃闭等肝脾经共见的症状。这些特点常见于十二经病变后症状，也可帮助我们推求病变所在的经络及脏腑。

另外，对奇经八脉，即任、督、冲、带、阴维、阳维、阳跷、阴跷诸脉，由其所循行的部位及特殊功能可以认识其病症。如督脉总督一身之阳，冲脉为十二经之海，任脉总任一身之阴，又因这三脉皆起于胞中，同出于会阴，且与胃经、肾经联系密切，故常反映为生殖功能的异常。如调理冲、任两脉可以治疗妇女月经不调、不孕、滑胎流产等；温养督任可以治疗生殖功能的异常。带脉环绕腰腹，其病常见于腰脊绕腹而痛、子宫脱垂、赤白带下等。阳跷为足太阳之别，阴跷为足少阴之别，能使关节跷健，其多治疗肢体痿痹无力、运动障碍。阳维脉起于诸阳经之交会处，以维系诸阳经；阴维脉起于诸阴经交会处，以维系诸阴经，所以为全身之纲维。阳维脉为病，多见寒热；阴维脉为病，多见心胸、脘腹、阴中疼痛。

总之，经络辨证是对脏腑辨证的补充和辅助，经络辨证的取穴途径是脏腑辨证取穴途径的补充和辅助。

四、灸疗的取穴原则

艾灸治疗是通过对一定的腧穴进行艾灸来完成的，作为针灸临床治疗的实施方案，配穴处方的得当与否，直接关系到治疗效果的好坏。选取适当的腧穴是配穴处方主要内容之一，人体有 361 个经穴和众多的经外奇穴，每个穴位都有一定的特性，其主治功能不尽相同。只有依据经络、腧穴理论，结合临床具体实践，掌握取穴的一般原则，才能合理地选取适当的腧穴，为正确拟定针灸处方打下基础。灸疗处方中腧穴的选取，以脏腑经络学说为指导，以循经取穴为主，并根据不同证候选取不同腧穴。因此，取穴原则主要包括近部取穴、远部取穴和随证取穴。

1. 近部取穴

近部取穴是指选取病痛的所在部位或邻近部位的腧穴，这一取穴原则是根据腧穴普遍具有近治作用的特点提出来的。其应用非常广泛，大凡其症状在体表部位反映较为明显和较为局限的病证，均可按近部取穴原则选取腧穴，予以治疗。例如，鼻病取迎香，口㖞取颊车、地仓，胃病取中脘、梁门等，皆属于近部取穴。

2. 远部取穴

远部取穴是指选取距离病痛较远处部位的腧穴，这一取穴原则是根据腧穴具有远治作用的特点提出来的。人体许多腧穴，尤其是四肢肘、膝关节以下的经穴，不仅能治疗局部病证，而且还可以治疗本经循行所及的远隔部位的病证。远部取穴临床上运用非常广泛，具体取穴时既可取所病脏腑经脉的本经腧穴，也可取表里经或其他相关经脉上的腧穴。例如，胃脘疼痛属胃的病证，可选取足阳明胃经的足三里，同时可选足太阴脾经的公孙（表里经），必要时还可加取内关（即其他相关经脉上的腧穴），为远部取穴的具体应用。

3. 邻近取穴

邻近取穴即在病变邻近的部位取穴，它是介于近部取穴和远部取穴之间的一种取穴方法。如胃痛取肝经腧穴章门，目疾取膀胱经的攒竹等。

以上三种取穴规律，既可单独应用，也可相互配合应用。如胃病取中脘、章门（近取）、内关、足三里（远取）等。对某些疾病还可结合"左病右取，右病左取"的交叉取穴法。如左侧下牙痛、面瘫，可取右侧合谷；偏瘫，可取病侧上下肢腧穴，也可取对侧腧穴。

4. 辨证取穴

以上几种取穴规律属于辨位取穴。临床上除了辨位取穴外，还有辨证取穴、辨症取穴（或称对症选穴）。

辨证取穴是指根据病证的性质，通过辨证分析，将病证归属于某一脏腑或经络，然后按经取穴。其主要是针对一些全身性病证，如发热、昏迷、虚脱、眩晕、癫狂、失眠、健忘、嗜睡、多梦、高血压、月经不调等。失眠若属心肾不交者，归心、肾两经，可在心、肾两经取穴；属心胆气虚者归心、胆两经，可在心、胆两经取穴；若属肝郁气滞者，则可在肝经取穴。又如内伤咳嗽证属肝火犯肺者，归肝、肺两经，可在肝、肺两经取穴；证属脾失健运，痰湿蕴肺者，归脾、肺两经，可取脾、肺两经的腧穴等。

辨症取穴（对症选穴）是针对个别突出的症状，依据腧穴的功能主治或根据临床经验而采用的取穴规律。如外感发热，取大椎、合谷以清热解表；昏迷急救取人中、素髎、内关以醒神开窍；无汗，取合谷以发汗；痰多，取丰隆以化痰等。又如气病引起的胸闷、气促等，取气会膻中；血虚或慢陆出血疾病，取血会膈俞；筋病引起的抽搐、痉挛、宗筋不收等，取筋会阳陵泉；骨骼的病变和骨节痹痛等，取骨会大杼等。由于这种取穴规律既是依据腧穴的功能主治而来，又是古今医家长期临床实践的经验总结，因此在临床上被广泛应用。

五、灸疗的配穴法

配穴方法是在选穴原则的基础上，选取主治相同或相近，具有协同作用的腧穴加以配伍应用的方法。配穴是选穴原则的具体应用，配穴是否得当，直接影响治疗效果。因此，历代医家非常重视并总结出多种行之有效的配穴方法，主要包括本经配穴、表里经配穴、上下配穴、前后配穴和左右配穴等。配穴时要处理好主与次的关系，坚持少而精的原则，突出主要腧穴的作用，适当配伍次要腧穴。

1. 上下配

上下配是指将腰部以上腧穴和腰部以下腧穴配合应用的方法。上下配穴法在临床上应用广泛，如治疗胃病取内关、足三里；治疗咽喉痛、牙痛取合谷、内庭；治疗脱肛、子宫下垂取百会、长强。此外，八脉交会穴配合应用等，也属于本法的具体应用。

2. 前后配

前指胸腹，后指背腰。选取前后部位腧穴配合应用的方法称为前后配穴法，亦名腹背阴阳配穴法。《灵枢·官针》所指"偶刺"法和俞募配穴法，均属本法范畴。凡治脏腑疾患，均可采用此法。例如，胃痛前取中脘、梁门，后取胃俞、胃仓。

3. 左右配

本法是指选取肢体左右两侧腧穴配合应用的方法。临床应用时，一般左右穴同时取用，以加强协同作用，如心病取双侧心俞、内关，胃病取双侧胃俞、足三里等；风中经络出现面瘫、偏瘫、偏头痛、痹痛等，左右不同名腧穴也可同时并用，如左侧面瘫，取左侧颊车、地仓，并配合右侧合谷等；左侧头角痛，取左侧头维、曲鬓，并配合右侧阳陵泉、侠溪等。

4. 三部配

三部配穴法是指在病变的局部、邻近和远端同时选穴、配伍成方的配穴法。它是一种综合配穴法，临床上应用极为广泛。例如，胃病以腹部的中脘、梁门，背部的胃俞，四肢的内关、足三里相配；肩关节周围炎以局部的肩三针、邻近的曲池、远端的阳陵泉相配；肝病以局部的期门、背部的肝俞、远端的太冲相配等。

5. 本经配穴法

某一脏腑、经脉发生病变时，即选某一脏腑经脉的腧穴，配成处方。如肺病咳嗽，可取局部腧穴肺募中府，同时远取本经之尺泽、太渊，属于本法的具体运用。

6. 表里经配

本法是以脏腑、经脉的阴阳表里配合关系作为配穴依据。即某一脏腑经脉有病，取其表里经腧穴组成处方施治。在临床上常取相表里经的腧穴配合应用。《灵枢·五邪》载："邪在肾，则病骨痛，阴痹……取之涌泉、昆仑"，这就是表里经配合应用。特定穴中的原络配穴法，也是本法在临床上的具体运用。

7. 同名经配

同名经配穴法是指在同名经"同经相应、同气相求"的理论指导下，以手足同名经腧穴相配来加强治疗作用的配穴方法。其目的也是为了加强协同作用以增加疗效。例如，阳陵泉、支沟治疗胁痛；曲池、足三里治疗高血压等。

8. 子母经配

子母经配穴法是参照五脏六腑、十二经脉的五行属性，根据"虚则补其母，实则泻其子"的治疗原则而制定的配穴方法。例如，肺虚咳嗽症见体弱羸瘦者，除取手太阴肺经腧穴及肺俞穴外，根据土生金、虚则补其母的原理，可配足太阴脾经、足阳明胃经腧穴及背俞穴，如血海、三阴交、足三里、脾俞、胃俞，以培土生金；若更伴有阴虚火旺者，则根据金生水、实则泻其子的原理，配足少阴肾经的复溜、涌泉等穴，以滋阴降火。

9. 交会经配

交会经配穴法是按经脉的交叉、交会的情况来配穴。其方法是：当某一病变部位有数条经脉交会或某一病证与数条交会经脉有关时，可采用此法配穴。例如，妇科疾病和泌尿生殖系统疾病，多与冲任二脉和足三阴经的病理变化相关，故可取关元、中极、气海、三阴交配上太溪、太冲等穴；疼痛部位在前额和颞部的偏正头痛，可取足阳明与足少阳经的交会穴头维配阳白、率谷、解溪、足临泣等穴。

第五章 灸疗的注意事项

施灸时，严防艾火脱落烧坏衣物、损伤皮肤以及灸完必须彻底熄灭艾火以防火灾外，还必须了解什么情况下可自我用灸，用灸的依据是什么，灸时应采取何种体位，灸时、灸后应怎样处理等等。

一、选择施灸

古人云"针所不为，灸之所宜"。这说明灸可以适用于针刺不能治愈的疾病，同时也说明施灸要有选择。

（一）用灸的依据

（1）针对不同的人应参考其用灸的目的和本人的意愿。

根据用灸人的目的不同，大致有三种不同的目的。

①未病先防，增强体质的目的。

每个人都希望能健康地生活，增强体质，减少疾病的发生。利用灸法使被动消极地对致病邪气的防避转为主动积极地对机体正气保养，所谓"正气存内，邪不可干"我们在用灸法时，配合运动锻炼，饮食调养，情志调摄，婚育卫生，安定居处，防虫兽创伤等保养方法，综合保养，改变机体内环境，提高抗病能力，外避虚邪，确保健康，满足现代人对美的追求、对美的需求，以及中老年朋友保养延年益寿的愿望。

②已病防变，防止病情的发展或逆转病情或减少药物的用量的目的。

疾病发生后，体内正邪斗争的力量互有消长，使病情总是处在不断变化之中，一般来讲都存在病情逐步恶化的阶段，包括病证的加重与部位的蔓延。针对疾病的发展过程中可能出现的恶化趋势和已经萌发的先兆证候，采取灸法治疗，以阻止或逆转病情的发展或蔓延。由此，我们不难领会"所谓治未病者，见肝之病，则知肝当传之与脾，故先实其脾气，无令得受肝之邪，故曰治未病"的精髓。病证的变化与病位的传化，其根本原因在机体内部的邪气与正气。邪气盛，不仅原有病灶的性质日趋恶化，而且可传入他经他脏。例如：肺脏有热，轻者可令肺气失降而发为咳嗽，重者可以腐败气血，令肺溃成痈，这是本脏因邪甚而病情恶化的例子。温邪犯肺，也可顺传胃肠或内陷心包，这是邪气由此脏而传入他脏的例子。若正气虚，不仅原发病因精气日耗而病情加重，而且常累及他脏亦可致其虚，虚则又成为易受邪之地，而被他脏所乘而发生传变。如脾虚日甚而腹满、泻泄，经常累及于肾，肝邪亦可因脾虚轻而乘之。因此，已病防变，就是要寓防于治，治则始终抓住急挫邪势与扶助正气两个方面。我们对已病采用灸法，借以阻遏病势的发展，减少药物用量，意在于此。同时，还应经常地、周密地进行疾病过程中的日常调养和护理，只有将治疗、调养、护理有机地结合起来，才能实现已病防变。

③预防复发的目的。

疾病的基本证候解除后，精神状态、体力、劳动能力，与正常人尚有一段距离，常有阴阳不和、正虚邪恋、体用失谐的特点。

阴阳不和，虽机体阴阳气血营卫已基本平复，或接近平衡，但极不稳定。如在日常生活中，稍有劳累，即出现心悸、气促，是阴不涵阳；或动辄汗出，多属阳不固阴；或夜寐不安，则为阴阳失交；或午寒午热，又是营卫失和。这种现象见于大病之后，中医常将其归入阴不与阳和或阳不与阴和的范围。正虚邪恋，由于病时饮食锐减而消耗增多，病中与差后又需对机体损害进行修复，因而正气必然不足。同时，正气亏虚，则脏腑气化功能减退，源于体内代谢的各种内生之邪势将留恋不解。这种正虚邪恋的差后病理状态，若失于调治，可延续一个相当长的时期。如伤寒病后胃虚喜唾，即是胃阳未复，水津不化所致。正如"盖凡大寒大热病后，脉络之中，必有推荡不尽之瘀血，若不驱除，新生之血不能流畅，元气终不能复，甚有传为劳损者。又有久病气虚，痰涎结于肠胃。此宜加涤痰之品。"言初愈后留邪的情况，并指出，余邪若不除清甚至可传为劳损者。

体用失谐是指一般脏腑、躯体虽无形质损害，但其功能活动尚未达到正常水平，甚至废而勿用。如长期疾病折磨后，经治疗形体虽无异常，但精神仍萎靡不振，意志消沉；某些形体伤残者，其伤残治愈后，功能恢复尚需锻炼一段较长时间。这时适宜的灸法调治、护理，以预防复发，并达到完全康复，都有重要的意义。

（2）用灸的依据应视病情的需要，选择适宜的方法。

一般地说，每一种具体的病证应当有其最佳的一类灸法，我们应当根据病情的需要考虑选用相应的灸法。如在前面曾讲到过哮喘病的三伏天药物灸，在三伏天，选取肺俞、膏肓、百劳穴，以白芥子、甘遂、细辛等，姜汁调用，敷灸两小时后移去，此法就是哮喘病人目前保健灸法中较好的灸法。这里选取了灸法中的药物灸，与时间上的三伏天相互结合，发挥更佳疗效。针对脾胃虚寒所致的腹泻，选取神阙穴（脐部），以吴茱萸、丁香、胡椒研末，每日一次用药粉 1～2 克与适量的凡士林调成膏状敷在穴位上，就是对脾胃虚寒性的腹泻而在灸法中选取其药物灸。又如脱肛，多取百会、长强、神阙、气海等穴，用艾条温和灸或雀啄灸，按每穴 15～20 分钟灸治，疗效比较好。由此可以看出参考病情选用适宜灸法相当必要。但总的要求，一般以虚证、寒证和阴证用灸（例如伤寒三阴病属于寒化的），一切阳气虚陷，久病久泄，痰饮以及厥冷、瘰疬、痿痹等证，皆可用灸择类。

（3）用灸的依据还应参考年龄、性别、体质、时令、工作及生活的环境等客观因素。

不同的人生活、工作的环境有所不同，不同年龄、性别也有差异，同时不同的时令也会对人体有所影响以及不同个体的不同体质都应当是我们参考的重要因素。而且，体质因先天禀赋和后天调养不同而形成胖瘦、壮弱不同，在用灸时，应有所区别。一般来说，体质强壮或属偏阳热之体，灸时可多取用荥穴以清热、泻实祛邪；体质虚弱或属阴寒之体，灸宜多以脾肾之经温补以扶正。胖人多气虚寒湿，灸多取气海、脾俞、肺俞三穴以补气、温寒、祛湿；瘦人多阴虚火旺，治宜滋阴降火，多取太溪、水泉、尺泽等穴。同时，对体质强壮的人，可灸量大些或用峻猛厚味之药以药物灸；消瘦体弱的人，可灸量小些或以气味较薄、毒性较小的药物用药物灸。此外，体质因素除用灸时注意外，我们在实际运用中对某些中西药物也应予以重视，如了解是否对某些药物有过敏史或耐药性等加以综合考虑。

（二）用灸的体位

用灸除考虑上述目的、因素而择灸外，在用灸的过程中也应当注意体位的选择，使施灸顺利进行，发挥更好的疗效。因此，选择适当的体位，应当以便于准确取穴，操作方便，用灸者舒适三个方面加以考虑。为了便于读者运用掌握，我们现将常用的几种体位列成下表。

灸法常用的几种体位

体位类型		体位要求	取用目的	说明
卧位	仰卧位	用灸者平躺，全身放松，暴露要用灸的部位	用于面、颈、胸、腹部，上肢掌侧，下肢前侧和手足背等穴	1. 当仰卧位，腹部需要用灸时，应当曲膝或在腘窝下放置一厚垫，以便腹部肌肉放松 2. 当要对手臂内侧经穴施灸时，可以仰掌取用 3. 当手臂外侧用灸时，可以立掌或将两上肢屈曲放于胸前，以便曲肘后的上肢掌侧和背侧经穴
	侧卧位	用灸者向左或向右侧躺，充分暴露用灸的部位	用于头面两侧或胸腹两侧的部位的穴位	
	俯卧位	用灸者俯卧，在胸前放一软枕，曲收两上肢，充分暴露用灸的部位	用于后头、后颈、肩部、背部、腰部、骶部、臀部、下肢后侧和足底部等经穴	
坐位	仰靠坐位	用灸者坐于软垫椅上，或在后颈部置一软垫，头仰靠，充分暴露用灸部位	用于前头和面部以及项前区部位的穴位	1. 将上肢放于适宜高度的桌上，仰掌用于手臂内侧的经穴 2. 将上肢放在桌上，可以曲肘或立掌适用于手臂上缘及外侧经穴用灸
	侧伏坐位	用灸者坐于案前，桌上放一软垫，以便于臂及头侧舒适，暴露用灸部位	用于头部颞及侧取穴	
	俯伏坐位	要求与侧伏坐位大体一致，可以俯在软垫上或以双手托立前额，暴露用灸部位	用于头项部、后颈区的穴位，有时用于前臂穴位	

二、有序施灸

施灸时应按一定的程序，做到条理性。一般来讲，先灸上部，后灸下部；先灸背部、腰部，后灸腹部；先灸头部，后灸四肢；先灸阳经，后灸阴经，实际运用中也应当灵活掌握。

三、灸疗之宜忌

灸法作为一种治疗、保健、美容、延年益寿等有效方法，应当加以很好的利用。但作为一种方法，也有其相对适应的适应证和禁忌证。

（一）适应证

灸法的适应证是很广泛的，各科都有它的主治病证。根据灸法的特点，其适应证以虚证、寒证和阴证为主，适用于慢性久病及阳气不足之证。

（1）寒凝血滞，经络痹阻引起的风寒湿痹、痛经、经闭、寒疝、腹痛。

（2）外感风寒表证，中焦虚寒呕吐、泄泻等。

（3）脾肾阳虚之久泄、久痢、遗尿、遗精、阳痿、早泄。

（4）阳气虚脱而出现的大汗淋漓、四肢厥冷、脉微欲绝的虚脱证。

（5）中气不足，气虚下陷之内脏脱垂、阴挺、脱肛、崩漏日久不愈。

（6）外科疾病，如疮疡初起、疖肿未化脓者、瘰疬及疮疡溃久不愈等。

（7）气逆上冲的病证，如肝阳上亢、肝气上逆等。

（8）防病保健，可用于强身健体，抗衰老，预防中风、感冒等。

此外，对于灸法治疗热证，也有大量文献记载。现临床用灸法治疗肺结核、痄腮（灯火灸）、喉痹（直接灸角孙、内关）、鼻衄（灸少商）、带状疱疹等都是热证用灸法的例证。

（二）禁忌证

根据临床实践和古代文献记载，灸疗的禁忌主要有以下 3 个方面。

1. 部位禁忌

面部不宜直接施灸，以免烫伤形成瘢痕组织；关节活动处不宜行化脓灸，以免化脓溃烂，不易愈合，影响关节活动功能；重要脏器部位、乳头、阴部、大血管处、肌腱浅在部位，也不宜直接施灸。

此外，临床还应注意部分穴位禁灸。凡不可灸治的腧穴，称禁灸穴。

古人记载的禁灸穴：凡接近五官、前后二阴及大动脉的腧穴，均不宜用灸法施治。如脑户、风府、哑门、五处、承光、脊中、心俞、白环俞、丝竹空、承泣、素髎、人迎、乳中、渊腋、鸠尾、经渠、天府、阴市、伏兔、地五会、膝阳关、迎香、巨髎、禾髎、地仓、少府、足通谷、天柱、头临泣、头维、攒竹、睛明、颧髎、下关、天牖、周荣、腹哀、肩贞、阳池、中冲、少商、鱼际、隐白、漏谷、阴陵泉、条口、犊鼻、髀关、申脉、委中、承扶等。这些都是古人的经验之谈。

时至今日，人体解剖学已对人体各部详加洞察，前人所述的禁灸穴，通过实践，并非皆然，亦不必拘泥于古人。近代针灸临床认为，除了睛明、素髎、人迎、委中等不宜灸外，余穴均可适当采用灸治法。

2. 病证禁忌

灸能益阳，也能劫阴，故对阴虚阳亏、阴液不足及邪热炽盛的患者，一般不宜用灸或慎用。《伤寒论》中说："微数之脉慎不可灸，……火气虽微，内攻有力，焦骨伤筋，血难复也。"明确告诫灸疗若使用不当，可产生不良后果。

故临床凡属实热证或阴虚发热、邪热内炽等证，如高热、高血压危象、肺结核晚期、大量咯血、呕吐、严重贫血、急性传染性疾病、皮肤痈疽疮疖并有发热者，均不宜使用艾灸疗法。

3. 状况禁忌

患者过劳、过饥、过饱、大渴、大惊、大悲、大恐、大怒之时，应列为禁忌。

妊娠期少腹部及腰骶部不宜施灸。

皮肤娇嫩、敏感及有溃破者，忌用发疱灸法。

四、注意事项

灸疗方法十分简便，在施灸时只要注意下述几点即可。

1. 明确医嘱

施灸前要与患者讲清灸治的方法及疗程，尤其是瘢痕灸，一定要取得患者的同意与合作。瘢痕灸后，局部要保持清洁，必要时要贴敷料，每天换药1次，直至结痂为止。

艾炷灸中施灸剂量的多少完全取决于艾炷的大小及灸壮的多少。施术前须向患者讲明施灸时的剂量及疗程，让患者做到"心中有数"。

灸量指灸法达到的温热程度，不同的灸量产生不同的治疗效果。灸量一般以艾炷的大小和壮数的多少计算，炷小、火势小、壮数少则量小；炷大、火势大、壮数多则量大。艾卷灸、温灸器灸则以时间计算，太乙针、雷火针是以熨灸的次数计算。

灸量还与疗程相关。疗程长灸量大，用于慢性病，2～3天1次；疗程短灸量小，多用于急性病，每天1～3次。掌握灸量多根据患者的体质、年龄、施灸部位、病情等综合考虑。

在施灸前，要将所选穴位用温水或酒精棉球擦洗干净，灸后注意保持局部皮肤适当温度，防止受凉，影响疗效；瘢痕灸后要注意营养，以助灸疮的发起。

2. 体位舒适

施灸前，应根据所患疾病及病情的不同选好腧穴，并按照施灸的要求取患者舒适、且能坚持较长时间的体位。

3. 防止灼伤

除瘢痕灸外，在灸治过程中，要注意防止艾火灼伤皮肤。对于局部感觉迟钝或消失的患者，应防止烧伤后起疱化脓，遗留瘢痕，尤其在颜面部施灸时或幼儿患者要特别注意。

如有起疱时，可用酒精消毒后，用毫针将水疱挑破，外用消毒敷料保护即可，数日后可痊愈。

4. 状况处理

晕灸的情况虽不常见，但也应引起高度重视。施灸时，患者突然出现头晕、眼花、心慌、恶心、出汗、面色苍白、脉细、四肢发凉、血压下降，甚至晕倒等症状时，即发生了"晕灸"。出现晕灸，应立即停止施灸，让患者平卧，并放置于空气流通处，急灸两下肢足三里穴3～5壮，一般即可恢复。必要时，可给予吸氧、输液等治疗。为防止发生晕灸，对初次施灸或体弱的患者，所用的艾炷宜先小而后大，所灸的壮数宜先少而后多，逐渐加量，切不可突然刺激量过大。灸疗处的环境应舒适，空气宜流通，室温宜适当，不可太冷或过热。

偶有灸后身体不适者，如身热感、头昏、烦躁等，可嘱患者适当活动身体，饮少量温开水，或针刺合谷、后溪等穴位，可使症状迅速缓解。

此外，施灸后，局部会遗有不同程度的烫伤状态。轻度者，局部仅有微红的灼热征象，很快就可消失，这种情况无须处理。较重者皮肤上出现水疱，水疱小者，只要注意不使擦破，不致化脓，可任其自然吸收结痂而愈；如水疱较大者，可用针刺破，使水液流出。如有化脓者，可用敷料保护灸疮，使其愈合。

5. 谨防火患

施灸时注意安全使用火种，防止烧坏衣服、被褥等物。灸治结束后，必须将燃着的艾绒熄灭，以防事故发生。

五、灸后调护

施灸后，皮肤均有红晕灼热感，不需处理即可恢复。有时运用不当，也会影响机体，某些灸法，如化脓灸，会损伤组织，应当注意疮面护理，同时，灸后也应从饮食起居方面加以调护。

1. 灸后处理

灸法一般比较安全，但有时会对机体形成影响，此时需要处理。如施灸后局部出现水疱，水疱小者，可不必挑破，任其自然吸收；如水疱较大者，可用注射器将疱内液体抽出，涂上甲紫（龙胆紫）药水或消炎膏、烫火膏，盖以敷料加以保护，直至吸收愈合。

针对化脓灸，灸后尤其要注意预防感染，灸疮溃发后要作适当处理，可以用消毒液、乙醇（酒精）、生理盐水清洗；也可以在灸疮化脓后，每天用葱头、薄荷煎水清洗，每天可清洗2～3次，每次清洗后均需贴上膏药，从化脓到收口每日不可间断，约20～30天疮口便可愈合。另外，值得一提的是，灸疮后为了有利于灸疮的正常透发，嘱用灸人可适量食用助发的鸡肉，或鲤鱼、笋、豆类、香蕈、蘑菇等。若灸疮及时引发后，便应当相应少食或不食有助发性的食物，以免延长灸疮愈合的时间。

2. 灸后调摄

施灸后，应当从有利于灸疮愈合或保护机体正气出发，注意调摄。

对于化脓灸，当灸疮处在化脓期间，不宜做重体力劳动。灸疮污染并有炎症时，可用消炎药膏涂敷，或以抗生素消炎。同时，嗜食厚味、辛辣、酗酒，均易生痰涎，致病气滞留，久疮不能外透。当灸疮已经透尽，又过食鱼、虾、蟹、鹅、鸡、羊肉，或七情过度，房事不节，则有碍灸疮收口。由此可见灸后要从饮食、起居多方面加以调护，才能取得较好疗效。

六、灸疮释疑

灸疮，亦称灸花，它是化脓灸后局部组织因被灼伤而产生的无菌性化脓现象。

1. 灸疮形成的机制

传统中医认为，灸疮是由气血和热相搏而成。现代医学认为，它是烧灼使局部组织变性坏死，白细胞在吞噬这些组织的过程中，其溶酶体释放出多种酶和活性物质使坏死组织液化而成。其脓液含有大量白细胞、蛋白质、脂肪以及组织分解的产物。它是机体对局部变性坏死组织的一种非特异性免疫反应。

2. 灸疮和疗效相关

实践证明，灸疮的"发"与"不发"和疗效密切相关。《针灸资生经》卷三引《明堂灸经》："凡着艾得疮发，所患即差，不得疮发，其疾不愈。"因灸疮对穴位的继发性刺激可提高疗效，故周楣声认为："灼肉成疮，功效自能延续。"施化脓灸，务必使其发灸疮。若灸疮不发，可能是灸量不足，或机体气血虚弱。前者可在原处再灸 2~3 壮；后者可嘱病人多食血肉有情之品，如羊肉、牛肉、鲜鱼、豆腐等，亦可选用四君子汤、四物汤等补益之剂。

3. 灸疮的形态特征

施化脓灸后，局部可立即出现稍大于艾炷底面积的黄褐色焦痂，焦痂周围皮肤可有小水疱，水疱外围皮肤呈现潮红充血改变，此并非灸疮。灸疮大多出现在灸后 7~10 天，中间的焦痂变厚、变硬、变黑，其周围的小水疱被吸收而消失，黑色焦痂的下面有白色脓液从焦痂的周围溢出，液质浓，气味腥，量由少变多，再由多变少，大约延续 30~40 天，灸疮自然收口脱痂而痊愈，局部留有瘢痕，故亦称瘢痕灸。应该明确，灸疱并非灸疮。灸疱为局部组织受热刺激后形成的水疱，它可出现于艾卷灸过量或化脓灸灸量不足等情况，在正确护理下不会产生化脓现象；灸疮为焦痂下的无菌性化脓现象，见于化脓灸后，应积极促使灸疮透发并防止继发感染。灸疱被吸收后局部不留瘢痕；灸疮脱痂收口后局部留有瘢痕。

4. 灸疮的护理

灸疮的局部应避免受潮和搔抓以防继发感染。若脓液由白变黄或绿，或局部肿胀跳痛，或伴有体温升高，多为灸疮继发感染，应给予抗感染治疗。

在施行瘢痕灸后，局部出现灼伤痕迹，四周皮肤发红。灸治结束，应将局部拭擦干净，然后以消毒纱布敷盖或以玉红膏敷贴，一方面保护创面，防止污染；一方面促使灸处产生无菌性化脓，形成"灸疮"。膏药可1～2日更换1次。在正常情况下，灸后1周左右，灸疮形成；1个月左右，灸疮自行痊愈，结痂脱落，留下瘢痕。

在灸疮化脓期间，必须加强护理。脓液增多时，要勤换膏药，可每日更换2～3次，注意拭净灸疮周围的脓液，保持清洁，但不要搽试灸疮的正中，以免碰伤出血。还应注意休息，不从事重体力劳动，如果用力过度，灸疮便易破裂出血，还会因局部肉芽组织增生，形成高出皮肤的胬肉。如果灸疮因护理不当而继发感染，则脓液呈黄绿色，腥臭或有渗血现象，疼痛剧烈，应按外科方法给予敷药处理，可用消炎药膏涂敷。《丹溪心法》中以黄连、白芷、黄丹、甘草、香油同煎成药膏敷贴，治疗灸疮久不愈合，具有提脓、生肌、止痛的作用。《针灸大成》中以黄连煎汤洗灸疮止痛；《医宗金鉴》则以薄荷、黄连、葱皮、芫荽煎汤外洗。灸疮在夏天分泌物多，应常以干棉球拭之，勿用凉水冲洗；天冷时肉芽不易生长，宜用葱汤淋洗。

第六章 灸疗的科学性和发展趋势

灸法，对普通的读者来说，大多数以为就是熏一熏，烤一烤，无关痛痒，可有可无。其实，这是对灸法科学性的认识不足，我们说灸法是一种科学的治疗方法，更是一种科学防病保健的方法。

一、灸疗的科学性

（一）灸法作用的科学性

灸法应用广泛，其作用也颇多，概括起来有以下几个方面。

1. 温散寒邪

灸法因有熏烤、温热性能而具有温散寒邪的作用，其寒包括外感寒邪和中焦虚寒。中医学认为，外感寒邪可因感受外界寒凉，或过食生冷等所致而多见恶寒、畏冷、肢冷、冷痛、喜暖、蜷卧等症状；中焦虚寒多因内伤久病，人体阳气损耗而表现为肢冷蜷卧、口不渴、痰涎涕清稀、小便清长、大便稀溏等。用灸法能祛除寒邪，回复阳气，使寒邪尽散，肢冷渐温。按现代医学的观点，灸法的热特性使患者机体局部毛细血管扩张，组织充血，血流加速，代谢加快，使缺血、缺氧、缺营养的部位得到改善而发挥温散寒邪的作用，故可以依据该作用治疗外感风寒表证及中焦虚寒的呕吐、腹痛、泻泄等症状。

2. 温经止痛

中医学认为，人体气血津液是人生存的基本物质，且周身运行。其运行的通道是人体全身经脉，若经脉阻塞不通或通行不畅时而发生四肢关节疼痛，或活动无力，或脏腑气机失调而出现疾病。经脉通行不畅常因寒邪客于经脉或气机不畅或经脉受损而表现为四肢活动障碍、关节疼痛、头痛、腰痛、腹痛痛经或中风瘫痪、口眼喎斜等症状。取灸作用于穴位，穴位位于经络上而起到温通经脉的作用。据现代医学观点，灸法加速局部组织代谢，使炎症致痛物加速运转，排出体外；同时，调节神经兴奋性，使过于兴奋的神经抑制而功能减退的神经得以兴奋，从而达到了止痛，治疗神经麻痹、肢体瘫痪等目的，故灸有温经止痛的作用。

3. 回阳固摄

阴阳为人之本。人体多以阳气易衰，常多因久病体虚，或气血暴脱等而卫阳不固，腠理疏松，易伤风感冒；甚者中气下陷，脏器下垂或阳衰至极，阴阳离决，面色苍白，四肢厥冷，大汗淋漓，血压下降等。从现代医学的角度来看，灸法可以调整人体应激性，提高耐受力，调整各种腺体功能，维护生命体征及机体生理功能。故用灸可以治疗脾肾阳虚所致久泻久痢、遗精、阳痿、虚脱及中气下陷所致的脏器下垂以及崩漏等症。

4. 消瘀救结

中医认为，瘀、结多因寒凝或气血运行无力而痰湿阻滞或为血瘀而表现为痈疽、结块或血瘀。取灸，多以局部穴位或阿是穴作用于瘀、结。按现代医学研究，灸法可使中性白细胞增多，吞噬能力增强，炎症渗出减少，故灸法温热以散寒凝、消肿、痈疽，或令脓成者速溃或令气不足、收口慢者祛腐生肌而达到消瘀散结、活血止痛的效果。

5. 防病保健

防病保健是灸法特色之一。灸法多以先天和后天之本为主，培补元气，滋养后天。因人体体质减弱、衰老的发生多以肾精渐竭、脾胃运化渐弱开始，而渐趋肢体软弱无力、精神差或牙松发白、听力渐退等，所以，防病保健多在脾肾。如《千金方》："凡官游吴蜀，体上常须三两处灸之……"足三里穴被作为长寿灸要穴。《扁鹊心书》说"人至晚年阳气衰，故手足不暖，下元虚惫，动作艰难……"并以关元、气海、命门、中脘为常灸穴，体现了重脾肾思想。现代医学研究提示：艾灸足三里、百会穴等能降低血液凝聚，降低血脂及胆固醇，故无病自灸，可增强抗病能力，使精力充沛，长寿延年。

（二）灸疗的作用机制

灸疗虽然历史悠久，疗效确切，但对其作用机制的认识，仍是一个未解之谜。目前国际上对灸疗的作用机制有 4 种看法：①温热刺激效应，②非特异性自体蛋白疗法学说；③非特异性应激反应；④芳香疗法。国内专家、学者在中医学理论指导下，以经络学说为基础，结合现代实验研究，认为灸疗的作用机制与以下 5 个方面有关。

一、局部刺激效应

灸疗是在人体某些特定部位通过艾火等刺激，达到防病治病、保健强身目的的一种方法，其作用机制首先应与局部火、热的刺激有关。研究发现，当施灸点皮肤附近温度上升达 130℃左右时，皮肤内温度可达 56℃左右。皮下与肌层内的温度变化与表皮不同，灸火刺激不仅涉及浅层，也涉及深层。正是这种温热刺激，使局部皮肤充血，毛细血管扩张，局部的血液循环与淋巴循环增强，使平滑肌痉挛状态得以缓解或消除；增强了局部皮肤组织代谢，促进炎症、水肿、粘连、瘢痕、血肿、渗出物等病理产物的消散吸收。艾熏又能使汗腺分泌汗液增加，有利于代谢产物的排泄；还可引起大脑皮质抑制的扩散，降低神经系统的兴奋性，发挥镇静、镇痛作用，同时温热作用还能促进药物的进一步吸收。

艾灸还具有近红外辐射效应。人体既是一个红外辐射源，又是一个良好的红外吸收体。艾灸的近红外辐射为机体的活动提供了必要的能量，艾灸所发出的近红外光量子能为机体所调控。在灸疗过程中，近红外辐射作用于穴位时，具有较高的穿透力，是一种有利于刺激穴位的信息照射，在产生"受激共振"的基础上，借助于反馈调节机制，纠正了病理状态下能量和信息代谢的紊乱状态，调控机体的免疫力，从而达到恢复机体正常功能的目的。

二、经络调节效应

经络学说是中医学理论的重要组成部分，同样也是灸疗学的理论基础。《灵枢·海论》说："十二经脉者，内属于脏腑，外络于肢节。"说明经络内联外络的生理功能。人是一个整体，五脏六腑、四肢百骸是相互协调的，这种相互协调的关系主要是靠机体自控调节系统实现的。包括①皮部（含皮肤和各可分细胞单位的表膜）：其作用是接收内外信息，起着接收器和效应器的作用。②经络系统（含脊髓和气血津液）：具有传递信息的作用，起着交通联络的作用。③大脑（元神之府）：具有综合分析处理信息，发布指令的作用，起着总指挥的效能。在病理上，现代医学已经证明，即或是一种微小的局限性病变，也是全身功能失调的一种反应，是全身疾病的一种局部表现，生物全息论的出现，更是有力的佐证。《黄帝内经》说："阴平阳秘，精神乃治；阴阳离决，精气乃绝。""气血不和，百病乃变化而生。"认为所有疾病皆由阴阳、气血不和所致。因此，通过因势利导的方式，使人体病理状态下的阴阳气血关系恢复平衡，既是治疗手段，也是治疗目的。《医学入门》说："虚者灸之，使火气以助元气也；实者灸之，使实邪随火气而发散也；寒者灸之，使其气复温也，热者灸之，引郁热外发，火就燥之义也。"而上述这些效用都是靠经络的调节作用才能实现的。

现代实验研究还发现，经络腧穴具有三大特点：①经络腧穴对药物具有外敏性。即同样的艾灸方法选择一定的腧穴与一般的体表点，其作用是明显不同的。在研究艾灸感传现象时发现，若使施灸部位偏离腧穴，患者就不会出现感传现象，疗效亦明显下降。②经络腧穴对药物作用的放大性。经络并不是一个简单的体表循行路线，而是体内多种相互联系的系统的综合，也就是说经络是一个多层次、多功能、多形态的调控系统。在腧穴上施灸时，影响其他多层次的生理功能活动，在这种循环感应过程中，它们之间产生相互激发、相互协同、作用叠加的结果，产生了生理上的放大效应。临床上，某些相同的疾病，要服用好多剂中药才能见效，而应用腧穴施灸，常能一次奏效。③经络腧穴对药物的储存性。如慢性支气管炎或支气管哮喘，经常采用冬病夏治的方法进行，即在三伏天每伏施治1次，每次数小时。一般情况下，这种方法用药量小、时间短、力度往往是不够的。但为什么会取得良好的疗效呢？据此推测腧穴具有储存药性的作用，药物的理化作用较长时间停留在腧穴或释放到全身组织，产生了整体调节作用，使疾病得以治愈。

三、免疫调节效应

灸疗的免疫调节效应是研究灸疗机制的实验中涉及最多的一个方面。研究结果表明，灸疗的许多治疗作用是通过调节机体的免疫功能实现的。这种作用具有双向调节的特性，即偏高者可使之降低，偏低者可使之升高。在病理状态下，这种调节作用变得更为明显、突出。

许多的实验研究都证实灸疗具有增强免疫功能的作用。艾灸可增强白细胞的数量及平均迁徙速度，增强白细胞攻击金黄色葡萄球菌的能力，对血清调理素有较大影响，能够提升促肾上腺皮质激素（ACTH）水平。灸疗可通过增强外周循环而促进免疫细胞的再循环及向淋巴组织内移动，对局部免疫应答的诱导具有增强作用，可增强巨噬细胞的吞噬功能。灸疗还可抑制迟发型过敏反应，用三硝基氯苯制作小鼠耳壳迟发型过敏症模型，致敏前后或致敏后灸命门穴，可使致敏小鼠耳壳肿胀程度减轻，肿胀厚度较对照组明显变薄。灸疗对神经免疫系统也有明显的影响，以艾炷灸大鼠足三里穴，并向施灸局部水疱内注入辣根过氧化物酶（HRP），摘除右侧腘窝淋巴结、腰骶部脊髓及其神经节冷冻后切片观察，结果显示 HRP 在边缘窦、中间窦、髓窦及时地扩散，以及肥大细胞脱颗粒、巨噬细胞吞食 HRP 的现象，部分脊髓神经细胞内偶见 HRP 阳性反应。

在对免疫性疾病灸疗的研究中，采用隔附子饼灸治疗慢性淋巴细胞性甲状腺炎（桥本病），发现经灸治后甲状腺抗体结合率明显下降，血清总 T4、T3 含量明显升高，促甲状腺素含量明显下降。也有应用麦粒灸与隔附子灸治疗慢性乙型病毒性肝炎，结果发现灸疗可有效调整慢性乙型病毒性肝炎患者免疫系统功能，有效地抑制乙型肝炎病毒的复制，减轻或修复了肝细胞的病理性损害。又有采用化脓灸治疗支气管哮喘的试验，证实了艾灸对免疫功能具有双向调节作用，认为灸治获效与血清 IgE 含量降低及外周血嗜碱性粒细胞计数减少有关。

人体的衰老过程与免疫功能密切相关。有统计显示，233 例老年人经隔药饼灸后，衰老积分明显下降，在临床症状改善的同时，细胞免疫功能增强。艾灸能纠正异常免疫状态，延缓垂体—胸腺轴的老化而起到抗衰老的作用。

四、药物本身的药理效应

清·吴尚先在《理瀹骈文》中说："外治之理，即内治之理，外治之药，即内治之药，所异者法耳。"灸疗的用药虽不如内治法广泛，但从各种隔物灸及太乙神针、雷火针灸在临床应用的情况来看，也可见灸疗辨证施治范围之广。特别值得一提的是灸疗的主要原料艾叶的药理功能。清·吴仪洛在《本草从新》一书中说："艾叶苦辛，生温熟热，纯阳之性，能回垂绝之元阳，通十二经。走三阴，理气血，逐寒湿，暖子宫，止诸血，温中开郁，调经安胎……以之艾火，能透诸经而除百病。"从以上论述可见艾叶对于灸疗学之重要。

药物的作用与其功效、吸收途径及药物的剂型有关。现代医学认为，一般的药物如能通过表皮，就容易被真皮吸收，因为真皮有血管丰富的结缔组织，非常利于药物的转运和吸收。药物经皮吸收的过程包括两个时相。①穿透相：药物通过皮肤表面结构角质层和表皮，进入细胞外间质；②吸收相：药物分子通过皮肤微循环，从细胞外液迅速弥散进入血液循环。在这一时相，穿透角质层较为困难。灸疗的局部加温及局部皮肤破损（烧焦或化脓），都十分有利于药物透过角质层而被人体吸收。其次，灸疗中使用的药物多为芳香辛辣之品，含有较多挥发油和辛辣素，这些药物首先能对表皮细胞产生刺激，形成炎性损伤，由此增加了细胞膜的通透性，便于吸收药物；还有，皮肤腺体的开口可因辛辣刺激而增大，有利于大分子药物和脂溶性药物的吸收。以上这些有利因素，使灸疗充分发挥了药物的作用。

五、综合性效应

灸疗作用于机体是一种综合性效应，是各种因素相互影响、相互补充、共同发挥的整体治疗效应。不妨从以下3个方面来进行认识。

其一，灸疗的治疗方式是综合性的。比如冬病夏治，用白芥子等药物敷灸膻中、肺俞、膏肓等穴以治疗支气管哮喘的化脓灸，以及隔附子饼灸肾俞等穴以抗衰老等，其方式即包括局部刺激（局部化脓灸、隔物灸）、经络腧穴（特定选穴）、药物的药理效应等诸因素，并且它们之间是有机联系的，而不是单一孤立的，缺其一即失去了治疗作用。

其二，灸疗的作用是综合性的。灸疗中的热刺激对局部气血的调整，艾火刺激配合药物，必然增强药物的功效，尤其是芳香类药物在温热环境中特别易被吸收。艾灸施于腧穴，首先刺激了腧穴本身，激发了经气，调动了经脉的功能，使之更好地发挥行气血、阴阳的整体作用。以现代医学理论解释灸疗治疗支气管哮喘的作用机制，可概括为灸疗刺激腧穴，激活了皮肤中某些神经末梢酶类物质而参与机体免疫调节；使巨噬细胞活力增强；降低了机体过敏状态。

其三，机体反应性与治疗作用是综合性的。治疗手段（灸疗）是外因，只能通过内因（机体反应）起作用。研究发现，相同的灸法对患有相同疾病的患者，其感传不同，疗效也不相同，究其原因，就是机体的反应性存在差异。现在，人们正在致力于通过改变机体反应性的途径来增强灸疗作用的研究。总之，在中医学整体观念和辨证论治思想指导下，临证时合理选择、灵活运用，方能发挥灸疗最大的效能。

二、灸疗研究存在的问题

虽然灸疗研究取得了诸多的研究成果，获得了较好的临床疗效，但是在灸法研究中尚存在诸多问题急需解决。认真分析制约灸法发展的关键问题，探寻这些问题的解决办法，并以之作为灸法研究今后的发展趋势，将有助于灸法的进一步推广和应用。

（一）艾蒿及其生成物的效应机制及安全性

艾绒作为灸疗的常规材料已有上千年的历史。灸法的材料和方法在历代临床不断地发展和丰富，但始终没有脱离艾绒。作为艾灸疗法，艾绒的燃烧不是简单的等同于艾叶的植物理化特性及中药学药性，需分析艾绒的整个燃烧过程。现代艾灸效应机制研究多从温热作用出发，对艾灸生成物的研究相对较少。虽然日本学者对艾灸后施灸部位的沉积物进行了研究，认为具有一定的治疗效应；国内学者亦在艾烟能够抑制空气中的微生物方面有不少研究报道，但艾烟在艾灸作用中的效应机制很少涉及。由于目前艾灸生成物的效应机制研究还处于初步阶段，艾烟安全性的研究尚属空白，因此艾灸生成物效应机制及安全性评价的研究已成为灸法研究的关键问题之一。

（二）艾灸起效的关键因素

研究表明，艾灸作用环节中存在着温热刺激、光辐射、艾灸生成物3个主要因素。以往的研究多显示温热刺激在艾灸中发挥着重要作用，燃烧的艾绒对穴位产生的温热刺激是其获得临床疗效的重要因素。艾绒燃烧时产生的热量如何传递给皮肤穴位，以发挥治疗作用是值得研究的课题。近年来，在艾灸红外辐射光谱的研究方面取得了一定进展，通过对隔物灸施灸过程中不同时间点的红外辐射光谱进行检测和分析，确认隔物灸与穴位的归一化红外辐射光谱的这种相似性是施灸时隔物灸的共同特征。除了研究穴位的红外辐射光谱匹配吸收外，艾灸的温热刺激是如何启动穴位局部感受器调节靶器官发挥治疗作用，以及靶器官调节的神经通路、信号转导通路等效应机制尚需进一步深入研究。因此，对艾灸诱导穴位局部产生生物有效信息的始动过程进行研究，探索穴位局部组织变化在艾灸有效信号产生过程中的作用，阐释艾灸穴区"气至"的科学内涵，是一项非常有意义的工作。

（三）灸法的量效关系

由于灸疗法的特殊性，灸量研究长期以来一直是困扰针灸界的难题之一。目前关于灸量的界定标准尚无应有的规范可循。多数报道均认为艾灸的疗效与灸量有关，即与艾炷的大小、壮数、灸治时间、频率、疗程及患者的耐受度等有关。但目前尚未有界定灸法治疗有效病症的最佳灸量标准，造成灸法疗效的不确定。艾灸灸量的积累，是灸法起效的基本前提。在今后的研究中应注重艾灸量效关系的研究，探索界定艾灸最佳刺激量的壮数、灸治时间、频率、疗程等灸量相关问题。

（四）方法学的应用

目前国内有关灸法的临床文献虽然非常丰富，但大多为小规模病例叙述性报道。灸法临床研究普遍存在着对方法学重视不够，缺乏严格的按照随机对照试验标准的科研设计和系统的临床观察，尚未形成规范的研究体系。一般均存在纳入标准不明确、诊断标准不规范、对照组设计不合理或缺乏随机对照以及统计学方法不科学等问题；在观察指标的选择上，效果评价的主观性较强，而客观指标相对较少；对一些慢性易复发性疾病在远期疗效上未进行长期的随访，难以让人信服等。

三、灸疗研究的发展趋势

基于灸法研究存在的问题，今后应重点在以下几个方面深化灸法研究。

（一）灸材研究

历代典籍记载了丰富的灸疗经验，其使用的材料多种多样，目前艾蒿是临床应用的主要材料，运用现代技术研究其理化特点是目前工作的重点。但应用其他材料的历史经验也不应忽视，通过研究不同灸材的应用特点，归纳总结其共性特征，尤其是其燃烧过程的温度及红外辐射光谱变化动态特征，也可能是进一步认识灸疗规律的重要途径。

阐释艾蒿及艾灸生成物的物质基础与效应机制，客观评价艾灸安全性是灸法研究的关键问题。以艾灸生成物研究为切入点，系统研究艾蒿成分并比较分析新、陈艾的异同；利用光谱仪研究艾在不同燃烧条件下的热辐射光谱特性；测定艾灸生成物的浓度，并研究不同浓度条件下对机体的影响，阐释艾灸生成物在艾灸疗法中的效应及其机制；进一步明确艾蒿烟气效应的物质基础、形成机制、动态变化以及与艾灸生物效应的关联。在艾灸安全性研究方面，应大规模开展艾灸安全性的流行病学调查；进行艾灸生成物的毒理学实验研究；分析艾灸场所中的烟气成分，对艾灸生成物的安全性进行客观评价，为艾灸场所的安全监控提供科学依据。此外，通过建立艾绒的质量加工及质量标准，搭建艾灸临床和科研的技术平台，建立艾灸操作规范，提供艾绒的加工、储藏、流通的质量控制科学数据以及艾灸场所安全性监控的科学数据，为艾灸的整体作用原理及艾灸疗法的优化提供基础数据。

在掌握艾灸作用材料的理化特性及主要起效因素的基础上，研究开发艾灸替代物或相关仪器，促进灸法的临床应用与发展。

（二）灸疗特色的研究

灸疗作为运用特定材料或其燃烧生成物刺激体表特定部位防治疾病的一种方法，具有与针刺、药物不同的作用途径和效应，运用现代科学技术和系统生物学的研究思路阐明灸疗的特殊性质，对于促进灸法临床应用，发展基于现代技术的"新灸法"具有重大意义。

以艾灸的红外物理特性研究为切入点，从红外物理角度分析探索艾灸起效的关键因素是今后灸法研究的重要方向。通过研究艾灸的红外光谱特性及其效应的生物物理学机制，探讨经穴与艾灸的红外共振辐射、经穴对艾灸红外辐射的匹配吸收与艾灸发挥疗效的关系，阐释温热刺激、红外辐射光谱等在艾灸疗法中所起的作用。

同时应该重视化脓灸的研究，化脓灸可能是最体现灸疗特色的一种灸法，对这一方法特征及机制的研究可能是阐明灸法科学内涵的重要途径之一。《针灸资生经》："凡着艾得灸疮，所患即瘥，若不发，其病不愈。"说明古代医家重视灸即达到化脓，并把灸疮的发与不发看作是取效与否之关键。现代研究表明化脓灸能显著改善患者机体免疫功能，应用于肿瘤、哮喘等难治性疾病颇有效验，在此方面进一步深化研究是一项非常有意义的研究课题。然而因其施灸过程中产生疼痛、灸后留有瘢痕等诸多因素，使其临床应用与推广受到一定限制。今后的研究应着重改善或减轻患者疼痛及施灸后反应，如应用局麻等技术，取穴力求少而精，使患者易于接受。同时加强化脓灸的基础研究，深入探讨化脓灸的作用机制，阐释化脓灸取效的关键因素。

（三）影响灸效的关键因素研究

良好的临床疗效是灸法长盛不衰的根本原因，基于影响临床灸效的关键因素进行研究是提高灸疗临床效果的关键环节，也是创新灸法的必然之路。定性定量研究灸材、施灸方法、灸量、施灸部位，阐释灸材、施灸方法、灸量、施灸部位与灸效的关系，提炼影响灸效的关键要素，探索产生效应的灸量和产生耐受的灸量，提炼灸量技术要素，明确量效关系，制定灸量客观标准，揭示灸、量、效关系与应用规律，建立灸、量、效关系与应用规律的技术平台，形成灸、量、效理论体系，为灸法临床疗效的提高提供理论支撑和科学依据。

（四）灸效科学原理的研究

由于灸疗使用材料和方法的特殊性，决定了其启动机体调节功能和疾病康复过程途径的特异性，研究灸疗效应的始动环节、信号传导过程、靶点调节的途径是阐明灸法科学原理的关键。

以艾灸诱导穴位生物有效信息的始动过程为研究的切入点，采用现代科学技术与方法研究艾灸穴位局部组织肥大细胞、细胞外基质等分布与排列的变化，以及辣椒素受体、热休克蛋白、胶原纤维、富集元素（如

Ca2+）等的变化，对艾灸诱导穴位局部产生生物有效信息的始动过程进行研究，阐释艾灸穴位有效信号启动转导的作用机制及对靶器官的影响。分析比较不同灸法诱导穴位局部免疫分子等效应物质的异同，探讨穴位局部产生灸效的物质基础。阐述机体对艾灸温热刺激的反应性特点，初步揭示穴区影响艾灸起效的关键信息分子及艾灸对靶器官的调节机制。

（五）加强灸法文献研究，拓宽灸法优势病种

灸法具有悠久的历史，在浩如烟海的中医古典医籍文献中，有着丰富的灸法文献。历代医家对灸法均有独到的见解和学术思想，故加强灸法的文献整理，系统总结历代医家的灸法理论和临床经验，归纳和提炼古代、现代医家的灸疗学术观点，建立灸法数据库，对于灸法的继承和创新具有非常重要的意义。

对灸法的适应病种进行规范化研究，筛选灸法的有效病症，规范灸法的临床应用。进行大样本、多中心、随机对照、盲法研究，确立规范、合理、科学、客观的标准化治疗方案及评价系统。从循证医学角度探寻临床证据，增加临床灸法疗效的可信度和方法的科学性，不断拓宽灸法优势病种，为促进灸法的推广与应用奠定基础。

（六）在继承中发展，开发灸疗创新疗法

1、概述

近年来，艾灸这个经几千年验证安全有效的自然疗法，越来越受到全世界人民的关注。但是艾灸进入日常生活，还存在几个问题：首先，专业技巧。艾灸时，需要将艾条点燃，固定在距离施治部位皮肤一段距离的位置，还要随时根据皮肤的反映进行调整，需要有专业知识的人员实施。第二，讨厌的烟、油。艾绒燃烧时产生的烟雾，使房间和房间内的人、物品带有带上很长时间才能消退的烟味。而且，微小的烟尘颗粒悬浮在空气中，对环境也是污染。艾条燃烧时还会产生焦油类物质，靠近燃烧点的物体所以受到污染，黏糊糊的焦油清洗困难，气味难闻。第三，危险性。艾灸会用到明火，存在一定的火灾隐患。燃烧后的灸灰易掉在身上，存在烧坏衣服或灼伤皮肤的可能。同时，艾灸燃烧点的温度很高，和皮肤的距离掌握不好，会直接灼伤皮肤。第四，使用场所限制。由于

传统艾灸会冒烟、产生难闻气体、需要皮肤裸露等方面的影响，传统艾灸一般只能在私密空间进行，不方便使用。

为了解决传统灸法弊端，使其走入寻常百姓家里，解除更多人们的病痛，山东朱氏药业集团研制成功了灸热治疗贴、艾灸治疗贴、隔物灸热疗贴、磁灸热帖等创新疗法。这是中西结合、古今结合的一项物理疗法，是灸疗技术的创新。它是由两部分构成的，一是传统古老的灸疗，一是现代电磁波治疗。灸疗保留了其固有的温热艾（火）灸，电磁波保留了其最核心的由人体必需的30多种宏量与微量元素组成的元素辐射层。但二者在结合时均有新颖的构思，不墨守成规，单纯继承，而是在继承中有所发展、有所创新。温热而无明火燃烧，有利于环境保护，且灸疗贴紧贴在穴位上发挥更直接的温（热）灸疗作用。电磁波辐射则将刚（硬）性辐射板改为柔性，使之能适应人体凸凹不平部位之治疗需要；元素层由1300℃的高温烧结为常温喷涂，使元素特性得以保存而不致被高温破坏。将元素层紧贴皮肤而不像过去高温距皮肤一定距离照射，使作用更直接且显著节约能源消耗。加热不用电，只要打开密封袋取出灸疗贴，遇见了空气中的氧就能自行发热，其发热剂无毒无污染，符合环保的要求；辐射波长与人体自身的辐射波长相匹配以产生最佳共振吸收以发挥最佳治疗效果；不仅要自行发热，而且还必须长时间连续发热达12~16小时以上以达持续发挥治疗作用之目的。

2、治疗作用

(1) 促进血液循环、改善微循环、温经通络、活血化瘀、去湿除寒为自热贴的主要作用，是达到通则不痛、治疗缺血性疼痛的机理所在。当灸疗贴的综合理化学作用于穴位与病变部位时，人体将其能量吸收，并转化为热能，引起体内舒血管活性物质释放，血管舒张，张力降低，血流增强，充盈良好。随着治疗时间的延长，血循继续加强，舒血管活性物质被加速的血循带走，治疗局部浓度下降，并被加速运来的血液中的酶所分解，从而产生继发性血管收缩反应，充盈减少，局部将会聚积较多的代谢产物，导致血管张力降低，血液充盈重新增加。如此循环往复所导致的血流动力学效应（舒缩反应）不仅持续改善血循，改善微循环，同时也是对血管壁弹性的一种锻炼，对保健与预防某些疾病的发生有重要意义。血循的改善，氧供的增加，是治疗寒湿、瘀积、缺血性疼痛的基础，也是促进组织修复功能、加速骨折愈合、促进软组织损伤修复过程的生理学基础。

(2) 增强免疫功能、消炎镇痛是治疗各种生物性炎性疼痛的基础。各种炎症的共同表现均为红、肿、热、痛。灸疗能增强免疫功能已被大量临床报告所证实。在温热作用下，小动脉及毛细血管周围出现白血球增多，浸润，体内的抗体和补体形成增加，网状内皮系统的功能加强，大小吞噬细胞的吞噬作用加强。当温度由 37℃ 增加到 38℃～40℃ 时，吞噬作用可以提高。同时，吞噬作用需由 ATP 等物质提供能量，因此，只有在其营养状态良好的情况下吞噬作用方可得到加强，而局部灸疗与 TDP 照射，可使局部血循改善，营养物质供应增加，从而创造了有利的吞噬活动条件，提高机体的免疫防御功能。过去的灸疗与加热的物理疗法一般只进行 20～40 分钟，很少超过 60 分钟的，而提高免疫功能、加强吞噬活动、改善局部营养供给都不可能在几十分钟里完成。因此，持续 12h～16h 长时间、低温而非高热的连续灸疗与 TDP 热疗，对加速炎症的消散与恢复从而治疗炎性疼痛具有更加特殊的意义。需要指明的是自热灸疗贴的温度 (45℃～58℃) 对消炎、镇痛具有重要意义。在炎症的急性期，本身就有明显的血管扩张和渗出，如果给予高热治疗则会加剧这些现象从而使炎症病情加重，疼痛加剧。低温微热可促使化脓性炎症病灶早日局限成熟，促进坏死物质迅速脱落排除。

(3) 加快对致痛化学介质的清除率，缓解疼痛，减轻非生物性炎症疼痛。软组织损伤及颈肩腰腿痛等非生物性炎症，其共同的病理改变均为在病变局部堆积了大量的致痛性化学介质，需要血循环的加速以便其随血循环之加速而被带走、排除从而使疼痛得到缓解，而且这种排除不可能在每天只有 1～2 次，每次只有 20～40 分钟的治疗下完成，这时，长时间持续的加热就具有特殊的意义。用放射性同位素 24Na 来研究下肢的皮肤、肌肉和关节在红外线热作用下的血液循环变化时证明：在红外线热疗的照射下，皮肤对 24Na 的清除率平均增加 50%～200%，当皮肤温升平均上升 6℃ 时，远离照射部位之外的胫前肌肉的 24Na 清除率也增加了 100%，甚至未照射的对侧胫前肌的 24Na 清除率也增加了 85%。

(4) 促进局部渗出物的吸收、消肿，治疗肿胀性疼痛。当闭合性软组织损伤发生时，由于局部毛细血管的损伤，破裂，皮下瘀血，大量组织液渗出，使损伤局部迅速肿胀而剧烈疼痛。因此在刚发生的初期宜作冷敷而不宜使用热疗。24h后亦不宜用高热疗法，这时，低温的灸疗贴能持续改善微循环，使局部渗出物与瘀血得以清除、吸收和随血液带走排除、肿胀减轻、组织张力下降、疼痛缓解。

(5) 解痉——治疗痉挛性疼痛。温热作用于骨骼肌时，肌肉吸收后使局部温度上升，一导致支配梭内肌的7纤维素的兴奋性减弱，同时减轻了传向肌纤维的传出冲动，从而使肌张力下降，肌痉挛得到缓解，痉挛性疼痛减轻。温热刺激可减弱纤维结缔组织的物理性质，减弱其张力，增加其弹性。适当的热可使肌腱、韧带、关节囊等组织的延展性增大5～10倍，在39.6℃～47.5℃范围内，随着温度的上升，张力下降，长度延长。腹部在温热作用下可使胃、小肠和结肠的蠕动次数和幅度均明显下降，因而可治疗胃肠痉挛性疼痛。

(6) 干扰信息传导，在分子和离子水平或中枢传导通路上干扰疼痛信息的传导从而导致疼痛的减弱或消失。温热因子可加剧分子和离子的无规则运动，从而有可能在离子或分子水平上干扰痛冲动的传导过程，达到镇痛之效果。但这种温度必须在45℃以下，当＞46℃后，反而会出现热的灼痛感。不过，这种灼痛感在干热状态下会因空气的低导热系数、散射、出汗、传导、血循将热带走等因素而使灸疗贴表面温度虽然在＞45℃时不致引起灼痛感。另一种干扰发生在中枢传导通路上。在痛区施以灸疗贴治疗时，温热因子作为一种外加的新的刺激信息与原有的疼痛信息同时传入中枢神经系统，在其传导的通路上的某一环节上产生互相干扰从而使原有疼痛传导信息减弱甚至暂时消失。如原来的疼痛信息本身很弱，或干扰程度大，或形成新的条件反射时，原有疼痛有可能消失。

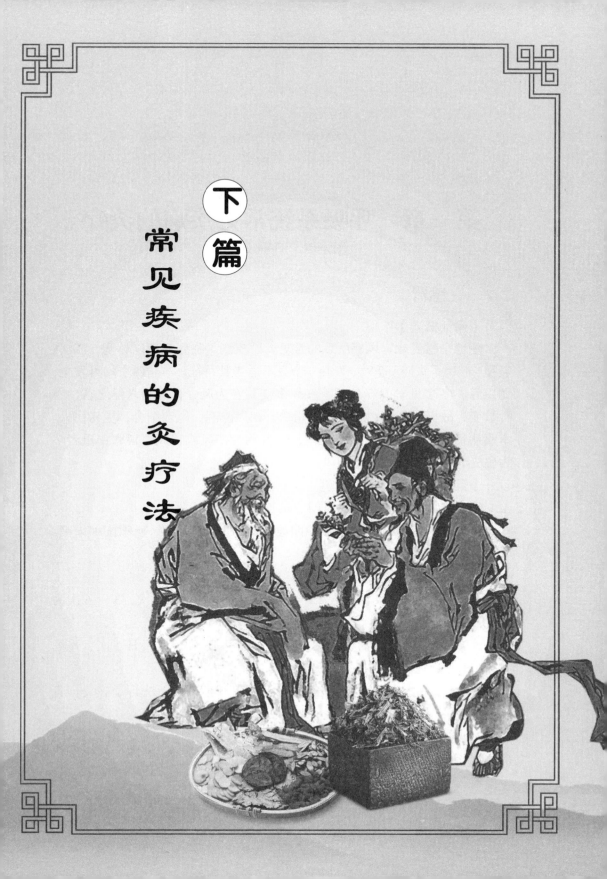

下篇

常见疾病的灸疗法

第一章　呼吸系统常见疾病的灸疗

一、感冒

【病证概述】

感冒是感受触冒风邪所致的常见外感疾病。临床表现以鼻塞、流涕、喷嚏、咳嗽、头痛、恶寒、发热、全身不适为其特征。本病四季均可发生，尤以春、冬多见。因春冬两季气候多变，春为风令，风为六淫之首，善行数变，故极易伤人；冬为寒水司令，朔风凛冽，风寒结合，更易伤人。本病病情轻者多为感受当令之气，一般称为伤风或冒风、冒寒；重者多为感受非时之邪，称为重伤风。

【灸疗取穴】

★主穴：大椎、肺俞、风门、足三里。

★配穴：鼻塞加迎香，发热加曲池，头痛加太阳、印堂，咳嗽配加天突。

【灸疗方法】

1. 温和灸

（1）取艾条施灸，每穴 15～30 分钟，每日 1～2 次，3～6 次为 1 个疗程。

（2）取风门、肺俞、足三里，每穴施灸 10 分钟，每日 1 次，连续 7 次为 1 个疗程，或 3 日灸 1 次，连灸 7 次。

（3）独取大椎穴，施灸 20 分钟，相隔 6 小时按上法再予施灸，直至痊愈。

2. 隔姜灸：取艾炷如花生米大小，每穴施灸 5～7 壮，每日 1～2 次，3～6 次为 1 个疗程。

3. 药物灸

（1）风寒感冒：取白芥子100g，研末过筛，再取1～2枚鸡蛋，用蛋清与药末和匀调成糊状，敷于神阙、涌泉、大椎穴处施灸，灸后盖以纱布，外用胶布固定，嘱患者覆被睡卧，出微汗即愈。

（2）风热感冒：取淡豆豉30g，连翘15g，薄荷9g，上药研末过筛和匀，备用。先取药末20g，加入葱白适量，捣烂成膏，敷灸于风池、大椎穴施灸，灸后，外覆纱布，胶布固定。再取药末15g，填于神阙穴内，然后取冷水滴于药末上，周围用洁布或面糊围圈，以防滴水外溢，待药气入腹即愈。

4. 艾炷灸

（1）取一侧外关穴，当麦粒大艾炷燃至患者感觉疼痛时，轻拍周围皮肤以缓解疼痛，待艾炷即将燃尽时将艾火压灭，此为1壮。继用第2壮、第3壮，直至灸穴皮肤潮红，轻度烧伤为度，最后1壮保留艾灰，然后以创可贴外敷灸处。第2日灸处皮肤出现水疱为佳，疱大者可刺破，再以创可贴外敷。一般1次即效，效果不佳者可重复施灸。

（2）取双侧风门、肺俞，再取厚度约0.3cm姜片，用针在其中央扎20～30个小孔，以利于药力透达穴位。做大艾炷置于其上并捏实，点燃后用手背感觉到姜片下面温热时，下垫两层小纱布放置于患者穴位上，当患者感觉发烫时，将姜片轻轻抬起，调节到感觉热气向里透达而且能耐受为度。每穴灸2壮，换穴同时更换新姜片。每日1次，7次为1个疗程。

5. 艾条温和灸或隔姜麦粒灸：主穴取风池、列缺、风门、外关。配穴，伴身体重浊不爽，口淡腻者配阴陵泉；伴乏力者配足三里，伴周身疼痛者配大杼；伴头痛者配太阴。施以艾条温和灸，一般每穴10～15分钟，灸至穴位有温热舒适感为宜；或隔姜小麦粒灸至局部皮肤潮红，患者感觉有温热感为度。

6. 热敏灸

按照热敏灸技术要点中"十六字技术要诀"对施灸部位与施灸剂量进行定位、定量规范操作。对穴位热敏高发部位大椎、至阳、命门、肺俞、神阙等穴区进行穴位热敏探查，并标记热敏穴位。（1）对流鼻涕、打喷嚏、鼻塞、前额紧痛的风寒感冒，进行上印堂穴（位于印堂穴上1寸处）单点温和灸，可感觉热感或紧压重感扩散至整个前额，灸至热敏灸感消失，继而对太阳穴进行双点温和灸，可感觉热感扩散至两侧颞部，灸至热敏灸感消失为止。（2）对头项强痛的风寒感冒，进行大椎、双侧风池三角范围温和灸，可感觉热感透至深部并扩散至整个头项背部，灸至热敏灸感消失为止。（3）对恶风、恶寒发热、全身乏力的风寒感冒，分别按序对风府、大椎、至阳、腰阳关循经往返和接力灸，以振奋督脉阳气，祛寒解表，可感觉热感沿头项背腰部督脉传导，灸至热敏灸感消失为止。每日2次，灸至症状消失。一般1~2日为1个疗程。

7. 灯火灸

（1）风寒证：治宜疏风散寒，宣肺解表。主穴取风池、风门、列缺、合谷、陶道穴。配穴，头项强痛加外关，鼻塞不通加迎香；发热或高热加大椎、曲池；喉痒咳嗽加肺俞、天突。施以明灯爆灸术，每穴灸1壮，每日1次，连灸3~5日为1个疗程。（2）风热证：治宜疏风散寒，肃肺解表。主穴取大椎、合谷、风池、外关穴。配穴，鼻塞不通加迎香；喉痒咳嗽加列缺、天突；头痛加太阳、印堂。施以明灯爆灸术，每穴灸1壮，每日1次，连灸2~3日为1个疗程。

【调治建议】

1. 室内常通风换气，保暖，切忌汗出当风。
2. 高热重症患者，要卧床休息，物理降温。
3. 饮食宜清淡，易消化，多饮水，多食水果及蔬菜，适当控制食量。
4. 锻炼身体多户外活动，以增强体质，提高抗病能力。
5. 讲究卫生，常洗澡更衣，适时增减衣服，少去公共活动场所。

二、支气管炎

【病证概述】

支气管炎是一种常见的呼吸道疾病，咳嗽为其主要症状。现代医学上呼吸道感染、支气管炎、肺炎、肺结核等病均可出现咳嗽症状。

中医对本病的认识，认为咳嗽是机体对侵入气道病邪的保护性反应。古人以有声无痰称咳，有痰无声称嗽。一般多痰声并见，故称咳嗽。

本病的病因病机，现代医学认为是由于细菌与病毒感染而致。中医认为外感咳嗽多为六淫外邪侵袭肺系；内伤咳嗽为脏腑功能失调。咳嗽一症，由肺所生，其他脏腑疾病也可影响到肺而咳。具体而言，外感六淫之邪，常以风寒、风热、燥热为主，从口鼻皮毛而入，致肺气宣肃失常。饮食不当，或脾气虚弱，健运失常，痰湿内生，上犯于肺，肺失宣降。情志刺激，致肝气郁而化火，上犯于肺，肺受火灼，气失宣降。另外，肺病日久，气阴虚亏，清肃无权气逆而咳。

本病主要症状初起时常有喉痒、干咳等，1～2日后，咳出少量粘液或稀薄痰，以后逐渐转为黄脓痰或白粘痰，并伴发热、畏寒、头痛等，可持续2～3周。其中，急性支气管炎以起病急、干咳为特征。慢性支气管炎，长期反复咳嗽，时好时坏，早晚较甚，冬季加重，痰色稀白，并伴有喘息。

【灸疗取穴】

★主穴：大椎、肺俞、膻中、天突。

★配穴：急性者加风门、身柱；慢性者加膏肓、脾俞、肾俞、足三里；痰多加丰隆；喘息加定喘；发热加曲池。

【灸疗方法】

1. 温和灸

（1）每穴施灸10～20分钟，每日1～2次，5～10次为1个疗程。

（2）主穴取列缺、太渊、尺泽、天突、肺俞穴。配穴，风寒者，加风池、风门；风热者，加曲池、大杼；燥热者，加内关、膻中；痰湿者，加丰隆、足三里；肝火旺者，加肝俞、行间；脾肾阳虚者，加脾俞、肾俞、关元；气喘者，加定喘、膻中，每次选3～4穴。采用艾条温和灸，每次15～20分钟，每日1次，7次为1个疗程。

2. 隔姜灸

（1）取艾炷如枣核大，每穴施灸5～7壮，每日或隔日1次，7～10次为1个疗程。

（2）取大椎、身柱、肺俞、膏肓俞、脾俞、肾俞、气海、丰隆等穴，每次选2～4穴。可选用艾炷（或隔姜、白芥子）灸、艾条温和灸或温盒灸，亦可于每年的夏季"三伏天"施行艾炷瘢痕灸，每次灸1～2穴，灸后使之发疱，每10日1次，连灸3次，疗效较佳。

3. 隔蒜灸：取艾炷如枣核大，每穴施灸3～7壮，每日或隔日1次（急性、重症则每日2次），7～10次为1个疗程。

4. 无瘢痕灸：取艾炷如麦粒大，每穴施灸3～7壮，每日或隔日1次，7～10次为1个疗程。

5．艾炷灸：取少商穴（双），用艾炷施行直接灸 3 ～ 5 壮，每日 1 次，10 次为 1 个疗程。

6．药物灸

（1）取大蒜适量，醋少许。先将大蒜捣成泥样，加少许醋调成糊状，用纱布包好，灸天突穴（即胸骨凹陷处），每日 1 次，连灸 4 ～ 5 日。注意蒜不要与皮肤直接接触。

（2）取"阴阳丹"（即穴压神灸药丹，由端阳艾、冰片、麝香、硫黄、雄黄、皂角等组成，用机械压模制成）。一般取肺俞、定喘、膻中、膈俞、脾俞、心俞、华盖、足三里、丰隆等穴。在指定的施灸穴位范围内，按敏感点体征标准（敏感点痛、肿、痒、麻、虚、陷、热、滑、汗出、湿冷特异感觉或局部有青络脉显示者）施灸穴位，凡符合上述体征 2 ～ 3 项的穴点，即定为治疗刺激点。治疗时，即按照标准去寻找其具有特征性、对比差异性较大的 3 ～ 5 个穴位进行按压，外贴胶布固定，知痛痒为度，每隔 3 ～ 5 日更换药丹 1 次。发疱过敏迅速的穴位为主灸穴位，发疱后即应取下，待吸收后重复按压。虚性敏感点反应性差，应适当延长治疗时间。

（3）先将陈艾绒、麝香、麻黄、桂枝、肉桂等 30 余味中药共研为细末，拌匀后做成直径为 0.6 ～ 0.8cm、高 1.0 ～ 1.2cm、较紧的圆锥体施灸。施灸穴位分 3 组，第 1 组取定喘、肺俞、天突，第 2 组取大椎、风门、大杼、灵台，第 3 组取气海、膏肓、足三里、膻中。肾虚者加肾俞，脾虚者加脾俞，痰多者加丰隆，痰热者加列缺。每 10 日 1 次，依次灸完上述 3 组穴位。

7．热敏灸

按照热敏灸技术要点中"十六字技术要诀"对施灸部位与施灸剂量进行定位、定量规范操作。对穴位热敏高发部位大椎、至阳、命门、中府、肺俞、脾俞等穴区进行穴位热敏探查，并标记热敏穴位。（1）大椎、至阳、命门穴进行循经往返灸和接力灸，以振奋督脉阳气，可感觉热感沿头项腰部督脉传导，灸至热敏灸感消失为止。（2）中府穴进行双点温和灸，可感觉热感透至胸腔并传至上肢，灸至热敏灸感消失为止。（3）肺俞穴进行双点温和灸，可感觉热感透至胸腔，并向颈项部传导，灸至热敏灸感消失为止。（4）脾俞穴进行双点温和灸，可感觉热感透至深部或扩散至整个腰背部，灸至热敏灸感消失为止。每次选上述 1 ～ 2 组穴位施灸，每日 1 次，10 次为 1 个疗程，疗程间相隔 2 ～ 5 日，共治疗 2 ～ 3 个疗程。主治慢性支气管炎。

8. 蜡灸：取风门、肺俞、定喘、膻中、中脘、脾俞、肾俞、丰隆等穴。先将蜡烛点燃，待溶化后，倾斜蜡烛，并对准穴位，让溶蜡滴于穴位之上，每穴可滴 3 ～ 5 滴，待醋凉凝结后即可揭去。每日 1 次，10 次为 1 个疗程，一般连用 3 个疗程，疗程间相隔 3 日。

9. 艾炷灸或温和灸：取天突、风门、肺俞、大椎、膏肓穴。采用艾炷灸法，每隔 3 ～ 5 日 1 次，5 次为 1 个疗程。或采用艾条温和灸法，每次 5 ～ 10 分钟，以皮肤潮红为度，每日 1 次。

10. 灯火灸

（1）外感咳嗽：治宜疏散外邪，宣通肺气。主穴取合谷、肺俞、列缺。配穴，恶寒甚者加风池；咽痛者加尺泽；发热者加大椎、曲池。施以明灯爆灸术，每穴灸 1 壮，每日 1 次，5 日为 1 个疗程。

（2）内伤咳嗽：治宜清肺养阴，理气化痰。主穴取肺俞、风门、大杼、足三里、天突。配穴，痰多者，加丰隆；呕吐者，加内关。施以阴灯灼灸术，每穴灸 1 ～ 2 壮，每日 1 次，10 日为 1 个疗程。

11. 综合灸

主穴取大椎、肺俞、膻中、天突。配穴，急性者，加风门、身柱；慢性者，加膏肓、脾俞、肾俞、足三里；痰多者，加丰隆；喘息者，加定喘；发热者，加曲池。（1）温和灸：每穴施灸 10 ～ 20 分钟，每日 1 ～ 2 次，5 ～ 10 次为 1 个疗程。

（2）隔姜灸：艾炷如枣核大，每穴施灸 5 ～ 7 壮，每 1 ～ 2 日 1 次，7 ～ 10 次为 1 个疗程。

（3）隔蒜灸：艾炷如枣核大，每穴灸 5 ～ 7 壮，1 ～ 2 日 1 次，急性、重症每日 2 次，7 ～ 10 次为 1 个疗程。

（4）无瘢痕灸：艾炷如麦粒大，每穴施灸 3 ～ 7 壮，1 ～ 2 日 1 次，7 ～ 10 次为 1 个疗程。

（5）药物灸：将适量的大蒜、醋少许，分开放，先将大蒜捣成泥样，加少许醋调成糊状，用纱布包好，灸天突穴（即胸骨凹陷处），每日 1 次，连灸 4 ～ 5 日。注意大蒜不要与皮肤直接接触。

12．艾灸贴

（1）急性支气管炎：贴敷身柱穴，每日一贴，每贴3到6小时，4天一个疗程。

（2）慢性支气管炎：交替贴敷身柱穴、膻中穴，每日一贴，每贴3到6小时，4天一个疗程，4个疗程为1个阶段，一般通过四个阶段的治疗，即彻底治愈支气管炎。

【调治建议】

1．对本病发作期或初发者应积极用灸施治，若久病者，应配合其他疗法治疗。

2．本病的患者应戒除吸烟、饮酒。

3．患者应增强体质，预防感冒，尤其注意在季节交替或气温变化较大时的调护，防寒保暖。

三、支气管扩张

【病证概述】

支气管扩张，简称"支扩"，是临床较为常见的难治性慢性支气管化脓性疾病。大多继发于呼吸道感染和支气管阻塞，由于支气管壁被损坏而导致支气管不可逆的扩张与变形，故支扩也可以说是一个解剖学诊断。其临床主要表现为慢性咳嗽、大量脓痰和反复咯血，以儿童和青年多见。本病过去颇为多见，在呼吸系统疾病发病率仅次于肺结核，自从抗生素应用以来，其发病率或严重程度都已有所减少或减轻。支扩作为百日咳和流行性感冒的并发症，由于免疫方法的推进（如进行疫苗注射等）而有所减少。

该病在中医学大致属"内伤咳嗽""痰饮""肺痈""咯血"等病证范畴，是脏腑功能失调，内邪干肺，属邪实与正虚并见，病理因素为痰与火。肺脏自病或他脏有病及肺，均可引起本病发生。

支扩病因可分为外因和内因两个方面。外因是指外感风、湿、热、火之邪，内因多指肺体亏虚、饮食不当及七情内伤。临床上内因与外因又互为因果可致恶性循环。正气虚弱容易感受外邪；内有痰热，感受风寒又易热化，使痰热更盛。感受外邪之后，在邪正相争中正气消耗，使正气更虚，故使支气管扩张之病缠绵难愈。

【灸疗取穴】

★取肺俞、脾俞、肾俞、膏肓俞、关元、足三里。

【灸疗方法】

1．温和灸：每次选 3～5 穴，每穴施灸 5～7 分钟，每日 1 次或每 1～2 日 1 次，10 次为 1 个疗程。主治寒证、虚寒证。

2．无瘢痕灸：用大艾炷施灸，每穴 3～5 壮。每日 1 次或每 1～2 日 1 次，10 次为 1 个疗程。主治寒证、虚寒证。

3．药物灸

（1）取新鲜大蒜 1 个，捣烂如泥，加硫黄末、肉桂末、冰片适量，共研为细末混匀，于临睡前敷贴于双侧涌泉穴，每 2 日 1 次。

（2）取鲜大蒜 1 个，捣烂如泥后敷贴于双侧涌泉穴，每日换药 1 次。主治支气管扩张引起的咯血。

（3）施灸穴位分两组，第 1 组取肺俞、天突、足三里、百劳；第 2 组取定喘、心俞、华盖、膏肓俞、丰隆。采用"消喘膏"（白芥子、延胡索各 21g，细辛 15g，甘遂 12g，共研为细末，用姜汁调成糊状）于每年夏季"三伏天"按时贴在上述一组穴位，两组穴位交替使用。贴药时间视患者耐受性而为 4～8 小时，以皮肤感觉轻微灼热或刺痛感时取下。每次敷灸间隔时间 10 日左右，每年夏季贴 3 次，连续贴用 3 年。

【调治建议】

请参阅"支气管炎"。

四、支气管哮喘

【病证概述】

支气管哮喘是一种常见的反复发作性、过敏性疾病，属于中医的"哮""喘""痰饮"的范畴，其中，"哮"是呼吸急促，喉间有哮鸣声；"喘"是呼吸困难，甚至张口抬肩。本病一年四季均可发病，尤以寒冷季节和气候急剧变化时较多，且易复发，男女老幼皆可罹患。

本病病因病机，现代医学认为是由变应原或其他因素引起的过敏反应，引起广泛气道狭窄而致呼吸困难。中医认为其成因在于外感和内伤两端，可因受风寒、风热侵袭，以及过敏体质受烟尘、漆气、花粉等异味影响使肺气失宣，阻塞气道所致；或因脾失健运，聚湿成痰；或因情志不调，忧思气结，气机不利；或劳欲久病，伤及肺阴，久病迁延，由肺及肾，肺虚则气无所主，肾虚则摄纳无权，以致哮喘发作。发作期可见气郁痰壅，阻塞气道，表现为邪实证；如反复发作，必致肺气耗损，久则累及脾肾，多为虚证。

本病发作时主要症状：呼吸急促，喉间有哮鸣音，胸中憋闷胀满，有大量白色泡沫痰。严重者张口抬肩喘息，不能平卧，肢冷汗出，唇、指发绀，缓解期可无任何症状。

【灸疗取穴】

★主穴：①发作期：大椎、定喘、风门、肺俞、膏肓、身柱。②缓解期：大椎、肺俞、脾俞、肾俞、中脘、命门、气海、足三里。

★配穴：胸闷加天突、膻中；痰多加丰隆、脾俞。

【灸疗方法】

1. 温和灸

（1）每穴施灸5～10分钟，每日或隔日1次，7～10次为1个疗程。

（2）主穴取大椎、关元、足三里、肺俞、列缺。配穴，脾虚型者，加脾俞；肾虚型者，加肾俞。持艾条距皮肤2～3cm处做温和悬灸，以皮肤出现红晕，同时患者感到热力徐徐深入体内而不感到灼痛为度，每穴施灸10分钟。每周3次，6周为1个疗程。

（3）取大椎、肺俞、膏肓、定喘，每穴悬灸20分钟，每日1～2次。具有益肺、祛寒、定喘的功效。

（4）主穴取大椎、关元、足三里、肺俞、列缺。配穴，脾虚型者加脾俞，肾虚型者加肾俞。采用艾条温和灸，持艾条距皮肤2～3cm做悬灸，以皮肤出现红晕，同时患者感到热力徐徐深入体内而不感到灼痛为度，每穴10分钟，每周3次，6周为1个疗程。

2. 无瘢痕灸：取艾炷如花生米大，每穴施灸8～10壮，每日或隔日1次，7～10次为1个疗程。

3. 瘢痕灸

（1）取艾炷如麦粒大，每穴施灸5～7壮，每隔7～10日1次，6～10次为1个疗程。适用于缓解期。

（2）纯艾瘢痕灸：于夏季（7～9月）施灸，主用于哮喘缓解期。①肺虚型者，灸大椎穴3～9壮，肺俞或风门穴7～9壮，膻中或天突穴3～5壮。②脾虚型者，灸大椎穴3～9壮，肺俞或膏肓俞穴3～9壮，中脘穴3～9壮。③肾虚型者，灸大椎穴3～9壮，肺俞或膏肓俞穴3～9壮，气海或关元穴3～9壮，肾俞穴3～9壮。每次取1～5穴施灸，每穴灸3～9壮，每年灸1次，连灸3年。若用于哮喘发作期，则可不拘施灸季节，每次选2～3穴，每次每穴灸6壮左右，或根据病情灵活掌握运用。

施灸时必须注意：①灸疮化脓期间不宜参加重体力劳动，若局部污染发炎，可用消炎膏药或"玉红膏"涂敷。②对老年、婴幼儿或虚损之体，不耐上述灸法者，可选用上穴施以非瘢痕灸或线香灸法。

（3）药艾瘢痕灸：取陈艾绒500g，麻黄、桂枝、肉桂、独活、羌活、乳香、没药、细辛、干姜、丁香、木香、苍术、防风、半夏曲各15g，硫黄30g，苏子、牙皂、乌药、陈皮、甘草、川乌、石菖蒲、炮穿山甲（代）各9g，麝香1g，上药制成直径0.6～0.8cm，高1.0～1.2cm的圆锥形艾炷，穴位皮肤常规消毒后，每穴注入1%盐酸普鲁卡因注射液0.5～1.0ml做局部麻醉（过敏试验阴性者），再用大蒜汁涂布其上，然后按纯艾瘢痕灸法操作，施灸穴位与主治同上法。灸治时间以每年农历小暑至白露间最为适宜，其他时间亦可使用。

4. 化脓灸

（1）取膏肓、气海，在夏季"三伏天"时施以化脓灸，每年1次，连续3年为1个疗程。

（2）每年灸1次或2年灸3次，一般共灸3次。灸治时间以农历小暑到白露期间最为适宜。穴位化脓时间以1个月为宜。对于15岁以下者，灸大椎、肺俞穴各9壮，一般只灸1次。成人第1次灸天突穴5壮，灵台、肺俞穴各9壮；第2次灸风门、大椎穴各9壮，第3次灸大杼穴9壮、膻中穴7壮。

（3）艾炷要求同药物灸，艾炷可适当加少许麝香，施灸时间在每年6～8月，取双侧肺俞、膏肓或定喘、膻中、足三里。治疗前，用1%利多卡因注射液做穴区皮肤局部麻醉，以减轻施灸时的疼痛。灸疗时，先用大蒜汁涂于所选穴位皮肤上，再将艾炷置于其上点燃，待所需壮数燃尽，用淡水膏或无菌敷料敷灸，每日更换 1 次，直至灸疮愈合。一般灸 3 壮。其艾炷大小，在躯干部如莲子大，在四肢部如枣粒大。

（4）取麻黄、桂枝、麝香等药物，按一定比例研成极细末与陈年艾绒和匀后装瓶备用。施灸穴位分 3 组，第 1 组取肺俞、大杼、定喘、风门，第 2 组取至阳、膏肓、脾俞、肾俞，第 3 组取气海、天突、膻中、丰隆。上述 3 组穴位轮换交替使用，每隔 10 日取 1 组穴位，30 日为 1 个疗程。操作前先将每穴用 2% 盐酸普鲁卡因注射液做局部皮下麻醉（过敏试验阴性者），将艾绒捏成圆锥状，每燃烧 1 炷即为 1 壮，每穴施灸 5 ~ 9 壮，灸后贴自制化脓灸药膏。

5. 药物灸

（1）取麝香 1.0 ~ 1.5g，大蒜 30 ~ 60g。先将麝香研细末，均匀撒在第 7 颈椎棘突至第 12 胸椎棘突，宽 0.8 ~ 1.0 寸。再将大蒜捣成泥状，覆盖于麝香末上。灸治 1 ~ 2 小时，将麝香与蒜泥取下。局部皮肤可见充血，或有烧灼疼痛感。如有水疱，可清洁局部皮肤，待干后，涂以硼酸软膏，外覆纱布，胶布固定。10 ~ 15 日灸治 1 次，连灸 2 次。大部分患者只需灸 1 次即效，连灸 3 年以巩固疗效。

（2）取麻黄、法半夏、白果各 10g，白芥子、公丁香、肉桂各 5g。上药共研细末，装瓶密闭备用。取天突、膻中、定喘穴，先用 75% 乙醇棉球擦净穴位处皮肤，用镊子夹取药末团（约蚕豆大小）分别敷灸于穴位上，再滴麻油 2 ~ 3 滴于药末团上，使药末湿润，然后用 4cm×4cm 大小的胶布固定，待 24 小时后去除胶布与药末。于夏季"三伏天"时，初伏、中伏、末伏各 1 次，每年灸 3 次，连续灸 3 年为 1 个疗程。

（3）取双侧肺俞、心俞、大椎，哮喘患者加敷天突、膻中。再取"白芥膏"（白芥子 30g，麝香 2g，延胡索 30g，细辛 15g，甘遂 15g，杏仁 15g，百部 15g，上药共研为细末，与生姜汁调成稠膏状）。敷灸前先用生姜片擦拭穴位，然后将"白芥膏"敷灸于上述穴位。一次敷灸 24 小时，若自觉敷灸处有发痒、灼热感时可予以取下。儿童用药量减半，敷灸时间 8 小时。于夏季每伏的第 1 天敷灸 1 次，连续在三伏内敷灸 3 次。

（4）取肺俞、定喘、膻中、大椎、脾俞、肾俞、神阙、关元、气海、足三里、膏肓俞等穴。将所选药物（白芥子、细辛、附子、甘遂、麻黄、肉桂、钻地风、苍术、小茴香、干姜等）研成细末后，以黄酒、姜汁或蜂蜜调和后，做成直径 1.5 ~ 2.0cm、厚度为 0.2 ~ 0.3cm 的小药饼，以毫针在药饼上穿数十个针孔备用。再将精制艾绒做成底部直径为 lcm 的艾炷数枚。在所选穴位上平放预制好的药饼，把艾炷置于其正中，并以柱香点燃，不拘壮数，以灸至皮肤潮红为度。该法亦常在每年的夏秋季节施用，每日 1 次，10 次为 1 个疗程。

6. 隔姜灸

（1）取神阙穴，连续灸 3 壮，以局部皮肤潮红为度。每日 1 次，15 次为 1 个疗程。

（2）取八华穴（天突、膻中、中府、云门、大椎、定喘、肺俞、肾俞），采用大于艾条的生姜切成 3mm 厚的姜片置于穴位上，再以艾条火直接烧在姜片上，以患者感到皮肤灼热为度，或以忍受热度为度，即把姜片和艾条火置于另一穴位上，每日 1 次。

（3）第 1 组取肺俞、灵台、膈俞，第 2 组取肾俞、命门、关元，第 3 组取膻中、天突、神阙。上述 3 组穴位，每日用 1 组，按序轮番使用。每日每穴灸 5 壮，以 9 日（即每组穴位轮灸 3 次）为 1 个疗程。该法疗效尚佳，尤适用于儿童使用。

（4）取肾俞、肺俞、脾俞、膏肓俞，以枣核样大小艾炷做隔姜灸，每穴灸 3 ~ 5 壮，不起疱，以皮肤潮红为度。每日 1 次，15 次为 1 个疗程（该法在夏季三伏天应用疗效较好，故又称"伏灸"）。

7. 隔盐灸：主穴取大椎、肺俞、涌泉。配穴，肾虚配肾俞，痰热配丰隆。主穴每次必取，配穴根据病情选取，采用隔盐灸法。每日 1 次，5 ~ 7 次为 1 个疗程。

8. 艾炷灸

（1）取巨阙、中脘、下脘、梁门（双）。将艾绒捏成圆锥形艾炷（底径 8mm，高 10mm），分别置于上述 5 穴上，经点燃后施灸，连续灸 10 ~ 20 壮。若哮喘发作严重，不能仰卧者，可先在鱼际、足三里、膻中穴针刺。待发作稳定后，再嘱患者取仰卧位施以"五穴灸"。

（2）取大椎、风门、肺俞、膻中等穴，艾炷如麦粒大，每次每穴施灸 3 ~ 5 壮，10 日 1 次，3 次为 1 个疗程。常在每年夏季三伏天施行。

9. 悬灸或隔姜灸：取大椎、肺俞、肾俞、中府、天突、膻中、关元、足三里等穴，每次选 3 ~ 5 穴，各穴轮流交替使用。用艾条悬灸或艾炷隔姜灸法，每日1次，7次为1个疗程。具有温补肺、脾、肾三脏，大补宗气、元气的功效，对哮喘缓解期疗效较好。

10. 热敏灸：按照热敏灸技术要点中"十六字技术要诀"对施灸部位与施灸剂量进行定位、定量规范操作。对穴位热敏高发部位大椎、至阳、命门、肺俞、神阙等穴区进行穴位热敏探查，并标记热敏穴位。①大椎、至阳、命门穴进行循经往返灸和接力灸，以振奋督脉阳气，患者可感觉热感沿头项背腰部传导，灸至热敏灸感消失为止。②肺俞穴进行双点温和灸，查感觉热感透至胸腔或扩散至整个背部并向上传导，灸至热敏灸感消失为止。③神阙穴进行单点温和灸，可感觉热感透至腹腔，灸至热敏灸感消失为止。每次取上述1～2组穴位，每日1次，10次为1个疗程，疗程间相隔2～5日，共治疗2～3个疗程。

11. 灯火灸

（1）实证：治宜宣肺降气，定喘化痰。主穴取定喘、内关、膻中、肺俞、大椎。配穴，风寒加风门穴；痰热加丰隆穴；喘甚加天突穴。施以明灯爆灸术，每穴灸1壮，每日1次，连灸5～7次为1个疗程。

（2）虚证：治宜温补肺气，补肾纳气。主穴取肺俞、肾俞、气海、足三里、定喘。配穴，痰多加丰隆穴；喘久加太渊、太溪穴。施以阴灯灼灸术，每穴灸1～2壮，每日1次，必要时可多灸1～2次。

12. 综合灸

（1）第1个疗程时儿童取大椎、肺俞，成人取天突、肺俞、灵台；第2个疗程均取风门、大椎；第3个疗程均取大杼、膻中。脾虚者配脾俞；肾虚者配肾俞。均每日灸1穴，连灸3日为1个疗程。穴位皮肤常规消毒后，涂以乌蟾液，局麻后涂以蒜汁，置艾炷连灸数壮，再次消毒后，贴以"定喘膏"。

（2）取膀胱经的风门、肺俞、膏肓，任脉的天突、璇玑、膻中穴，督脉的大椎、陶道、身柱、灵台等穴。根据病情不同，每次选2～3穴。于每年三伏天施以化脓灸，连续3年。亦可在每年的三伏天采用隔姜灸治疗，取双侧肺俞、膈俞、心俞，每穴灸3壮，每隔2日1次，共治疗3次。灸后用白芥子、延胡索、细辛、甘遂、冰片等配成的小药饼敷灸于灸疗的穴位上，连续3年。

（3）隔姜灸：关元3～5壮，艾条悬灸百会、涌泉各15～20分钟，每日 1 ~ 2 次。具有补肾纳气，温补任、督二脉之效，以回阳固脱救逆。

13．艾灸贴

（1）哮喘急性发作期：贴敷大椎穴、每日一贴，每贴 3 到 6 小时，4 天 1 个疗程。

（2）哮喘症状缓解期：贴敷身柱穴、或中穴，1 周 1 次，每穴 1 贴，每贴使用 3 到 6 小时，6 周一个疗程，使用 2 个疗程后，可有效控制疾病的复发。

（3）冬病夏治或冬病冬治方法：于夏季三伏每伏的第 1 天、冬季三九每九的第 1 天贴敷身柱穴，每次 1 贴，每贴使用 6 小时，复发减少后，坚持此法治疗三年，以求治本。

【调治建议】

1．由于本病多发于寒冷的冬季，应重视冬病夏治，不失时机以灸法巩固疗效。

2．过敏性哮喘应避免接触诱发因素，以利于根治。

3．如哮喘急性发作，持续时间长，灸法对其无明显改善时，应配合其他方法综合治疗。

五、肺炎

【病证概述】

肺炎在冬春寒冷季节及气候骤变时多见，支气管肺炎是最常见的肺炎，多为上呼吸道感染和支气管炎蔓延的结果。此外，还有金黄色葡萄球菌肺炎、腺病毒肺炎、支原体肺炎等。临床表现为发热、咳嗽、气促、肺部湿啰音，严重者呼吸困难、面色苍白或发绀、烦躁不安、嗜睡等。对本病的论述见于喘咳、伤寒、温病等病症之中，该病名首见于《麻科活人全书》，书中载道："肺炎喘嗽，以加味泻白散去人参、甘草主之。"

【灸疗取穴】

★取肺俞、膈俞、百劳、膏肓、阿是穴（肺听诊啰音显著处）、中府。

【灸疗方法】

1．药物灸

（1）取丁香、肉桂各 10g，白芥子、生大黄、黄芩、黄柏、山栀子、杏仁、桃仁各 50g，上药共研细末，备用。用时，取药末 30g，以温水调成厚糊状，摊在白布上约 8cm×10cm，厚 0.5cm，敷灸于两肩胛骨内侧肺底部或闻及湿啰音处，胶布固定，待 12 小时后取下。主治小儿支气管肺炎、喘息性支气管炎。

（2）取灸白芥子、延胡索、细辛、甘遂按 2：2：2：1 的比例，共研细末，密封保存，备用。用时，每取药末 5g，以东莨菪碱注射液 0.6mg 混合成膏状，分成 2 等份，每份压成 2cm 直径的药饼，置于 3.5cm×3.5cm 胶布的中心，敷灸于肺俞、膈俞、百劳、膏肓、阿是穴，一般 2～8 小时局部有痒、烧灼、疼痛感，即可去除药饼。主治小儿肺炎肺部啰音消失迟缓。

（3）取杏仁、桃仁、栀子各等份，上药共研细末，备用。用时，取药末适量以鸡蛋清调成糊状，摊于纱布上，敷灸于膻中，保持温度，每日换药 1 次。主治小儿肺炎。

（4）取麻黄 30g，白芥子 20g，上药共研细末，备用。用时，取药末适量，用鲜姜汁调制成饼如小儿掌大，以双侧肺俞穴为中心直接敷灸于背部，每晚 1 次，每次不超过 15 分钟，以皮肤发红为度，可连敷 3 日。主治小儿喉中痰鸣。

（5）取白芥子、苏子、莱菔子、葶苈子各等份，上药共研细末，装瓶备用。用时，取药末 30g，加麦面粉等量，再加温开水调成糊状，涂布于棉布或数层纱布上，厚约 3cm，敷灸于患儿的胸、背部，注意避开心脏部位，外再用干布或毛巾包好，10～15 分钟，待皮肤发红即可取下，再用温湿纱布擦拭干净，让患儿盖好衣被睡觉。每日 2～3 次，3 日为 1 个疗程，一般不超过 2 个疗程。主治小儿肺炎。

2. 综合疗法

（1）主穴取肺俞、中府。外感所致者，配加列缺、大椎、风门、合谷，以泻法行针；风寒所致者，留针 30 分钟，并间断行针，针后加艾炷灸或艾条灸；风热犯肺、风燥犯肺者，上述诸穴持续行针数分钟后出针，咽痛者加少商点刺放血。痰湿蕴肺者，加尺泽、中脘、丰隆，以泻法行针，加脾俞、足三里，以补法行针，留针 20 分钟，并间断行针；痰热郁肺者，诸穴持续行针数分钟后出针，少商穴点刺放血；便秘者，可加天枢、上巨虚、支沟持续行泻法数分钟后出针；肝火犯肺者，加尺泽、太冲、侠溪行泻法，持续行针数分钟后出针，加少商、大敦穴点刺放血；肺阴亏耗者，加三阴交、太溪行补法，持续行针数分钟后出针；肺气虚者，加太渊、脾俞、足三里行补法，留针20分钟，并间断行针：阳虚证者，可再加肾俞、复溜行补法行针，留针30分钟，并间断行针，针后加艾炷灸或艾条温和灸。主治咳嗽。

（2）①风温犯肺型者，针合谷、曲池、外关、大椎，用泻法。甚者加外关、合谷，咽痛加少商。②痰热壅肺型者，针合谷、曲池、尺泽、少商、肺俞，用泻法。若热郁胸隔而烦躁者，加针膈俞；痰热结胸者，加丰隆；大便不通者，加针天枢、上巨虚。③热毒内陷型者，针郄门、神门、曲泽、膈俞、血海，用泻法。若邪甚蒙闭心包，神昏者，加针水沟，也可针人中、十宣、曲池，委中放血。④正气暴脱型者，针人中、内关，用补法，百会、气海、关元用大艾炷灸。⑤正虚邪恋型者，针肺俞、膏肓俞、太渊、三阴交，低热不退者加内关，痰多纳呆者加足三里、中脘，用平补平泻法行针。主治肺炎。

【调治建议】

1. 增强体质，防止感冒。

2. 积极防治佝偻病和营养不良。

3. 冬春季节少到公共场所。预防各种传染病。

4. 病邪在表者，取微汗，勿受凉，忌用凉水擦拭及冰袋冷敷。

5. 对重症患者要加强护理，密切观察病情变化，出现危重征候及时抢救。

六、肺结核

【病证概述】

肺结核是由结核杆菌所引起，具有传染性的慢性消耗性疾病，即中医所称的"肺痨""痨瘵"等。

本病病因病机为肺部感染结核菌而形成。现代医学认为，人体感染结核前后不一定发病，当人体抵抗力低下时才发病。结核病是因结核杆菌所致，可累及全身各个器官，尤以肺部多见。中医认为，本病病因有外因感染和内伤体虚，气血不足，阴精耗损。其病变在肺，病理性质为阴虚。多由禀赋不足，感染瘵虫，或常与肺痨患者接触，始则肺阴受损，肺失所养，久则肺肾同病，阴虚火旺，烁伤肺络，亦有肺病及脾，导致气阴两虚。

本病以咳嗽、咯血、痰中带血、胸痛、消瘦、乏力、纳差为主要症状，伴有潮热、盗汗、体重减轻、颧红赤、妇女月经不调等表现。若久病，可见咽干口燥、心烦失眠、形体消瘦、遗精、闭经等症状。

【灸疗取穴】

★主穴：肺俞、膻中、膏肓。

★配穴：潮热盗汗加阴郄、太溪，咯血加孔最，遗精加肾俞，月经不调加归来、关元。

【灸疗方法】

1. 温和灸：每穴施灸 5~10 分钟，每日或隔日 1 次，7~10 次为 1 个疗程。

2. 无瘢痕灸：取艾炷如花生米大，每穴施灸 5~7 壮，每日或隔日 1 次，7~10 次为 1 个疗程。

3. 药物灸：取白芥子 5g 研细末，加陈醋适量调成糊状，取药糊适量灸于结核穴（位于大椎穴旁开 3.5 寸处）、肺俞、风门、心俞、肾俞。每次取 3 穴，各穴轮换使用。灸后 3 小时局部皮肤被烧灼、充血、起疱，按常规处理。一般 4~5 日施灸 1 次，3 个月为 1 个疗程。

4. 灯火灸：治宜养阴润肺，培中固本。主穴取肺俞、膏肓、足三里、尺泽。配穴，纳少加脾俞；潮热加大椎、太溪；盗汗加阴郄；吐血加鱼际、膈俞。施以阴灯灼灸术，每穴灸 1 壮，每日 1 次，20 日为 1 个疗程。

5. 隔蒜灸：施灸穴位分两组，第 1 组取百劳（双）、肺俞（双）、膏肓（双），第 2 组取中府（双）、膻中、关元、足三里（双）。每穴施灸 7 壮，每周 3 次。每次轮回灸疗 1 组穴位，3 个月为 1 个疗程。

6. 综合灸：主穴取结核穴（双）、四花（双，位于背部正中线、左右旁开 1.5 寸，平第 7.8 和第 10.11 胸椎棘突之间点，共 4 穴）、膏肓（双）、三阴交（双）、膻中。配穴，盗汗配复溜穴；咯血配止红（位于前臂屈侧正中线、肘横纹下 4 寸处）、涌泉；久病体弱配五脏俞穴（即心俞、肝俞、脾俞、肺俞、肾俞）；食欲缺乏配中脘。每次主穴必取，每穴施灸 9~15 壮。X 线片显示病灶在上肺者，重灸结核穴、膻中，病灶在下者，重灸四花、膏肓；配穴根据临床症状选取，每穴施灸 5 ~ 9 壮，除涌泉、止红穴行隔蒜灸外，余穴均行隔姜灸。每日 1 次，15 次为 1 个疗程，疗程间隔 2 日后，再行下 1 个疗程的治疗。对病程久、病灶难以吸收者，在征得患者同意后，可施以瘢痕灸。

【调理护养】

1. 本病在用灸治疗时，一定要配合药物治疗。

2. 本病应加强营养，保持精神愉快，增强抵抗疾病的信心，对本病的康复有一定的作用。

3. 注意处理患者痰液，保持室内通风良好，空气清新，消毒其餐具，以防传染。

第二章　消化系统常见疾病的灸疗

一、噎膈

【病证概述】

噎膈，噎指进食吞咽困难，膈指饮食梗阻胸膈。噎证可单独发生，也可为膈证的先兆。本症近似现代医学的延髓麻痹、贲门痉挛、食管炎、食管憩室、食管癌、贲门癌以及食管功能性疾患。

本病病因病机多因忧思、饮食等因素所致。忧思伤脾，脾气郁结则津液不能输，凝聚成痰，痰气交阻食管；或抑郁伤肝，肝气郁结而血运不畅，停而为瘀，痰瘀二者互相悖结，阻塞胃口，食不得下；或偏嗜烟酒辛热，积热伤阳，津伤血枯，咽管干涩，咽食困难而成噎膈。

本病症状主要以进食吞咽困难、饮食梗阻为特征，或情志不畅而甚，或口燥形瘦，或胸膈疼痛，饮食难咽。

【灸疗取穴】

★主穴：天突、膻中、足三里、内关、膈俞。

★配穴：口燥形瘦加照海；气短加气海；肢冷脉微加命门、肾俞。

【灸疗方法】

1. 温和灸：每穴施灸 15～20 分钟，每日 1～2 次，5～10 次为 1 个疗程。

2. 隔姜灸：取艾炷如枣核大，每穴施灸 5～7 壮，隔日 1 次，7～10 次为 1 个疗程。

3. 药物灸

（1）取狗皮膏 1 张熨开，摊阿魏薄薄的一层，外贴于膻中，2 日换药 1 次。主治食管癌晚期噎膈。

（2）取胆南星、瓦楞子各 5g，白矾 2g，枯矾、雄黄、牛黄、琥珀、乳香、没药、珍珠、白降丹各 1.5g，白砒 2.5g，麝香 0.3g，青鱼胆 2 个。以上贵重药与剧毒药另研，一般药物烘干，研为细末过筛，混匀，再研一遍，装瓶备用。用时，取药末适量，以青鱼胆为丸如芥菜子大，敷灸于上脘、中脘、膻中，外用胶布固定，2 日换药 1 次，15 日为 1 个疗程，直至治愈。主治除外癌症的食管疾病之噎膈。

【调治建议】

1. 长期进食困难者，应注意给予高营养、高热量、易消化的食物。若完全不能进食者应给予静脉补液，保证水、电解质的平衡。

2. 对于食管癌性病变，除以灸法保健外，应积极采取综合治疗，以免延误病情。

二、臌胀

【病证概述】

臌胀是据腹部如鼓而命名，以腹胀大，皮色苍黄，腹部脉络暴露为特征，又称"水蛊""蛊胀""蜘蛛胀""单腹蛊"等。本病的形成多因酒食不节、情志所伤、劳欲过度、血吸虫感染或其他疾病转变等，导致肝脾肾三脏受病，气、血、水瘀积于腹内，出现腹部日渐胀大，而成臌胀。

【灸疗取穴】

★主穴：肝俞、脾俞、气海、足三里。

★配穴：按之凹陷即起加中脘、太冲、膻中；皮肤发亮、按压下陷宜加水分、公孙、复溜；脐周青筋暴露加期门、章门、膈俞、血海。

【灸疗方法】

1. 温和灸：每穴施灸 15 ~ 20 分钟，每日 1 次，7 次为 1 个疗程。

2. 无瘢痕灸：取艾炷如麦粒大，每穴施灸 7 壮，每日或隔日 1 次，7 次为 1 个疗程。

3. 药物灸

（1）取商陆 100g，麝香 1g，葱白或鲜姜适量。先将商陆研细末，过筛，备用。每取药末 3 ~ 5g，葱白 1 支，捣成泥膏状，再加凉开水适量，调成糊状，麝香研细末，备用。先取麝香 0.1g，置于神阙穴内，再将调好的药糊贴在其上，盖以纱布，胶布固定。每日换药 1 次，一般灸 24 小时，尿量即明显增加，3 ~ 5 日见效，7 日为 1 个疗程。若用药过久，可能出现眩晕、呕吐，停药后即消失。

（2）取大戟、甘遂、麻黄、乌梅、葫芦巴、葶苈子、芫花、牵牛子、细辛、汉防己、槟榔、海蛤、陈皮、生姜、蝼蛄，根据症状，主药可倍量，余药各等份。共用麻油熬焦，去渣，加黄丹收膏，备用。用时，取药膏适量，敷灸于神阙，外以纱布覆盖，胶布固定。每 2 日换药 1 次。具有利水消胀的功用。主治臌胀。

（3）取苍术、白术、香附、当归、紫苏梗、黄连、栀子、枳实、山楂、木香、槟榔、赤茯苓、木通、泽泻、生姜各等份。上药用麻油熬焦，去渣，加黄丹收膏，备用。用时，取药膏适量，敷灸于气海，外以纱布覆盖，胶布固定。每 2 日换药 1 次。具有行气血，消积滞，除胀满的功用。主治臌满。

（4）取甘遂适量（如缺，用商陆替代）研末（一般 3g），连头葱白 5 茎。兼畏寒怕冷，加肉桂末少许。上药共捣烂如泥状，备用。用前，先用食醋涂搽脐部，以防止感染及刺激皮肤，然后将适量药泥敷灸于肚脐上，外以纱布覆盖，胶布固定。每日换药 1 ~ 2 次，中病即止。具有泻水通阳的功用。主治肝硬化腹水。

（5）取巴豆 12g，轻粉 6g，硫黄 3g。上药共捣烂如泥状，制成药饼，备用。用时，先用棉花安置于脐上，复贴药饼，再用布束紧，约 2 小时，二便即见通利，随即去除。具有破瘀、逐水、杀虫的功用。主治血吸虫所致的臌胀。

【调治建议】

1. 节制饮食。饮食不节易损伤脾胃，故臌胀病人切勿饥饱失度，勿饮酒，或过食肥甘厚味，辛辣炙煿之品；食宜清淡，少量多餐，治疗期间注意应以豆制品、面食制品、鱼类等新鲜食品为佳，以振奋胃气，促进体质恢复，有利病情好转。

2. 劳逸适度。对臌胀病人，病情严重者应严格限制其体力活动，防止过度疲劳，加重病情。但在身体允许的情况下，适当的活动可以促进气血通畅，调整脏腑的功能，增强其体质，例如，体操、散步、气功、太极拳等，活动量可由小到大，渐渐加量，不可动之过极。

三、呕吐

【病证概述】

呕吐是一个症状，多由于胃失和降，气逆于上所引起。古人一般以有声有物谓之呕，有物无声谓之吐（有声无物谓之干呕），二者虽有区别，但在临床上常同时发生，很难截然分开，故一般合称"呕吐"。从现代医学角度讲，呕吐可见于神经性呕吐、胃炎、胃溃疡、胃痉挛、胆囊炎、胃癌等多种消化道疾病当中。

【灸疗取穴】

★主穴：①实证：中脘、内关、足三里、公孙。②虚证：脾俞、胃俞、中脘、内关。

★配穴：恶寒发热加大椎、合谷，热吐加委中、合谷，寒吐加上脘、胃俞，痰饮加丰隆，食积加下脘，肝气不疏加阳陵泉。

【灸疗方法】

1. 灯火灸

（1）实证：施以明灯爆灸术，取灯心草1支蘸油点燃后，对准穴位，快速施爆灸。一触即起，并听及"啪"响声为1壮，每穴灸1壮。每日1次，3～4日为1个疗程。

（2）虚证：施以阴灯灼灸法，每穴灸1壮，每日或隔日1次。

2. 药物灸

（1）取酒炒白芍9g，胡椒1.5g，葱白60g。先将白芍、胡椒共研细末，再与葱白共捣成膏，敷于上脘、中脘、建里，外以胶布固定，每次6～12小时。每日换药1次。主治寒湿型呕吐。

（2）取吴茱萸30g，研细末备用。用时取药末3g以生姜汁调和后敷灸于中脘、梁门、足三里、神阙中的1～2穴，各穴轮换使用，每日换药1次。若隔药用艾条悬灸，则疗效更佳。主治肝气犯胃型呕吐。

（3）取大葱20g，胡椒10g，枯矾10g。上药共捣烂，敷灸于神阙穴（肚脐部），外以纱布覆盖，胶布固定。每日换药1次。主治胃寒呕吐。

（4）取莱菔子、五倍子各12g，金樱子21g，上药混匀，共研细末，与生姜、葱白适量共捣烂如膏状，敷灸于神阙穴，外用纱布覆盖，胶布固定，每日换药 1 次。主治寒食积滞之呕吐实证。

（5）取大葱、胡椒末、枯矾末各适量，上药共捣烂如泥状，炒热后，敷灸于脐腹部（阿是区）。主治胃肠炎所致的呕吐，症见呕吐兼腹痛泄泻者。

（6）取多沸草、生赭石各等量，上药共研细末，加米醋适量调成糊状，敷灸于神阙穴，每日换药 3 次。主治胃气上逆甚者。

（7）取干姜 15g，胡椒 5g，川椒 4g，上药共研细末，炒热用布包好，敷灸于中脘、天枢穴，每日 1 换。主治中寒呕吐，症见呕吐清水痰涎，头身疼痛。

（8）取生姜 12g，半夏 10g，上药捣烂后炒热，敷灸于神阙穴，外用纱布覆盖，胶布固定，每日换药 1 次。主治寒饮呕吐。

（9）取酒炒白芍 9g，胡椒 1.5g，上药共研细末，与葱白 60g 共捣成膏，敷灸于心窝部（剑突下），每日换药 1 次。主治感受寒湿所致的呕吐。

（10）取吴茱萸 15g，研细末，装瓶备用。用时，取药末 3 ～ 5g，用姜汁适量调成膏状，敷灸于神阙、涌泉穴，外用纱布覆盖，胶布固定，每日换药 1 次。主治寒邪犯胃型呕吐。

【调治建议】

1. 呕吐为消化系统的常见症状，轻者仅是胃黏膜自我保护的一种生理功能，如咽喉部异物刺激等；重者可提示为某些凶险急症的预兆，如脑血管疾病、恶性肿瘤等。

2. 患者应注意少食多餐，忌食生冷、不洁及肥甘厚味，饮食以清淡易于消化为主，对于急腹症、消化道出血及脑水肿引起的呕吐，应根据病情迅速采取其他抢救措施，以防贻误病情。

四、腹泻

【病证概述】

腹泻，是指排便次数增多，粪便稀薄，甚至泻出如水样。本证在《内经》称泄，有"濡泄""洞泄""飧泄""注泄"等；汉唐时代称为"下利"；宋代以后统称"泄泻"，亦有根据病因或病机称为"暑泄""大肠泄"者。

本病一年四季均可发生，尤以夏秋两季多见。

【灸疗取穴】

★主穴：天枢、足三里、上巨虚。

★配穴：肛门灼热加内庭，大便恶臭加中脘，情志失调加太冲、行间，五更泻加肾俞、命门。

【灸疗方法】

1. 温和灸

（1）每穴施灸 20 ～ 30 分钟，每日 2 ～ 3 次，5 次为 1 个疗程。

（2）无论何种类型腹泻，均取"腹泻特效穴"（位于足外踝最高点直下，赤白肉际处），每穴每次各灸 10 ～ 15 分钟，每日 2 ～ 3 次，直至痊愈。

2. 隔姜灸：取艾炷如枣核大，每穴施灸 5 ～ 7 壮，每日 1 ～ 2 次，3 ～ 7 次为 1 个疗程。

3. 无瘢痕灸：取艾炷如麦粒大，每穴施灸 5 ～ 7 壮，每日 1 ～ 2 次，3 ～ 7 次为 1 个疗程。

4. 药物灸

（1）取大葱 500g，将大葱切成 3cm 长，用布包好灸关元（位于脐下 3 寸处），在葱包上面加热熨 30 分钟，每日 1 ～ 2 次。

（2）取胡椒末 1g，大米饭 25g（刚蒸熟），将米饭捏成 1cm 厚的圆饼，再将胡椒末撒于米饭上，待凉至不烫手时，敷灸于神阙穴（脐眼），外覆纱布固定 4 ～ 6 小时后去除，一般 3 次可愈。

（3）取艾绒 6g，用酒拌匀炒热，制成饼状，将药饼趁热敷灸于神阙穴，外用热水袋施熨，每日 2 次，中病即止。主治寒泻。

（4）取吴茱萸 60g，研细末，与食盐 60g 拌匀，敷灸于天枢穴处，上用热水袋敷熨，每次 30 分钟。主治各种泄泻。

（5）取干姜、小茴香各 30g，肉桂 15g，上药共研细末，然后与葱白 6 支共捣烂，再用沙锅炒热，装于布袋内，敷灸于神阙与关元之间处，热度以不伤及皮肤为度。每日 2 次，1 剂药可用 1 日，用时炒热。主治脾肾虚寒型泄泻，症见大便滑脱不禁，腹痛喜温者。

（6）大蒜适量，捣烂如泥状，敷灸于神阙、涌泉穴，每次 1 ～ 2 小时，每日 1 次，若局部发痒则立即去除药物。如能配合每日口服蒜瓣 2 ～ 3 枚，则疗效更佳。主治各种类型泄泻。

5. 灯火灸

（1）急性泄泻：主穴取天枢、中脘、足三里、阴陵泉。配穴，里急后重配上巨虚、下巨虚，食积配梁门；胃脘胀配内关；发热配大椎。施以明灯爆灸术，每穴灸1壮，每日1次，3～5次为1个疗程。

（2）慢性泄泻：取主穴分两组，第1组取脐轮六穴(脐周穴燋)、关元、长强；第2组取足三里、天枢、大肠俞、气海。配穴，脾胃虚弱配脾俞、胃俞；命门火衰配肾俞、命门；五更泄泻配关元、气海。用第1组施灸，施以灯火隔艾叶灸术，取艾叶数片用白酒浸湿透，取其中1片置于穴位上，再取粗灯心草1支蘸植物油，点燃后对准艾叶中点施以爆灸，一触即起为1壮。每日1次，10次为1个疗程。用第2组穴位施灸，采用阴灯灼灸法，每日1次，10次为1个疗程。

6. 综合灸：主穴取天枢、神阙。配穴，风寒型配合谷、上巨虚；湿热型配阴陵泉、内庭；停滞肠胃型配中脘、足三里；肝气乘脾型配肝俞、行间；脾胃虚弱型配脾俞、足三里；肾阳虚衰型配肾俞、命门。天枢穴施以化脓灸法，第1次治疗时予化脓灸，之后贴淡膏药令其化脓，不再施灸。神阙施以隔姜灸。配穴施以温和灸。均每日1次，10次为1个疗程，疗程间相隔3～5日。

【调治建议】

1. 应注意饮食调养，腹泻较重时，应以流质或半流质饮食为主，缓解时亦应以清淡易消化之食物为宜，不可进食油腻煎炸之品，并忌生冷、寒凉食品。

2. 慢性腹泻反复发作者，平素可以多进茯苓、白术、山药等药疗食品，以健脾化湿。

3. 注意饮食卫生，忌食脂肪过多的食物，以及一切生冷刺激和不易消化的食品。

五、腹痛

【病证概述】

腹痛首见于《内经》。《素问·举痛论》说："寒气客于肠胃之间，膜原之下，血不得散，小络急引而痛。"《举痛论》中论腹痛计 11 条，所言寒气与炅气相薄，及热气留小肠，肠中痛为热证，其他皆属于寒。

中医将腹分为脘腹（上、中、下脘）、脐腹（大腹）、小腹、少腹，这些部位的疼痛中医统称为腹痛。依据部位不同，又可称之为腹痛、小腹痛、少腹痛，一部分古称之为疝气或疝痛。

【灸疗取穴】

★主穴：足三里、三阴交、中脘、天枢、神阙。

★配穴：腹痛甚加大肠俞、上巨虚、下巨虚，蛔虫症加气海、百虫窝（正坐屈膝或仰卧，位于髌骨内上角上 3 寸处）。

【灸疗方法】

1. 温和灸：每穴施灸 15 ~ 30 分钟，每日 1 次，10 次为 1 个疗程。

2. 隔盐灸：取神阙穴，将细盐填平，其上放置艾炷如枣核大，连灸 5 ~ 7 壮，隔日 1 次，10 次为 1 个疗程。

3. 无瘢痕灸：取艾炷如麦粒大，每穴施灸 3 ~ 7 壮，每日或隔日 1 次，10 次为 1 个疗程。

4. 药物灸

（1）取枯矾 6g，胡椒小儿每岁 1 粒，葱白 20cm，大枣 1 枚。将前 2 味药研末，大枣去核，葱白连须用，诸药混合，捣融如膏，备用。用时，取药膏约 5 分硬币略大而稍厚，敷灸于神阙、天枢、关元，盖以纱布，胶布固定，每日 1 次。主治寒实型腹痛。

（2）取商陆根 150g，捣碎蒸熟，以新布包裹敷灸于阿是区（痛处），药凉再换。主治腹中痛如刀刺。

（3）取白萝卜 2 个，小茴香 60g。将萝卜切丝煮熟，小茴香研末，共拌和匀，以布包好，备用。用时，将药袋蒸熟，热熨于腹部，可连续使用。主治各种腹痛。

（4）取食盐 1000g，或麸皮 250g，或姜渣 500g，将上药中的一种炒热，布包，遍熨阿是区（腹部）。一般先由上而下，由右至左，冷则易换。主治寒性腹痛。

（5）取川椒、乌梅各 30g，病情严重者，酌加雄黄、明矾、三棱、槟榔等。上药共研细末，炒热后熨阿是穴（痛处），并热敷神阙。主治虫积腹痛。

（6）取吴茱萸75g，研细末，用白酒适量拌匀，以绢布包成数包，蒸20分钟左右，趁热熨脐下、足心处，冷则更换，1日2次，每次30分钟，或疼痛缓解为止。主治寒凝腹痛。

（7）取胡椒适量，研末，炒热，装入布袋，趁热熨阿是区（痛处），外用熨斗熨令椒出味即止。主治寒邪内阻，心腹冷痛，恶寒身倦，手足不温。

（8）取艾绒1把，用醋炒热，热熨神阙，冷则用热水袋频熨。主治虚寒性腹痛。

（9）取厚朴20g，枳实12g，上药共研细末和匀，加姜汁适量调匀后，敷灸于阿是区（脘腹部），然后温灸。主治气机郁滞型腹痛，腹部胀痛，攻窜两胁。

（10）取巴豆3粒，大枣1枚，上药共捣烂如泥状，敷灸于神阙，每日换药1次，中病即止。主治实热型腹痛。

5. 灯火灸：

（1）上腹部痛：治宜理气止痛，温中散寒。主穴取中脘、内关、足三里。配穴，恶寒发热加合谷；腹胀加公孙。施以明灯爆灸术，每穴灸1壮，每日1次，必要时可灸2次，但要避开原灸点，以免造成灼伤。

（2）脐周围痛：治宜调理脾胃，温中止痛。主穴取天枢、气海、足三里。配穴，脾胃阳虚加命门；便溏加三阴交。施以明灯爆灸术，具体操作如上述。

（3）少腹痛：治宜疏肝理气，行气止痛。取太冲、阳陵泉、气海、关元、三阴交。施以阴灯灼灸术，每穴灸1壮，每日1次，必要时可灸2～3次。

【调治建议】

1. 辛辣刺激性食品是功能性腹痛的禁忌，如辣椒、芥末、胡椒、咖啡、浓茶等。不宜进生冷和过于油腻食物，食品应该多样化，不可偏食，以求营养的平衡。在腹痛剧烈时可暂禁食。

2. 生活规律，起居有常，多户外活动，多参加娱乐活动和集体活动，有事要多与人交谈。多进行体育锻炼，进行意志与耐力的锻炼对调节自主神经功能有很大帮助。性情急躁或脾虚者可练习太极拳等柔性体育活动。

六、便秘

【病证概述】

便秘是大便秘结不通，排便时间延长或欲大便而艰涩不畅的一种病证。本证多见于各种急慢性病，只是其中的一个症状。

本证在《伤寒论》中，有"阴结""阳结"及"脾约"名称，其后又有"风秘""气秘""热秘""寒秘""湿秘"及"热燥""风燥"等说，名目繁多。近代按照病因病机及临床所见，将本病分为热秘、气秘、虚秘、冷秘等四类。

【灸疗取穴】

★主穴：天枢、支沟、大肠俞、神阙。

★配穴：粪便坚硬加照海，欲便不畅加阳陵泉，无力排出加气海、足三里、脾俞，习惯性便秘加中髎、小肠俞、水道、膏肓俞。

【灸疗方法】

1. 温和灸：每穴施灸 10～20 分钟，每日或隔日 1 次，6～12 次为 1 个疗程。

2. 隔姜灸：取艾炷如枣核大，每穴施灸 5～7 壮，每日或隔日 1 次，6～12 次为 1 个疗程。

3. 无瘢痕灸：取艾炷如麦粒大，每穴施灸 3～5 壮，每日或隔日 1 次，6～12 次为 1 个疗程。

4. 药物灸

（1）取葱白（连须）50g，生姜 30g，食盐 15g，淡豆豉 37 粒，共捣烂和匀，制成药饼。再将药饼放火上烘热，灸于神阙，外以绷带固定，冷却后再换，一般 12～24 小时气通自愈。主治寒秘。

（2）①实证：取支沟、天枢，再取甘遂末 3g，以姜汁调匀后敷灸。②虚证：取足三里、神阙，再取巴豆 1g，肉桂 1g，吴茱萸 3g，共研细末，以姜汁调匀后炒热，敷灸于上述两穴，并均用艾条隔药悬灸。

（3）取大戟末 1.5g，大枣肉 5～10 枚，共捣烂如膏状，备用。用时，取膏药敷灸于神阙，外用纱布包好固定。每日 1 换。主治虚秘。

（4）取生甘遂 3g，冰片 1g，食盐 4g，共研细末，以姜汁调匀后敷灸于支沟、天枢，并用艾条隔药悬灸，一般待 6 ~ 24 小时可气通排便。主治热秘，症见大便干结，脐腹胀痛，口干口臭，小便短赤，舌苔黄，脉滑数。

（5）取巴豆 1g，肉桂 1g，吴茱萸 3g，共研细末，以姜汁调匀，炒热后敷灸于足三里、神阙，并用艾条隔药悬灸。主治冷秘，症见大便秘结，腹中冷痛，四肢欠温，小便清长，喜热畏寒，舌为苔白，脉沉迟。

（7）取大黄、玄明粉、生地黄、当归、枳实各 32g，厚朴、陈皮、木香、槟榔、桃仁、红花各 15g。气虚者加党参 15g；胃槁津枯加牛乳、羊乳、人乳润之，或加姜汁、韭菜汁、竹沥之类。上药以麻油熬，黄丹收，制成膏药，备用。用时，取膏药敷灸于神阙。具有泻下通便的功用。主治大便不通。

（8）取大黄适量，研细末，备用。用时，取药末 10g，以酒调成软膏状，敷灸于神阙，外以纱布覆盖，胶布固定。再用热水袋在膏面上热敷 10 分钟。每日换药 1 次。具有泻下通便的功用。主治乳食积滞所致的便秘。

（9）取芒硝、栀子、桃仁、杏仁各 15g，冰片 1g。上药共研细末，装瓶备用。用时，取药末 5g，用鸡蛋清适量调成稀糊状，敷灸于神阙穴处，外以纱布覆盖，胶布固定。每日换药 1 次。具有清热通便的功用。主治热秘。

（10）取附子、公丁香各 15g，炮川乌、香白芷、猪牙皂各 9g，胡椒 3g。上药共研细末，装瓶备用。用时，取药末 5g，用大蒜头（去皮）1 枚捣烂，入药末，加清水调为稀糊状，敷灸于神阙，外以纱布覆盖，胶布或麝香镇痛膏固定。未取效者，次日再敷。具有温阳通便的功用。主治虚秘。

5. 热敏灸：按照热敏灸技术要点中"十六字技术要诀"对施灸部位与施灸剂量进行定位、定量规范操作。对穴位热敏高发部位天枢、大肠俞、次髎、上巨虚等穴区进行穴位热敏探查，并标记热敏穴位。①天枢进行双点温和灸，自觉热感深透腹腔或沿两侧扩散至腰部，灸至热敏灸感消失为止。②大肠俞进行双点温和灸，自觉热感深透至腹腔或向两侧扩散沿带脉传至腹部，灸至热敏灸感消失为止。③次髎进行双点温和灸，自觉热感深透至可腹腔或扩散至腰骶部或向下肢传导，灸至热敏灸感消失为止。④上巨虚进行双点温和灸，部分的感传可直接到达腹部。如感传仍不能上至腹者，再取 1 支点燃的艾条放置感传所达部位的近心端点，进行接力灸，使感传到达腹部。最后将两支艾条分别固定于上巨虚穴和腹部进行温和灸，灸至热敏灸感消失为止。每次选上述 1 ~ 2 组穴位，每日 1 次，10 次为 1 个疗程，疗程间相隔 2 ~ 5 日，共治疗 2 ~ 3 个疗程。主治功能性便秘。

6. 灯火灸

（1）实证：治宜清胃泻火，通导大肠。主穴取支沟、照海、天枢、大肠俞。配穴，腹痛加内关；胃肠燥热加曲池、合谷；气郁加太冲、阳陵泉。施以明灯爆灸术，每穴灸 1 壮，每日 1 次，连灸至便通为止。

（2）虚证：治宜补益气血，润肠通便。主穴取天枢、支沟、大肠俞、脾俞、足三里。配穴，津液亏损加太溪；气血两虚加气海、胃俞。施以阴灯灼灸术，每穴灸 1 ~ 2 壮，每日 1 次，直至治愈。

7. 综合灸：采用温和灸与无瘢痕灸相结合治疗。温和灸每次施灸 15 ~ 20 分钟，无瘢痕灸每穴施灸 3 ~ 5 次。每日 1 ~ 2 次，7 日为 1 个疗程。①热秘、气秘均选大肠俞、天枢、上巨虚、支沟，施以无瘢痕灸；热秘加温和灸曲池、合谷；气秘加温和灸阳陵泉、太冲。②虚秘、冷秘均选大肠俞、天枢、脾俞、足三里，施以无瘢痕灸。虚秘加温和灸气海、胃俞；冷秘加温和灸神阙、关元。

8. 艾灸贴：贴敷神阙穴（肚脐）。每日一贴，每贴 3 到 6 小时，4 日为 1 疗程，4 个疗程为一个治疗阶段，每个阶段间隔停止使用 1 天。

【调治建议】

1. 养成定时排便习惯。

2. 平日多食蔬菜、水果、粗粮等纤维较多的食物，忌食辛辣、刺激性食品。

3. 积极参加适当的体育锻炼，亦可每日坚持一定时间的腹式呼吸锻炼。

4. 早晚可自行顺时针方向摩腹数次，以促进胃肠蠕动。

七、呃逆

【病证概述】

呃逆是以气逆上冲，喉间呃呃连声，声短而频，令人不能自制为特征的一种临床表现。本证古称"哕"，又称"哕逆"，俗称"打嗝"。此症偶然发作大都轻微，不治自愈，如持续不断，则须治疗才愈。本症如在其他急慢性疾病之严重阶段出现，则往往为病势转向危重的预兆，多较难治。

【灸疗取穴】

★主穴：第1组取膈俞、内关；第2组取天突、内关。

★配穴：实证加内庭、行间、巨阙；虚证加足三里、气海、关元。

【灸疗方法】

1. 灯火灸：治宜和胃降逆，止呃。实证施以明灯爆灸术，每穴灸1壮，每日1次，必要时可施灸多次。虚证施以阴灯灼灸术，每日1～3次。

2. 温和灸

（1）新证、急证患者，可先针内关、足三里，并予留针30分钟；温和灸中脘15分钟左右。

（2）重证、久病或继发于其他疾病之后者，直接温和灸膈俞、气海。灸后若未愈，再每穴每次温和悬灸20分钟，每日2次。

3. 药物灸

（1）将香烟点燃，在距神阙1cm处进行熏灸，每次熏灸数分钟，使局部皮肤有灼热感，每日1次，中病即止。

（2）取茴香、干姜、附子、青皮各20g，食盐50g。上药炒热布包，用药包热熨胸膈部（阿是区），直至呃逆停止。主治寒凝气滞型。

（3）取丁香10g，研细末，备用。用时，加姜汁、蜂蜜适量调成膏状，敷灸于神阙，外用纱布覆盖，胶布固定。每日换药1次，10次为个疗程。主治呃逆久而不愈。上药也可敷灸于中脘、阴都，方法同上。主治久病或大病之后，气逆上冲，喉间呃呃作声，声短而频。

（4）取丁香、干姜、附片、羌活、茴香各12g，木香22g，上药混匀，共研细末，贮瓶密封备用。用时，取药末适量，以温开水调成糊状，敷灸于神阙，外用纱布覆盖，胶布固定；再取食盐适量炒热，用布包裹，趁热敷熨于神阙，冷则再炒再熨，持续40分钟，每日2～3次。主治虚寒、久治不效的呃逆。

（5）取丁香、柿蒂、韭菜子、枳壳各等份，上药共研细末，备用。用时，取药末10g，以醋调成膏状，敷灸于神阙穴处，外用纱布覆盖，胶布固定。

每日换药 1 次，中病即止。主治久病呃逆。

（6）取羌活、附子各 15g，茴香、木香、干姜各 10g，上药共研细末，再与食盐 250g 混匀炒热，用布包裹，频熨于天枢穴处，冷后即换。每日 1 次，中病即止。主治寒呃。

（7）取乌附子、小茴香、广木香、羌活、干姜、母丁香、食盐各等份，上药混匀，共研细末，备用。用时，取药末 45g，分撒于 3 张 5cm 见方的胶布中间，分别敷灸于中脘、阴都、肾俞穴上，盖以纱布，再取麦麸炒热，以布包后，轮换熨敷以上 3 穴。主治胃中寒冷所致呃逆，症见呃声沉缓有力，遇寒加重。

（8）取龟甲、熟地黄各 120g，知母 70g，黄柏 60g，上药浸入植物油 500g 内，待 3～4 日后倒入锅中，炸枯去渣，滤过沉淀，再熬至滴水成珠时，徐徐下黄丹收膏，然后倒入水中出火毒，制成膏药，备用。用时，取膏药适量，烘热，摊于 4cm×4cm 的牛皮纸上，分别敷灸于气海、关元、阴都穴上。每日 1 换，呃止即停。主治胃阴不足证。

【调治建议】

1. 少食生冷辛热等食品。

2. 注意保暖，避免寒冷刺激。

3. 情绪安宁，专心做些其他事务，以分散注意力。

八、慢性胃炎

【病证概述】

慢性胃炎是以胃黏膜的非特异性慢性炎症为主要病理变化的慢性胃病，为临床常见、多发病之一，其主要表现为慢性上腹部疼痛及消化不良等症状。

中医认为，本病多为饮食失调、肝气犯胃、脾胃虚弱等，致使胃气滞寒，升降失常，胃络失养所为，当以健脾养胃，疏肝行气为治。由于本病是慢性病，故预防至关重要，平时尽量做到进食有规律，充分咀嚼，进食易消化食物，避免刺激性食物，饥饱不节和暴饮暴食等，避免精神过度紧张和疲劳。平时还应常取补益脾胃的食物，以增强胃壁的营养，减少胃病的发生。

【灸疗取穴】

★主穴：天枢、足三里、中脘、大敦、百会、胃俞、内关、曲泽。

★配穴：阳陵泉、期门、章门、三阴交。

【灸疗方法】

1. 艾炷灸：取小柴胡汤方（柴胡、黄芪、半夏、党参、生姜、甘草、大枣，原方未注明剂量），上药共研细末，以蜂蜜或饴糖调和制成直径约3cm、厚约0.8cm的药饼，中间以针穿刺数孔，上置艾绒，放在天枢穴处，点燃后施灸。一般灸3壮，多灸以患者耐受度为限，若感觉烫，沿经脉足阳明胃经第一侧线上下移动。每周2次，10次为1个疗程，一般治疗2~3个疗程。主治反流性胃炎。

2. 药物灸

（1）取仙人掌适量，去刺捣烂，以纱布包裹，敷灸于脐周，胶布固定，每日换药1次。主治急性胃炎，或慢性胃炎急性发作，或消化性溃疡病灶有活动发作者，症见胃脘部阵痛，泛酸嘈杂，心烦易怒，口干口苦，舌红苔黄，脉弦数者。

（2）取艾叶、小茴香各15g，上药共研细末，备用。用时，取药末与生姜汁、面粉适量调和成糊膏状，敷灸于脐部，胶布固定。每日换药1~2次，10日为1个疗程，疗程间相隔5日。主治慢性胃炎、胃及十二指肠溃疡、胃下垂等所引起的胃痛。症见脘痛绵绵，得食痛减，多食则脘腹痞胀，泛吐清水，胃部冷感，四肢不温，疲倦乏力，大便溏薄，舌质淡红，苔薄白，脉细弱。

3. 温针灸

（1）取中脘、下脘、内关（双）、足三里（双）。先将艾条切成2cm长的艾段，然后再将老姜切成0.1cm厚的姜片，在姜片中央穿一小孔，以便针柄穿过。治疗时，患者平卧，穴位皮肤常规消毒，针刺后施以补法使之得气，然后将穿有小孔的姜片，从针柄末端穿过，使姜片贴于皮肤上，再将艾段插在针柄顶端，艾段约同针柄顶端齐平，最后在艾段靠近皮肤一端将其点燃。艾段徐徐燃烧，使针和姜片变热，此时患者即能感觉肠蠕动，艾段燃完后除去灰烬。每穴连续灸3壮，每日1次，15日为1个疗程，疗程间休息5日。主治脾胃虚寒型胃痛。

（2）主穴取足三里（双）、内关，配穴取中脘、天枢穴。穴位皮肤常规消毒，以毫针直刺足三里 1.0 ~ 1.5 寸、内关 0.5 ~ 1.0 寸，然后点燃艾条段，插在针柄上。再取配穴中脘，以毫针直刺 1.0 ~ 1.5 寸、天枢 1.0 ~ 1.5 寸，施以提插补法，不留针。内关、足三里留针 30 分钟。隔日 1 次，10 次为 1 个疗程，共治疗 3 个疗程。

4. 综合灸

（1）灸神阙：先用细盐将肚脐填平，再取厚 0.2 ~ 0.3cm 姜片，中间用粗针刺数个小孔，大小如花生米，置于姜片上点燃，候燃尽后易炷再灸。适用于脾胃虚寒，胃脘冷痛，吐泻并作、四肢厥冷等症。慢性胃炎胃痛隐隐、神疲乏力、面黄肌瘦者，每日灸 5 ~ 7 壮，连续灸 20 ~ 30 日，即可收满意疗效。

（2）灸足三里：取清艾绒捏制成花生米大艾炷，置于足三里处。局部皮肤搽以少许凡士林或蒜汁，以便粘住艾炷，点燃后施灸，可连灸 7 ~ 10 壮。灸毕因灼伤形成灸疮（即瘢痕灸法）。也可用艾条熏灼足三里穴，每次 20 ~ 30 分钟，每日 1 次，10 ~ 15 日为 1 个疗程。瘢痕灸法主要适用于慢性胃炎长期不愈，既可调和胃气，保护胃黏膜，又可增强体质，故对治疗顽固性胃脘疼痛尤为适宜。用艾条熏灼，刺激较轻，适用于慢性胃炎症状较轻者。

（3）艾条灸法：对于脾胃虚寒型胃痛，或中老年胃脘隐痛、食欲缺乏者，可用艾条温和灸中脘、梁门、足三里。具体操作：取艾条 1 支，点燃后直对穴位，距离以患者能耐受为度。一般灸 10 ~ 15 分钟，使皮肤出现红晕而不烫伤，2 ~ 3 日 1 次。症状减轻后可适当减少施灸次数。病愈后仍可坚持灸足三里，每周 1 次，或每年定期施灸，不仅能健脾和胃、改善胃肠功能，还可增强体质、防病延年。如患者腹中冷痛，则加灸神阙、公孙；伴恶心呕吐者，加灸上脘、关元；伴大便泄泻者，加灸天枢、大肠俞，每次 10 ~ 30 分钟，每日 1 次。

5. 艾灸贴

（1）急性胃炎：直接对痛点贴敷，每日一贴，每贴 3 到 6 小时。

（2）慢性胃炎：每日一贴，每贴 3 到 6 小时。轮流贴敷中脘穴、胃俞穴、足三里穴，治疗周期需时 30 天以求治本。

【调治建议】

1. 积极治疗。慢性胃炎的主要治疗原则是寻找和消除病因，缓解症状。

2．注意休息。急性发作时应注意适当休息，病情好转后应加强体育锻炼，增强体质。

3．合理饮食。改变不良的饮食习惯，即进食要有规律，按时进餐；饮食定量，不要暴食暴饮；少食刺激性食物，以免刺激胃黏膜。

九、胃下垂

【病证概述】

胃下垂是指站立时，胃的下缘达盆腔，胃小弯弧线最低点降至髂嵴连线以下。本病的发生是由于膈肌悬吊力不足，肝胃、膈胃韧带功能减退而松弛，腹内压下降及腹肌松弛等因素而致，也可因各种原因经常压迫胸部和上腹部引起，多见于身体瘦弱、胸廓狭长的人，多产妇女也易患本病。中医认为本病由脾胃虚弱，中气下陷所致。

【灸疗取穴】

★第1组：中脘、胃上（位于脐上2寸，旁开4寸处）、神阙。

★第2组：脾俞、胃俞、气海、足三里。

两组穴位轮换施灸。

【灸疗方法】

1．温和灸、回旋灸或雀啄灸

（1）每次施灸15～30分钟，每日1次，15次为1个疗程。

（2）取百会、合谷、中脘、气海、足三里等穴，用清艾条在上述穴位上施以温和灸或雀啄灸，使局部有温热感而无灼痛，每次5～10分钟，至皮肤稍红晕为度。每日1次，10次为1个疗程，疗程间休息5日，一般治疗2～3个疗程。

2．隔姜灸：取艾炷如枣核大，每穴施灸5～10壮，每日1次，15次为1个疗程。

3．药物灸

（1）取蓖麻仁10g，升麻末2g。先将蓖麻仁捣烂如泥，拌入升麻末，制成直径约2cm、厚约1cm的圆状药饼。剃去患者百会穴周围2cm内的头发，敷以药饼加以固定。患者仰卧，放松裤带，用灌有80℃热水的瓶子熨烫药饼30分钟，每日3次。药饼可连用5日，10日为1个疗程。

（2）取蓖麻子仁98%，五倍子末2%，上药按比例打成烂糊状，制成每粒重约10g、直径约1.5cm的药饼备用（成人1次用量）。治疗时，剃去百会穴周围头发（与药饼等大），将药饼紧贴于百会穴，外用纱布固定。每日早、中、晚各1次。并用搪瓷杯盛开水半杯，将杯底置于药饼上热熨，每次10分钟左右，以感觉温热而不烫痛皮肤为度。主治中气下陷所致的胃下垂。

（3）取黄芪、党参、丹参各15g，当归、白术、炒白芍、枳壳、干姜各10g，升麻、柴胡各6g（食欲减退者加鸡内金10g，大便溏泻者加焦六曲10g），上药焙干，共研细末和匀，装瓶备用。用时，取药末10g，填于神阙穴处，铺平呈圆形，直径2～3cm，再用8cm×8cm胶布封贴。每隔3日换药1次，每日隔药艾灸1次（药与艾之间放一圆形金属盖），艾条长约1.5cm，连灸3壮，1个月为1个疗程。主治胃下垂、胃痛、泄泻、带下等病症。

（4）取蓖麻子仁50粒，捣成糊状，做成药饼，敷灸于百会穴上，5日为1个疗程。主治胃下垂。

（5）取黄芪24g，升麻18g，附子20g，五倍子18g，上药共研细末，过120目筛，再与蓖麻子30g共捣烂和匀，另加芝麻油适量调匀，备用。用时，敷灸于百会、鸠尾、胃俞、脾俞穴上，伴恶心呕吐加内关穴；上腹痛甚加中脘穴；下腹痛甚加三阴交穴；便秘加支沟穴。待24小时换药1次，10次为1个疗程。主治胃下垂。

（6）取蓖麻子仁10g，五倍子5g，上药共捣烂如泥状，敷灸于脐部神阙穴处，每日早、中、晚各热敷1次，间隔4日换药1次。注意：孕妇及吐血者忌用。

（7）取附子24g，蓖麻子仁30g，五倍子18g，上药共捣烂如泥状，敷灸于百会、鸠尾穴处。主治中气下陷，胃肠停饮等证。

（8）取三棱、莪术各15g，肉桂10g，陈艾45g，木香、草果、公丁香各10g，水仙子15g，红花15g，高良姜12g，砂仁6g。上药共研细末，以100cm长布折成双层，其内铺以棉花，将药末铺于棉花中间，用线缝好，以防止药末堆积和漏出。用时，将药兜日夜兜在阿是区（胃脘部），于胃痛易发季节开始使用，连用6个月或至病愈。每月换药1次。主治肝胃不和，胃肠停饮之胃下垂、胃痛等。

4. 温针灸：取百会、上脘、中脘、气海、足三里（双）、脾俞（双）、胃俞（双）。先取 0.5cm×0.5cm 小艾炷压灸百会穴，再取 1.5 寸毫针，温针灸上脘、中脘、气海、足三里（双）、脾俞（双）、胃俞（双），均 3 壮。每日 1 次，9 次为 1 个疗程，疗程间相隔 1 日。并服中药：以调中益气汤为主，基本方：黄芪 45g，人参、升麻各 9g，苍术、木香各 30g，橘皮 12g，甘草 6g，脾肾阳虚者加附子；胃阴虚者加石斛。水煎服，每日 1 剂，9 日为 1 个疗程，疗程间相隔 1 日。

【调治建议】

1. 避免暴饮暴食。选用的食品应富有营养，容易消化，但体积要小。减少食量，但要增加餐次，以减轻胃的负担。

2. 不宜久站和剧烈跑跳，饭后宜平卧半小时。

十、慢性结肠炎

【病证概述】

慢性结肠炎主要表现为腹部不适、大便异常，多伴有非结肠源性症状和胃肠外症状，症状出现或加重常与精神因素或遭遇应激状态有关。根据临床表现，将其归属于泄泻、便秘、腹痛、滞下、郁证、瘕聚等范畴。

【灸疗取穴】

★主穴：①轻症：足三里、三阴交。②重症：第 1 组取关元、神阙、足三里；第 2 组取脾俞、肾俞、命门。两组主穴轮换交替使用。

★配穴：食欲缺乏加中脘、胃俞，腹痛加天枢、大肠俞。

【灸疗方法】

1. 温和灸：每穴施灸 15 ~ 30 分钟，每日 1 次，10 ~ 15 次为 1 个疗程。

2. 隔姜灸：取艾炷如黄豆或枣核大，每穴施灸 3 ~ 7 壮，每日或隔日 1 次，10 次为 1 个疗程。

3. 隔盐灸：取神阙穴，艾炷如枣核大，连灸 5 ~ 7 壮，隔日 1 次，5 ~ 10 次为 1 个疗程。

4. 无瘢痕灸：取艾炷如麦粒大，每穴施灸 3 ~ 7 壮，每日或隔日 1 次，5 ~ 10 次为 1 个疗程。

5．药物灸

（1）急性腹泻以天枢、足三里为主穴，慢性腹泻以脾俞、中脘为主穴，肾虚腹泻以命门、关元为主穴，腹泻伴恶心、呕吐配内关，水泻较重配阴陵泉，每次选2穴。取丁香、木香、肉桂、吴茱萸、薄荷各等份，上药共研细末，密封存备用。用时，取药末10g，以生姜汁及适量酒调成糊状，分敷于所选的穴位上，外以纱布覆盖，胶布固定，每日换药1次。主治溃疡性结肠炎。

（2）取脾俞、大肠俞、神阙穴。再取硫黄30g，枯矾30g，朱砂15g，母丁香10g，独头蒜（去皮）3枚，生姜250g，芝麻油250ml，黄丹（炒）120g。先将前6味混合捣烂如膏状，搓丸如黄豆大，备用。用时，取药丸1粒，置于膏药中间，敷灸于上述各穴，一穴一丸，每日更换1次，起疱则止。

（3）取胡椒10粒，番木鳖（去壳生用）3个，枯矾10g，大蒜10瓣，米饭适量。前3味药共研细末，加入大蒜共捣至融烂，再加入米饭适量，捣匀如厚泥状，制成5分硬币大小的药饼，敷灸于神阙穴上，纱布覆盖，胶布固定，隔日换药1次，直至痊愈为止。主治久泻。

（4）取肉桂3g，硫黄6g，白胡椒1.5g，鸡内金3g，枯矾6g，五倍子6g，鲜葱3～5节。上药除鲜葱外，余药共研细末，再与鲜葱捣烂调成糊状，平摊于神阙穴处，外用纱布覆盖，胶布固定，每日敷灸2小时即可。每日1次，6次为1个疗程。若敷药出现发痒、灼痛等，停药可消失。主治溃疡性结肠炎肾阳虚衰证。

（5）取吴茱萸15g，绿豆10g，上药共研细末，用醋调成糊状，敷灸于神阙穴处，待8小时后去除，每日换药1次。主治溃疡性结肠炎。

（6）取枯矾50g，白面20g，米醋适量。先将枯矾研细末，加入白面、米醋，搅匀成稠糊状，备用。用时，取药糊适量敷灸于神阙、涌泉（双），纱布覆盖，胶布固定。每日换药3～5次。主治久泻不愈。

（7）取苦参18g，黄连9g，黄柏、白及各15g，上药共研细末，炒热，制成药带，缚于少腹部（阿是区），待3～5日换药1次。主治慢性结肠炎。

（8）取阿胶块20～30g，置于茶杯内，隔水加热使之软化，取出剪成1.5～2.0g的小段块，再将小段块投入沸水中令充分软化后，用镊子夹出，捏成光滑的椭圆形栓剂，备用。用时，将其投入热水中软化，塞入肛门内，塞入的深度和枚数，视病位高低和病变范围而定。每日大便后上药1次，7～10次为1个疗程。主治慢性非特异性溃疡性结肠炎。

（9）取艾叶30g，荜澄茄1.5g，茴香15g，吴茱萸10g，细辛10g，公丁香10g，川椒15g，干姜15g，防风10g，大青盐20g，香附15g。上药共研粗末，炒热，药温以不烫伤皮肤为宜。装入事先缝制好的30cm×20cm的布袋中，放置于神阙穴，沿任脉至关元穴之间，直至患者感觉温热舒适为宜，稍凉后可用热水袋反复熨药袋，以保持药袋温度，时间在40～60分钟，治疗以晚间为佳。每晚1次，1剂药可用2次。主治慢性非特异性结肠炎。

注意事项：①用药期间，忌食辛辣之品、茶水、油腻等；②该方还可酌情加味使用。

（10）取车前子、丁香、吴茱萸、胡椒、肉桂各等份，上药共研细末，加入麝香少许再同研和匀，装瓶密封，备用。用时，取药末适量，用姜汁少许调和在糊状，敷灸于神阙穴处，外用伤湿止痛膏固定。2日换药1次，3次为1个疗程。主治慢性结肠炎。

【调治建议】

辛辣刺激性食品是首要的禁忌，如辣椒、芥末、胡椒、咖啡、浓茶等。腹泻型患者也不宜进生冷和过于油腻食物。食品应该多样化，不可偏食，以求营养平衡。

十一、肝炎

【病证概述】

肝炎是由肝炎病毒引起的消化道急性传染病。

本病病因病机多由外感湿热，郁而不达，外湿化热，蕴结脾胃，使脾胃功能减退，或因饮食不节，嗜酒肥甘，脾胃受损，健运失职，或劳伤过度，气滞湿郁，湿邪阻滞，以致脾胃功能减退。

本病症状以食欲不振、乏力、恶心呕吐、上腹不适、肝区疼痛、大便不成形为主症，部分病人可见目黄、身黄、尿黄和发热。本病急性期过后，尚有部分病人转为慢性，出现疲劳、食欲减退、肝区不适或隐痛、腹胀、大便稀溏等，伴肝功能长期不正常。慢性肝炎多以乙型肝炎为多见。

【灸疗取穴】

★主穴：足三里、太冲、阳陵泉、肝俞。

★配穴：慢性肝炎配加脾俞、三阴交，乙型肝炎配加脾俞、大椎、至阳、期门、中脘、膻中、气海，肝功能异常配加膈俞、胆俞、中脘，恶心、呕吐配加内关，肝大配加期门，黄疸不退配加胆俞，大便溏薄配加关元、阴陵泉。

【灸疗方法】

1. 温和灸：每穴施灸10分钟左右，隔日1次，7次为1个疗程。

2. 隔蒜泥灸：取艾炷如枣核大，每穴施灸2～3壮，以局部起水疱为度。水疱处涂搽甲紫药水以预防感染，至灸疱脱落后，再灸。主治慢性乙型肝炎。

3. 隔附子饼灸：取艾炷如花生米大，每穴施灸7壮，每日1次，7～10次为1个疗程。

4. 药物灸

（1）取肝俞、脾俞、大椎、关元、期门，每次选2～4穴。再取斑蝥研末后，敷灸于穴位上，每周1～2次，具体视发疱程度而定。

（2）取甘遂、二丑各6g，附子、肉桂各10g，上药共研细末，用生姜汁调成糊状，敷灸于神阙，每日1换，10日为1个疗程。主治慢性肝炎所致胁痛。

（3）取神阙、肝俞、胆俞，再取麝香末0.9～1.5g，胡椒末10g，雄鲫鱼1条（取背肉2块），共捣成鱼糊，分别敷灸于以上穴位，外以纱布覆盖，胶布固定。每日换药1次。

（4）取青黛4份，甜瓜秧或蒂2份，冰片1份，上药共研细末，加大蒜3～5瓣捣烂如泥状，拌匀备用。用时，取药膏敷灸于臂臑，外以纱布覆盖，胶布固定，待24小时后去药，此时皮肤必起水疱。水疱经常规消毒后，以注射器将水疱液体吸出，再涂上甲紫药水，加纱布包扎保护，一般3～5日水疱即可愈合。隔2～3周敷药1次，左右两侧穴位交替使用，连敷3次。具有清肝解毒的功用。主治慢性肝炎。

（5）取片姜黄、蒲黄、红花各250g，滑石125g，栀子420g，猪肝（焙干）500g。上药共研细末，用15%～20%乙醇调和成软膏状，备用。用时，取2～3个铜钱厚药膏敷灸于肝区，外以纱布覆盖，胶布固定，再用热水袋或温灸器在药膏上熨 30 分钟，每日熨 1 次。每剂药可连续敷 2 日，20 次为 1 个疗程，根据病情休息一段时间后再行第 2 个疗程。具有清热利湿，活血化瘀，通络消炎的功用。主治慢性迁延性肝炎及肝硬化。

（6）取苦杏仁 50g，生桃仁 50g，生栀子 25g，桑椹子 25g。上药共捣如泥状，加食醋适量调成膏状，备用。用时，取药膏 15g，搓成饼状，敷灸于神阙，外盖纱布，胶布固定。每 2 日换药 1 次，7 次为 1 个疗程。具有化痰瘀，清肝热，养肝阴的功用。主治慢性肝炎。

（7）取黄芪、白花蛇舌草、蒲公英、薏苡仁、丹参各 30g，太子参、茯苓、赤芍、苦参、虎杖、重楼各 15g，当归 10g。上药共研细末，过筛备用。用时，取药末撒在"慢性丙型肝炎膏"上，敷灸于阿是穴（肝区）、肝俞、神阙穴处。每 2 日换药 1 次，12 次为 1 个疗程。主治丙型病毒性肝炎。

（8）取虎杖 30～50g，马鞭草 30～60g，丹参 20～30g，香橼皮、香附、穿山甲（代）各 10～15g，茯苓 15～20g。上药共研细末，加麻油熬，用黄丹收膏，备用。用时，将膏药加热烊开后敷灸于肝区，胆区、胆俞、肝俞、神阙。每 2 日换药 1 次，12 次为 1 个疗程。主治瘀胆型肝炎。

（9）取公鲫鱼 1 条（取背肉两块），茵陈 30g，干姜、胡椒各 10g，麝香 1g。上药共捣烂成糊膏状（为两次用量），敷灸于脐周，外盖纱布，胶布固定。每日换药 1 次。主治黄疸（阴黄），症见身目发黄，黄色晦暗，不发热，口淡不渴，脘腹痞满，纳食不香，大便溏薄，舌质淡，苔腻，脉濡缓或沉迟。亦用于慢性肝炎、肝硬化、胆道结石以及腹腔肿瘤所引起的阻塞性黄疸。

（10）取桃仁、杏仁各 30g，栀子、桑枝各 15g。上药共研细末，加食醋适量，调成糊状，敷灸于神阙穴。每 2 日换药 1 次。主治慢性肝炎。

【调治建议】

1. 急性期应严格隔离消毒，灸法可减少针具感染的概率，在急性期自觉运用。

2. 患者出现肝功能异常时，应积极采用中西医结合治疗。

3. 肝炎患者应保证充分营养，注意休息以减轻肝脏代谢负担，保持心情舒畅。

十二、痢疾

【病证概述】

痢疾是以腹痛、排便次数增多，里急后重、下痢赤白、脓血便为主要症状的一种肠道传染病。本病多发于夏、秋季节。

本病多因感受暑湿、疫毒之邪和食入不洁、生冷之物，外邪、食滞交阻肠腑、气机不利、大肠传导功能失职、湿热相悖、气血阻滞、脏腑脉络受损，而致下痢脓血，形成湿热痢。由于湿和热偏盛不一，热盛伤血，湿盛伤气，而致下痢赤白多少不一；亦有因脾胃素虚，脏腑气弱，食凉受寒，外邪暑湿乘虚而入，以致寒湿不化，形成寒湿痢。若感疫毒之邪，毒邪熏灼肠道，热毒内盛，引动内风，蒙蔽清窍，而成疫毒痢；若湿热蕴结，秽浊阻于肠，脉络受损，脾胃失其升降功能，以致呕恶不能食，是为噤口痢；若痢疾迁延日久，中气虚弱，继而及肾，命门火衰，正虚邪恋，易因受凉或饮食不当反复发作。现代医学认为，痢疾是由摄入痢疾杆菌污染的食物和水引起的肠道传染病。

主要症状有发热、腹痛、腹泻、大便脓血、里急后重，可伴有食欲不振、恶心呕吐等。本病有急慢性之分，急性为起病急，发热或高热，疲乏无力、精神萎靡等；慢性常因急性痢疾未彻底治愈而形成，以里急后重、排粘液脓血便为主，且反复发作。

【灸疗取穴】

★主穴：神阙、天枢、上巨虚、气海（或关元）。

★配穴：发热加曲池、合谷；脓血便加命门、三阴交；大便次数多或水样便加阴陵泉；慢性者加关元、中脘、足三里、脾俞、肾俞；无症状带菌者加关元、下脘。

【灸疗方法】

1. 温和灸：每穴施灸 10 ～ 20 分钟，每日 2 ～ 3 次，5 次为 1 个疗程。慢性者，每日或隔日 1 次，15 次为 1 个疗程。

2. 隔蒜灸：取艾炷如枣核大，每穴施灸 5 ～ 7 壮，每日 1 ～ 2 次，3 ～ 7 次为 1 个疗程。

3. 隔盐灸：取神阙穴，艾炷如枣核大，每次施灸 5 ～ 7 壮，每日 1

次，3～5次为1个疗程。

4. 无瘢痕灸：取艾炷如麦粒大，每穴施灸5～7壮，每日1～2次，3～7次为1个疗程。

5. 隔药饼灸：取吴茱萸、艾叶各10g，白胡椒6g。上药共研细末，备用。用时，取药末与米饭适量拌匀捣烂，制成药饼2枚，交替敷灸于神阙穴处，再以艾条施灸，每日1～2次。具有温中止痢的功用。主治寒痢及虚寒痢。

6. 药物灸

（1）取白术、厚朴、陈皮、甘草各32g，木香、槟榔各15g，桃仁、黄连、茯苓、党参、当归、生姜、发团（即发面用的酵母面团）各15g。实证者加大黄。上药水煎似牛胶，入黄丹，制成膏药，备用。用时，敷灸于神阙穴处，每日换药1次。具有平胃、行气、止痢的功用。主治血痢。

（2）取吴茱萸3g，附子6g。上药共研细末，备用。用时，取药末，以水调匀成膏，敷灸于两足心涌泉穴处，外以纱布包扎固定，每日换药1次。具有导邪下行，止痢开噤的功用。主治噤口痢。

（3）取白芥子10g，研细末，以水调成软膏状，敷灸于神阙、下腹部；或取蟾蜍1只，破腹去内脏，捣成泥状，加麝香少许，敷灸于神阙；或取田螺4枚，生姜10g，葱10g，豆豉10g，共捣烂如泥状，敷灸于神阙；或取田螺、细辛、皂角刺各10g，葱2茎，酒饼半个，捣烂后敷灸于神阙。每日换药1次。中病即止。

（4）取吴茱萸、木香各15g，黄连9g。上药共研细末，备用。用时，取药末10g，以开水调匀成糊状，敷灸于神阙，外以纱布覆盖，胶布固定。每日换药1次，直至病愈。具有清热散寒，理气导滞的功用。主治赤白痢。

（5）取木香、丁香、杏仁、巴豆霜、百草霜、肉豆蔻、炮姜灰、木鳖子仁各等份。上药共研细末，密封备用。用时，取药末3～5g填入神阙穴，外以纱布覆盖，胶布固定。每日换药1次。具有散寒利湿，理气止痛的功用。主治寒湿痢、赤白痢伴里急后重，苔白腻，脉濡缓者。

（6）取胡椒、绿豆各7粒，大枣肉1枚，共捣烂成泥状，备用。用时，取药膏敷灸于神阙穴，外以纱布覆盖，胶布固定。每日换药1次，连敷3～5次。具有散寒、解毒、补中、止痢的功用。主治细菌性痢疾。

（7）取大蒜1～2头，捣烂如泥状，备用。用时，取蒜泥敷灸于涌泉（双），待 1 小时后取下。每日 1 次。具有解毒、杀菌、止痢的功用。主治细菌性痢疾与阿米巴痢疾。

（8）取吴茱萸 18g，研细末，以食醋调匀成膏状，备用。用时，取药膏分敷于两侧涌泉穴，外以纱布包扎，待 2 小时后取下，每日 1 次，直至病愈。具有温胃止痢的功用。主治细菌性痢疾，不思饮食，四肢酸冷者。

（9）取大黄 30g，川黄连、广木香各 10g。上药共研细末，以醋调匀成膏状，备用。用时，取药膏 5～10g，敷灸于神阙，外以纱布覆盖，胶布固定。每日换药 1 次。具有清热燥湿，理气止痛的功用。主治湿热痢。

（10）取吴茱萸 60g，巴豆 30g，黄蜡 10g，丁香 3g。上药共捣烂如泥状，用米醋调成糊膏状，备用。用时，取药膏适量，敷灸于双足侧心涌泉及神阙，外以纱布覆盖，胶布固定。每日换药 1 次，直至病愈。具有温中散寒的功用。主治噤口痢。口噤不能进食，食则呕吐，下痢脓血，里急后重，脐腹疼痛，脉沉紧等。

（11）取巴豆仁、吴茱萸各 4g，乌梅 6g，黄连 8g，木香 5g，马齿苋 10g。上药共研细末，用黄酒少许调成糊膏状，备用。用时，取药膏适量，敷灸于神阙穴处，外以纱布覆盖，胶布固定。可在脐窝洒黄酒少许，用热水袋敷熨。保持药糊湿润，每次熨 1～2 小时，每日换药 1 次，连用 2～3 日。具有散寒行滞，清热解毒的功用。主治痢疾腹痛。

7. 灯火灸：治宜清利湿热，调理肠胃。主穴取天枢、中脘、足三里、上巨虚。配穴，热甚配加曲池、合谷；寒重配加关元、气海；湿重配加阴陵泉；噤口痢配加内关；休息痢配加脾俞、肾俞。施以明灯爆灸术，每穴 1 壮，每日 1 次，直至痊愈。

【调治建议】

1. 细菌性痢疾和阿米巴痢疾患者可按上治疗，但中毒型菌痢，病情急暴险恶，应积极采取综合治疗和抢救措施。

2. 本病属肠道系统传染病，在发病期间，应当做好护理工作，严格进行消化道隔离，注意饮食卫生，避免传染。

3. 饮食上应少食油腻、辛辣生冷食物，以利于病情转愈。

第三章 心血管常见疾病的灸疗

一、高血压

【病证概述】

高血压病又称原发性高血压，是以动脉血压升高，尤其是舒张压持续升高为特点的全身性、慢性血管性疾病。头痛、头晕、乏力等是较常见的一般症状。晚期病人因心、肾、脑等脏器出现不同程度的损害，还可出现相应的各种临床表现。继发于某种疾病而引起的高血压，其血压升高仅是一种症状，所以又称症状性高血压或称继发性高血压。

目前国内高血压的诊断采用 2005 年中国高血压治疗指南建议的标准：①正常成人血压的收缩压 < 120mmHg，舒张压 < 80mmHg。②成人高血压收缩压 ≥ 140mmHg，及（或）舒张压 ≥ 90mmHg。③正常高值血压在上述二者之间。

根据本病的临床表现，可归属于中医学的眩晕、头痛等范畴。早在《素问·至真要大论篇》就有"诸风掉眩，皆属于肝"，《灵枢·海论》"髓海不足，则脑转耳鸣"的记载，认为眩晕与肝肾关系最密切。《丹溪心法·头眩六十七》提出无痰不眩，无火不晕，认为痰与火是引起眩晕的另一种重要原因。《临证指南医案·头痛·华岫云按》"头为诸阳之会，与厥阴肝脉会于巅。……厥阴风火，乃能逆上作痛。故头痛一证，皆由清阳不升，火风乘虚上人所致。"阐述了肝火上逆，清阳不升而致头痛的发病机制。以上这些论述，为高血压病的辨证论治提供了重要的依据。

【灸疗取穴】

★主穴：涌泉、百会、曲池、足三里、悬钟。

★配穴：头痛眩晕加风池，失眠多梦加太冲、安眠，耳鸣眼花加肝俞、肾俞，心慌、心悸配加内关。

【灸疗方法】

1. 温和灸

（1）每穴施灸 15 ~ 20 分钟，每日 1 ~ 2 次，15 次为 1 个疗程。

（2）施灸穴位分 8 组，第 1 组取中脘、足三里（双），第 2 组取环跳（双）、阳陵泉（双）；第 3 组取风市（双）、申脉（双）；第 4 组取肩髃（双）、曲池（双）；第 5 组取风池（双）、绝骨（双）；第 6 组取身柱、阳交、三阴交（双）；第 7 组取委中（双）、照海（双）；第 8 组取百会、哑门、列缺（双）。上述前 7 组穴位每日灸 1 组，循环灸 5 日后，加灸第 8 组穴位。

2. 隔姜灸：取艾炷如黄豆或枣核大，每穴施灸 5 ~ 7 壮，每日或隔日 1 次，10 ~ 15 次为 1 个疗程。

3. 无瘢痕灸：取艾炷如麦粒大，每穴施灸 3 ~ 5 壮，每日或隔日 1 次，10 次为 1 个疗程。

4. 瘢痕灸：取艾炷如麦粒大，灸至起小水疱为度，次日若灸疮未发，则在原来的穴位上重新施灸，直至发灸疮为止，待灸疱痊愈后再施灸。限灸足三里、悬钟。

5. 艾炷灸

（1）取足三里、绝骨，两足两穴交替使用（即左取足三里，右则取绝骨），用米粒样艾炷在上述两穴做直接施灸，待每穴施灸 7 壮后，即用胶布封固，以促进灸疮的形成。待灸疮形成后，每日更换胶布 1 次，灸疮周围用 75% 乙醇棉球消毒，灸疮处用干棉球吸干。每隔 30 日施灸 1 次，8 次为 1 个疗程。第 2 个疗程分季节施灸，即在"二分、二至、四立"（春分、秋分，冬至、夏至，立春、立秋、立夏、立冬）期间施灸。主治原发性高血压。

（2）先灸足三里，后灸悬钟（绝骨）。每次取 1 穴（双侧），两穴轮换交替使用，每穴施灸 1 ~ 3 壮，1 ~ 7 日施灸 2 次，10 次为 1 个疗程，疗程间相隔 1 ~ 2 个月。主治原发性高血压。

（3）取涌泉、石门、足三里、绝骨、内关、丰隆、气海、肝俞、太溪、三阴交、太冲、阴陵泉。根据临床辨证结果，每次选 3 ~ 5 穴，每穴施灸 3 ~ 5 壮，每日 1 ~ 2 次，10 日为 1 个疗程。主治高血压虚证。

（4）取足三里、绝骨等穴，每穴用艾炷施灸 3 ~ 5 壮。每日 1 次，7 次为 1 个疗程。

6. 雀啄灸：取百会。采用艾条雀啄灸法，从远处向百会接近，当患者感觉发熨为 1 壮；然后将艾条提起，再从远端向百会接近，同样患者感觉发烫为 1 壮；如此反复 10 次为 10 壮，两壮之间应间隔片刻，以免起疱。主治虚性 2 级、3 级期原发性高血压，肝火上炎型禁用。

7. 药物灸

（1）取吴茱萸 15 ~ 30g，研细末，用食醋适量调成糊状，于睡前敷灸于两侧涌泉，外用纱布包扎，胶布固定。每日换药 1 次，轻症 1 次即可，重症可连用 3 ~ 5 次。

（2）取丰隆、足三里、曲池、中脘、关元、肾俞、肝俞、膈俞，每次选 2 ~ 4 穴。再取甘遂、延胡索、细辛、黄芩、吴茱萸、蜈蚣、白芥子各适量（原方未注明剂量），共研细末，贮瓶备用。用时取药末少许，以生姜汁调制成糊状敷灸于所取的穴位上，每次敷灸 4 ~ 24 小时，以局部皮肤有蚁行感或痒感、灼热感为度。部分患者穴位皮肤可起水疱，水疱小者让其自行消散，大者可用消毒纱布固定，以防感染。每日 1 次，30 日为 1 个疗程。

（3）取吴茱萸、川芎各等份，研细末后，敷灸于神阙，外用麝香止痛膏固定，3 日换药 1 次。

（4）取桃仁 20g，杏仁 24g，夏枯草 20g，水蛭 6g，栀子 6g，白胡椒 1g，上药共研细末，分成 6 包，每日用 1 包，用醋调成糊状，每晚临睡前敷灸于双侧涌泉，次晨取下，此后每晚复行上法操作。

（5）取吴茱萸（胆汁制）500g，龙胆草醇提取物 6g，硫黄 50g，白矾（醋制）100g，朱砂 50g，环戊甲噻嗪 17.5mg。上药共研细末，装瓶备用。用时，每取药末 200mg 左右，倒入神阙内，棉球覆盖，胶布固定。每周换药 1 次，至愈为度。具有降火、化痰、镇静、安神的功用。主治高血压头痛、头晕等症。

8. 综合灸

（1）主穴取涌泉。配穴，阳亢者配太冲，阴阳俱虚者配足三里。每次贴 2 穴，各穴轮换交替使用。取肉桂、吴茱萸、磁石各等份，共研为细末，每次用药末 5g，以蜂蜜调制成药饼敷灸，于每晚临睡前换药 1 次，外用胶布固定；再取艾卷薰灸 20 分钟。主治各型原发性高血压。

（2）①肝阳上亢型，取风池、肝俞、行间、侠溪、太冲，每次选 2～4 穴，施以艾条温和灸或温针灸，每穴 10～20 分钟，每日 1 次或 2 日 1 次，5～10 次为 1 个疗程。②肾精不足型，取百会、肾俞、三阴交、太溪、涌泉，每次选 2～3 次，施以艾炷麦粒灸，每穴 3～5 壮，2 日 1 次，3 次为 1 个疗程；或采用艾条温和灸，每穴 10 分钟，每日 1 次或 2 日 1 次，10 次为 1 个疗程。③痰浊阻逆型，取内关、丰隆、中脘、阴陵泉，每次选 2～4 穴，施以艾炷隔姜（或山楂片）灸，每穴 5～7 壮，或以艾条温和灸，每穴 10 分钟，每日 1 次或 2 日 1 次，5 次为 1 个疗程。④各种类型高血压，取足三里、绝骨，施以艾炷瘢痕灸，用麦粒大艾炷灸 3～7 壮，以穴位起小疱为度，灸毕贴小块胶布以促发灸疮，待灸疮痊愈后可再做灸治。

（3）①肝郁化火型，治宜疏肝解郁，平肝降火。施以泻法：艾炷非化脓灸百会穴 4～7 壮，肝俞或胆俞穴 4～6 壮，期门 4～6 壮，太冲 4～8 壮，阳陵泉 5～8 壮。施以蒜泥灸法：太冲灸 5～10 分钟，阳陵泉灸 5～10 分钟，外关灸 10 分钟。②痰湿内蕴型，治宜健脾化痰。施以补法：艾炷非化脓灸百会 5～9 壮，大椎 3～5 壮，中脘（或上脘）3～7 壮，足三里（或丰隆）3～9 壮，脾（胃）俞 3～5 壮。施以蒜泥灸法（敷灸法）：公孙 5～10 分钟，内关 10 分钟，外关 10 分钟，大椎 5～10 分钟。③气血亏虚型，治宜健脾安神，益气养血。施以补法：艾炷非化脓灸百会 5～9 壮，足三里 3～9 壮，膈俞 3～7 壮，气海 3～5 壮，血海 3～9 壮。施以艾条温灸：足三里 10 分钟，膈俞 5～10 分钟，气海（或关元）5～10 分钟，血海 10 分钟。④肝肾阴虚型，治宜滋肝补肾。肾俞 3～5 壮，肝俞 3～5 壮，太溪 1～3 壮。

（4）防治高血压，可采用：①艾炷瘢痕灸：取足三里、悬钟，采用中等艾炷，直接放在穴位上施灸，每穴 2～3 壮，灸后形成灸疮，产生无菌性化脓刺激，1 个月左右灸疮结痂脱落后形成瘢痕。不仅有明显的降压作用，而且还可改善血液黏稠度和对大小血管有扩张作用。②艾炷麦粒灸：多用于气血虚弱型，取百会穴，采用"轻灸"，即灸壮少的灸法，特别是初灸者，可仅灸 3 壮，待血压渐降后，再增加壮数以巩固疗效，但切不可加壮过多，如增加壮数而血压上升者，应予减少壮数，每日 1

次或 2 日 1 次。③艾条温和灸：取足三里、曲池，每穴施灸 10 ~ 15 分钟，每日 1 次，10 次为 1 个疗程。该法适应面广，可用于各种证型。

9. 综合疗法：艾灸配合耳穴贴压：采用艾条悬灸百会，以感觉烫热为 1 壮，每次灸 10 壮，每日 1 次，并配合采用王不留行贴压耳穴心、神门、肝、肾、内分泌、额、枕等穴，每次取 4 ~ 5 穴，7 日调换 1 次，5 周为 1 个疗程。主治原发性高血压。

10. 灯火灸：治宜平肝潜阳，健脾祛湿。主穴取曲池、太冲、足三里、风池。配穴，肝阳上亢加肝俞；阴虚阳亢加太溪、三阴交；痰湿壅盛加丰隆、阴陵泉；头痛加印堂、太阳；失眠加神门、三阴交；心悸或胸闷加内关。施以阴灯灼灸术，每穴 1 壮，每日 1 次，10 次为 1 个疗程。

【调治建议】

1. 生活要有规律，保持性格开朗、乐观，保证足够的睡眠时间，不能过度疲劳。

2. 忌烟、烈酒，减少盐的摄入（每天不超过 3g）。

3. 对有高血压危象或中风先兆者当迅速采取综合治疗，并注意保持患者情绪稳定，避免精神刺激。

4. 适当锻炼，防止体重超重与肥胖。

二、低血压

【病证概述】

一般认为，低血压状态是指上肢动脉血压低于 12/8 kPa（90/60mmHg）者。据统计，65 岁以上的老年人中，老年性低血压者约占 20%。老年性低血压不仅可引起心脑灌注不足，严重者还可能引起心绞痛、脑卒中。该病在中医学属"眩晕""厥证""心悸""虚劳"等病证范畴。常因心悸怯弱、劳思过度，或久病以后心血不足，或饮食所伤脾胃不和，或肾阴耗损等导致气血生化不和，脑髓失养等所引起。

【灸疗取穴】

★主穴：百会、足三里。

★配穴：心悸、心慌配加心俞、内关穴，头晕、易疲劳加关元（或气海），直立性低血压加中脘、脾俞、肝俞。

【灸疗方法】

1．温和灸

（1）每穴施灸 20 ～ 30 分钟，每日 1 次，10 ～ 15 次为 1 个疗程。

（2）取百会、心俞、脾俞、肾俞、巨阙、关元、气海，每次选 3 ～ 5 穴。每穴施灸 7 ～ 10 分钟，灸至皮肤潮红，热力内透为止。亦可用黄豆样大小的艾炷做隔姜灸，每次灸 3 ～ 5 壮，每日 1 次或 2 日 1 次。主治气虚证、阳虚证。

（3）独取百会，施以艾条悬灸温和灸法，每次施灸 15 分钟，每日 1 次，10 次为 1 个疗程。主治原发性低血压。

2．无瘢痕灸：取艾炷如麦粒大，每穴施灸 3 ～ 5 壮，2 ～ 3 日施灸 1 次，10 次为 1 个疗程。

3．药物灸

（1）取党参 30g，白术、茯苓各 10g，甘草 3g，当归、熟地黄各 10g，川芎 6g，肉桂 1.5g，黄芪 15g，陈皮、远志各 5g。上药用麻油 250ml 熬焦，去渣，下黄丹 30g 收膏，摊膏备用。用时，敷灸于气海，每日换膏 1 次。具有大补气血的功用。主治内外诸虚。

（2）取苍术、熟地黄各 500g，五味子、茯苓各 250g，干姜 32g，川椒 15g。上药用麻油熬，黄丹收摊膏备用。用时，取膏药敷灸于脾俞、肾俞。每日换膏药 1 次。具有温补脾肾的功用。主治脾肾两虚证。

（3）取牛肚 1 个，黄芪 250g，党参、生白术、当归各 182g，熟地黄、半夏、香附、麦冬各 128g，茯苓、五味子、白芍、益智仁、补骨脂、核桃肉、陈皮、肉桂、甘草各 64g，砂仁、木香各 32g，干姜 15g，大枣 10 枚。上药用麻油先熬牛肚 1 个，去渣，后入余药，用麻油熬，黄丹收膏、摊膏备用。用时，取膏药敷灸于膻中或气海。具有补益元气的功用。主治元气不足证。

（4）取整鳖甲 1 具，党参、生地黄、熟地黄、枸杞子、五味子、当归、山茱萸各 64g，黄芪、白术、川芎、醋香附、山药、枣仁、五灵脂各 32g，柴胡、牡丹皮、黑栀子、龙胆草、瓜蒌、黄芩、茯苓、木通、羌活、防风、泽泻、生甘草各 22g，黄连、续断、陈皮、半夏、红花各 15g，薄荷、肉桂各 6g，乌梅 5 枚。用麻油先熬鳖甲去渣，再入余药熬焦，下黄丹收膏，加牛胶搅匀即成。摊膏备用。用时，贴疼痛处。具有补肝肾，和气血的功用。主治肝虚为病，或有隐痛及虚损者。

（5）取熟地黄、当归、山药、枸杞子、黄柏、知母、山茱萸、白芍、生地黄、玄参、肉苁蓉、麦冬、天花粉、天冬、黄芩各32g，五味子、红花、生甘草各15g。上药用麻油熬，黄丹、铅粉各半收，石膏粉120g，搅匀，摊膏备用。用时，取膏药敷灸于膻中或关元。具有补精养血，润燥清热的功用。主治精血内燥证。

4. 灯火灸

眩晕：治宜安神健脾，滋肾平肝。主穴百会、太溪、足三里、攒竹、风池。配穴，气血不足加脾俞、气海；肝阳上亢加肝俞、太冲、行间；痰浊上扰加丰隆、内关、中脘；肝肾阴虚加肝俞、三阴交。施以阴灯灼灸术，每穴1～2壮，每日1次，10次为1个疗程。

5. 综合灸

（1）主穴取百会；配穴取关元、气海、足三里。治疗时以主穴为主，效果不明显时再加配穴。嘱患者取卧位或坐位，右手持点燃的艾条在距百会3cm处施以温和灸，左手示（食）指、中指置于百会穴两侧，按压头发并可自感温度，以便于随时调节施灸距离。每次施灸15～20分钟。在关元、气海、足三里以艾炷施直接灸，每穴灸5～7壮，灸至穴位局部皮肤出现轻度红晕。灸时施用补法，即不吹火，待其燃尽后去之，然后手按其孔穴。每日1次，10次为1个疗程。

（2）主穴取百会、足三里。配穴，心慌者加心俞、内关；头晕、易疲劳者加关元（或气海）；直立性低血压者，加中脘、脾俞、肝俞。①温和灸：每穴施灸20～30分钟。每日1次，10～15次为1个疗程。②无瘢痕灸：取艾炷如麦粒大，每穴施灸3～5壮，每2～3日1次，10次为1个疗程。

（3）取百会、关元、气海、足三里。在百会施以艾条温和灸法，每次20分钟；在关元、气海、足三里施以艾炷直接灸法，每穴灸5～7壮，灸至穴位局部皮肤出现轻度红晕。灸时用补法，即不吹火，待其燃尽去之，然后手按其孔穴。每日1次，10次为1个疗程。疗程间相隔2～3日，治疗3个疗程后观察疗效。主治原发性直立性低血压。

（4）先取百会，用艾条施以温和灸20分钟，再取关元、气海、双侧足三里，各穴先涂以少量凡士林，然后置以蚕豆大艾炷，点燃，不等艾火烧至皮肤，只要患者感到灼痛时，即用镊子将艾炷夹去压灭，更换艾炷再灸。灸时用补法，即吹灭其火，待其燃尽去之，然后用手按压其穴位。每日1次，10次为1个疗程，疗程间相隔2～3日，共治疗3个疗程。主治原发性直立性低血压。

【调治建议】

1. 一般热水浴可引起血管扩张，老年人洗浴时事先要准备好浴垫或木椅，坐在椅子或浴垫上洗浴，以避免在洗浴时发生低血压。

2. 体育锻炼老年人运动强度过大，可因心排血量不足而致血压下降，因而运动时应量力而行，循序渐进，以运动后不引起气促为宜。

3. 有老年性低血压现象者，对食盐不能过分限制，以每日8g为宜；鼓励少食多餐，避免饱食，防止因饱食而使血液淤积于胃肠而诱发低血压。餐后不宜立即活动，以休息20～40分钟后活动为宜。

三、冠心病

【病证概述】

冠心病是指由于冠状动脉循环改变引起的冠状动脉血流和心肌需求之间不平衡而致的心肌损害，它包括了急性、暂时性和慢性三种。本病也称之为"冠状动脉粥样硬化性心脏病""冠状动脉性心脏病"，多发生在40岁以上，男性多于女性。

本病在中医学中属"胸痹""真心痛"之范畴。《素问·藏气法时论》载："心病者，胸中痛。"《圣济总录·胸痹》亦载："胸痛者，胸痹痛之类也……胸膺两乳间刺痛，甚则引背胛或彻背膂。"

【灸疗取穴】

★取内关、心俞、膻中、厥阴俞、曲泽，每次选2～3穴，以左侧穴位为主。

【灸疗方法】

1. 温和灸

（1）每穴施灸15～30分钟，每日1～2次，10次为1个疗程。

（2）取膻中、膈俞。治疗时，将艾条的一端点燃，在距离穴位皮肤1寸（约3.3cm）处固定不动，使患者有温热舒适感，局部皮肤呈红润潮湿样表现，每穴施灸 15 分钟，每日 1 次，6 次为 1 个疗程。主治心绞痛。

（3）先将艾绒均匀散入灸罐的桶底，再均匀撒入药粉（用生五灵脂 24g，青盐 15g，夜明砂、葱根各 6g，木通 9g，白芷、乳香、没药各 3g，共研为细末）0.5g，共撒艾绒四层、药粉三层，以与桶口相平为度。并将艾绒点燃后再盖上罐口，将罐垫布置于所灸的穴位之上。穴位第 1 组取中脘、足三里（双），各灸 30 分钟。第 2 组取期门（双），各灸 30 分钟；太冲（双），各灸 25 分钟。第 3 组取下脘、天枢（双）、气海，各灸 30 分钟。第 4 组取心俞（双）、神门（双），各灸 25 分钟。第 5 组取膈俞（双），各灸 25 分钟；膻中、巨阙，各灸 30 分钟。第 6 组取厥阴俞（双）、少海（双），各灸 25 分钟。第 7 组取天池（双）、间使（双），各灸 25 分钟。第 8 组取双侧三阴交，各灸 25 分钟；关元、曲骨，各灸 30 分钟。第 9 组取双侧肾俞穴，各灸 30 分钟；双侧照海，各灸 25 分钟。每日 1 次，用 9 次依次将上述 9 组穴位灸治完毕。共治疗 81 日后，心绞痛消失，心电图大致正常。

（4）取内关（双）、膻中、心俞（双）、至阳等穴。采用药艾条作灸料，点燃艾条一端后，先行施灸一侧的内关穴，灸火距离皮肤 0.5 ~ 1.0 寸（1.5 ~ 3.0cm），用温和悬灸法使患者局部皮肤呈红晕为度。然后再次以同样方法施灸于另一侧内关，施灸时间 5 分钟，再依次以同样方法施灸膻中、双侧心俞、至阳穴，各施灸 5 分钟，每日 1 次，6 次为 1 个疗程，疗程间休息 1 日。主治冠心病。

（5）取膻中、内关、足三里等穴，施行艾条温和灸，每次 20 分钟，每日 1 次。主治冠心病。

（6）取内关、膻中、心俞、至阳穴，上穴均取，双侧同用。嘱患者取平卧位，充分暴露腧穴部位。用药艾条作灸材，点燃艾条一端后，先施灸一侧内关，灸火离皮肤 0.5 ~ 1.0 寸（1.5 ~ 3.0cm）。采用温和悬灸法，使患者局部有温热感而无灼痛为宜。施灸 5 分钟，以局部皮肤红晕为度。然后再用同样方法施灸另一侧内关，离灸 5 分钟。再依次用同样方法施灸膻中、心俞（双），各灸 5 分钟。至阳穴施以温和灸，每次 30 分钟。每日 1 次，6 次为 1 个疗程，间隔 1 日后再继续进行第 2 个疗程的治疗。一般治疗 5 ~ 10 个疗程，治疗时间在 1 ~ 2 个月。所有病例在治疗期间，均停服任何中西药物，仅心绞痛发作时给服硝酸甘油片。

（7）取双侧内关、双侧心俞、膻中。嘱患者取平卧位，充分暴露腧穴部位，点燃艾条一端后，先施灸一侧内关穴，灸火距皮肤 0.5 ~ 1.0 寸，使患者局部有温热感而无灼痛为宜。施灸 5 分钟，以局部皮肤呈红晕为度。然后再以同样方法施灸另一侧内关穴。再依次以同样方法施灸膻中、心俞穴，各灸 5 分钟。每日 1 次，6 次为 1 疗程。疗程间休息 1 日。主治冠心病。

（8）取内关、膻中、心俞、厥阴俞、关元、足三里、膈俞、郄门，每次选 3 ~ 4 穴，每穴施灸 5 分钟，以局部红晕为度。亦可采用温灸盒或温灸器灸，每次施灸 30 分钟，每日 1 次或 2 日 1 次，6 次为 1 个疗程，疗程间相隔 2 日。

2. 无瘢痕灸：取艾炷如麦粒大，每穴施灸 15 壮，每日 1 ~ 2 次，10 次为 1 个疗程。

3. 灯火灸：每日 1 次，15 次为 1 个疗程。

4. 隔姜灸：取心俞、厥阴俞、膈俞、膏肓俞，施以隔姜灸，每日 1 次。主治胸痹。

5. 药物灸

（1）取丹参、川芎、降香等中药制成药饼，敷灸于至阳穴，再用艾条温和灸 30 分钟，每日 1 次，3 周为 1 个疗程。施灸期间停用一切有关药物及忌寒凉之品。主治冠心病。

（2）取内关、膻中、心俞、膈俞、足三里，每次选 4 ~ 5 穴。再取黄芪、大黄、熟地黄各 30g，水蛭、虻虫、蛴螬、桃仁、杏仁、黄芩各 6g，土鳖虫、干漆各 3g，白芍 12g，冰片 5g，甘草 9g，上药共研细末，制膏备用。用时取药膏敷灸于穴位上，待 24 小时后取下，用清水洗净，发赤或起疱按常规处理。3 日 1 次，连用 6 周为 1 个疗程。

（3）主穴取膻中、心俞、厥阴俞、巨阙、阴郄、郄门、神阙。辨证配穴，心血瘀阻加膈俞、通里；寒凝心脉加关元、内关；痰浊内阻配加中脘、丰隆；心气虚弱加气海、足三里；心肾阴虚加肾俞、三阴交；心肾阳虚加关元、命门、大赫。再取瓜蒌、薤白、白芷、赤芍、川芎、陈皮、青木香、檀香各 2 份，桃仁、红花、乳香、没药、附子、朱砂、冰片各 1 份。上药除冰片外共研细末，贮瓶备用。每取药末适量加入冰片，用生姜汁调成糊状，每次取蚕豆大药糊，用胶布敷灸于穴位上。每次敷灸 4 ~ 6 小时，每日 1 次。

（4）取硝石、雄黄、冰片按 5：1：1 的比例配取，上药共研细末，加入基质黄蜡、香油制成膏状。每取 10g 敷灸于至阳（位于第 7 胸椎棘突下），外用胶布固定，每隔 24 小时换药 1 次，10 日为 1 个疗程，共治疗 1 个疗程。

（5）初发期或缓解期取神阙，耳穴心、交感；发作期取至阳、内关。耳穴用速效救心丸（中成药）半粒，胶布 0.5cm×0.5cm 固定；体穴用药丸 1 粒，胶布 2cm×2cm 固定。根据病程不同时期施灸穴位，选施灸穴位后，局部消毒，按压片刻，将药丸置于穴位上，并用胶布固定，敷灸后加压刺激，以使局部轻度疼痛，红润即可。并嘱患者或家属每日加压刺激穴位 5 次，每次 3 分钟，2 日换药 1 次，5 次为 1 个疗程。急性发作期可持续按压。

6. 温灸器

（1）主穴取心俞、厥阴俞、膻中、内关。配穴，心气虚型者，配足三里；气阴两虚型者，配三阴交或太溪；气虚血瘀型者，配膈俞或三阴交。每次取主穴 1 ~ 3 穴，配穴根据临床证型选取。采用固定式艾灸温灸器，以补法（将燃着的艾条置于温灸器中，在距离穴位上方的 3 ~ 5cm 处，任其慢慢燃烧，火力应和缓，使局部皮肤温热而红晕，施灸 20 ~ 30 分钟后停灸，再手指按压其灸穴至得气为度）。若虚中夹实者适当结合泻法（将燃着的艾条置于温灸器中，在距离穴位上方 2 ~ 3cm 处施灸，并用气吹火，促其燃烧。局部皮肤红晕稍感灼烫，灸 5 ~ 10 分钟停灸，不按其穴），每日 1 次或 2 日 1 次，10 次为 1 个疗程，疗程间相隔 7 日。主治冠心病。

（2）主穴取心俞、厥阴俞、膻中、内关。配穴，心气虚者配加足三里；气阴两虚者配加三阴交或太溪；气虚血瘀者配加膈俞、三阴交。每次取主穴 1 ~ 3 穴。用温罐施灸，一般以补法为主。具体方法：将点燃的艾条置于温灸器内，在距离穴位上方 3 ~ 5cm 处任其慢慢燃烧，火力要和缓，使局部皮肤温热红晕，施灸 20 ~ 30 分钟后停灸，再用手指按压其所灸穴位至患者得气为度。如为虚中夹实者可适当结合泻法：将点燃的艾条置于温灸器内，距穴位上方 2 ~ 3cm 处施灸。每日 1 次或 2 日 1 次，

10次为1疗程，疗程间相隔7日，一般治疗3个疗程。主治冠心病。

（3）取膻中、内关、足三里等穴，采用固定式艾条熏灸器和无烟艾卷做灸治，每穴20分钟，每日1次，7~10次为1个疗程。

7. 综合灸

（1）取心俞、厥阴俞，均取双侧。心绞痛患者治疗时间宜选在静止期，艾炷如麦粒大，每穴施灸5壮，每周1次，灸间隔施以温和灸上述穴位及内关、三阴交（双侧），每穴15分钟，4周为1个疗程，疗程间相隔1周。

（2）取内关、心俞、膻中、厥阴俞、曲泽。每次选2~3穴，以左侧穴位为主。①温和灸：每穴施灸15~30分钟，每日1~2次，10次为1疗程；②无瘢痕灸：艾炷如麦粒大，每穴施灸15壮，每日1~2次，10次为1个疗程；③灯火灸：每日1次，15次为1个疗程。

（3）取心俞、厥阴俞、膏肓俞、关元、气海、足三里，每次选3~5穴。采用大艾炷做无瘢痕灸，每穴灸5~7壮，也可采用艾条灸法。适用于痰浊瘀阻、心脉瘀痹、气滞心痛、寒凝心脉、心气不足、心阳亏虚证。每日1次或2日1次，10次为1个疗程。心阳亏虚证还可取巨阙穴和神阙穴，用大艾炷隔盐灸，施灸5~7壮，直至阳气恢复为止。主治冠心病。

8. 艾灸贴：外用，贴敷膻中穴。每日一贴，每贴使用6小时，每4日1个疗程，4个疗程为一个阶段，每个疗程间隔停止使用1天。

【调治建议】

1. 对心绞痛的艾灸治疗须与内科配合进行为妥，临床中要特别注意病情变化，防止发生意外。

2. 缺血性心脏病者，平素要参加一些适当的体育活动，控制饮食，维持正常体重，戒烟、戒酒，有高血压或糖尿病亦应积极治疗，心情要开朗，注意精神调节。

四、心肌梗死

【病证概述】

心肌梗死，是由于冠状动脉闭塞，血流中断，使部分心肌因严重的持久性缺血而发生局部坏死所致，属冠心病的严重类型。心肌梗死绝大部分系由冠状动脉硬化所引起，少数见于梅毒性主动脉炎累及冠状动脉开口，结缔组织疾病（风湿性疾病）或冠状动脉栓塞所引起。临床主要表现为持久而剧烈的胸骨后疼痛，血清心肌酶增高，以及心电图进行性改变，常发生心律失常、心力衰竭或休克。

心肌梗死在中医学属"真心痛"病证范畴，其并发症属"心悸""厥脱""喘证"等病证范畴。多与年老体衰、阳气不足、七情内伤、气滞血瘀、过食肥甘或劳倦伤脾、痰浊化生、寒邪侵袭、血脉凝滞等原因有关。寒凝气滞、血脉痰浊闭阻心脉，心脉不通而发为心胸疼痛，严重者可因部分心脉突然闭塞，气血运行中断而发为真心痛。

【灸疗取穴】

★取神阙、膻中、心俞、内关、厥阴俞等穴。

【灸疗方法】

1. 药物灸

（1）取生大黄3g，以50～60度白酒调成糊状，敷贴于神阙（脐部）处，外用敷料覆盖，胶布固定。同时给予"开塞露"清除肠内硬结大便，每日于局部用50～60度白酒约5ml加湿1次，3～5日换药1次。主治急性心肌梗死伴便秘。

（2）取红花、三七、地龙、冰片等制成外用贴膏，外贴于膻中、心俞、阿是穴等处，每日1换。主治心痹（冠心病、心肌炎）。

（3）取"冠心膏"（由丹参、红花、川芎、当归、乳香、没药、丁香、沉香、人工麝香等制成）外贴于膻中、虚里、心俞，每次选2穴，交替敷灸。每穴贴膏药1张，每次敷灸12～24小时。主治冠心病。

（4）①取"通心膏"（徐长卿、当归、丹参、王不留行、鸡血藤、葛根、延胡索、红花、桃仁、姜黄、郁金、参三七、血竭、椿根皮、穿山甲（代）、乳香、没药、樟脑、冰片、木香、人工麝香、硫酸镁、透骨草）敷贴于心俞、厥阴俞或膻中。②取"麝香心绞痛膏"（麝香、牙皂、白芷等），每次贴膏药2张，分别贴于心前区疼痛处和心俞，每隔24小时更换1次。③取"冠心止痛膏"（由丹参、当归、川芎、红花、乳香、没药、公丁香、降香等研为粗末，以95%乙醇浸制成流浸膏，加樟脑、冰片、二甲苯、麝香、苯海拉明、橡胶、羊毛脂等捣制成硬膏，并涂于布面即可）。临用时，外贴于内关、膻中或心俞，间隔6～12小时后行第2次贴膏。换膏时，先用热毛巾轻擦局部皮肤，待1～2小时后再予贴膏。1周为

1 个疗程。

（5）取内关、膻中、心俞、厥阴俞，采用"活血止痛膏"（市场有售）敷灸，每穴用 1 张，待 24 小时后去掉。2 日 1 次，15 次为 1 个疗程。

2．综合疗法

（1）针刺配合艾灸或温针灸：主穴取心俞、郄门（双）、巨阙；配穴取厥阴俞。其中，心俞、郄门、厥阴俞均先用导气法，要求针感到达前胸部，巨阙穴针法同膻中。心俞、厥阴俞、巨阙穴均在施行补法后，加用艾灸或温针灸法。适用于心肌梗死寒性心痛型。

（2）艾灸配合针刺：真心痛心阳暴脱证，以艾条灸关元、神阙，同时针刺气海、足三里，行补法，得气后留针 10 分钟。

【调治建议】

1．该病急性发作期应采用中西医综合措施抢救，灸疗可使临床症状部分缓解，可作为一种辅助治疗方法。待病情稳定后，灸疗可作为一种较好的治疗方法，坚持长期治疗。

2．少食盐、糖含量多的食品，多食坚果类、豆类、鱼和深绿色的蔬菜，常食山楂不仅有助于预防心肌梗死的发作，而且有利于疾病的康复。

3．减轻精神压力，稳定情绪，使精神轻松、愉快，不生气、不恼怒。

4．多参加有益身体的户外活动，如散步或医疗体育锻炼活动等。

5．定期检查身体，控制好血压、血脂等。

五、风湿性心脏病

【病证概述】

风湿性心脏病是由风湿病反复发作或急性风湿病未能及时控制影响到心脏所致，是常见的心脏病，属于中医的痹证中的心痹。

现代医学认为，其病因病机主要是因为风湿病反复发作或急性风湿病未能控制而影响到心脏所致。中医认为是痹证发展为脏痹，多因风、湿、寒、热为患，或患者居处潮湿，涉水冒雨，气候剧变，风寒湿邪乘虚侵袭人体，注于经络，留于关节，使气血痹阻；或因患者素体阳盛，阴虚有热感受外邪，易从热化，留阻经络而为痹。痹证迁延日久，正气虚怠，风寒湿热之邪，亦可内传于脏腑，出现脏腑痹证。

本病的主要症状，早期无自觉症状，以后逐渐出现心慌、气急、头晕，甚至呼吸困难、咳嗽气喘、不能平卧，或有口唇指甲发绀、下肢浮肿、颈静脉怒张等。

【灸疗取穴】

★主穴：神门、中脘。

★配穴：心悸、心慌配加内关、间使、大陵，水肿配加水分、阴陵泉，咳嗽气急配加肺俞、中府，风湿活动期配加大椎、命门、身柱、足三里。

【灸疗方法】

1. 温和灸

（1）每穴施灸 10 ~ 30 分钟，每日 1 次，10 次为 1 个疗程。

（2）取足三里、三阴交、中极、曲池、内关，每次施灸 15 分钟，每日 1 ~ 2 次，7 ~ 10 次为 1 个疗程。具有温经通络、行气活血、祛湿逐寒的功效。主治风心病，症见关节疼痛、心悸气短。

（3）取心俞、厥阴俞、足三里，采用艾条做温和灸或回旋灸，每次施灸 10 ~ 15 分钟，每日 1 次，10 次为 1 个疗程。

（4）取心俞、厥阴俞、膻中、外关等穴，用艾条施以温和灸，每次施灸 15 ~ 20 分钟，每日 1 ~ 2 次，7 ~ 10 日为 1 个疗程。

2. 隔姜灸：取艾炷如花生米大，每穴施灸 5 ~ 10 壮，每日 1 次，10 次为 1 个疗程。

3. 综合灸

（1）主穴取神门、间使、大陵。配穴，心慌者加内关，水肿者加水分、阴陵泉，咳嗽气急者配加肺俞、中府，风湿活动期，加大椎、命门、身柱、足三里。①温和灸：每穴施灸 10 ~ 30 分钟，每日 1 次，10 次为 1 个疗程。②隔姜灸：取艾炷如花生米大，每穴施灸 5 ~ 10 壮，每日 1 次，10 次为 1 个疗程。

（2）取心俞、厥阴俞、膏肓俞、膻中、巨阙、关元、气海，每次选 3 ~ 5 穴。用大艾炷施以无瘢痕灸，每穴施灸 5 ~ 7 壮，也可采用艾条灸。每日 1 次或 2 日 1 次，10 次为 1 个疗程。虚阳欲脱者，可取水分、神阙穴，用大艾炷做隔盐灸，可灸 5 ~ 7 壮，至阳气恢复为止。主治慢性风心病。

【调治建议】

1. 此病病情缠绵，要坚持治疗与体育锻炼相结合。

2. 居住应尽量避开潮湿、不通风、阴暗的环境。

3. 加强饮食起居调理，慎防肺部感染，以免加重心脏负担。

六、心律失常

【病证概述】

心律失常是指心脏搏动过快、过慢或节律不规则而言，即属于中医惊悸、怔忡范畴。惊悸常因突然受惊而作，时作时辍，其症较轻；怔忡常与惊恐无关，终日心中悸动不安，稍劳则甚，其症较重。两者在病情和病程方面虽有轻重、长短差异，然其病因病机基本相同。

本症多与失眠、健忘、眩晕、耳鸣等并存，故现代医学中各种原因引起的心慌、心动过速、心律失常和贫血、甲状腺功能亢进、神经官能症等，可参照本症治疗。

本症的病因病机常因平素体质虚弱，心虚胆怯，遇险临危，感受惊恐，使心神不能自主，发为心悸；或心血不足、阴血亏损、心失所养，致神志不宁而发病；或忧思过度，劳伤心脾，气血亏损，不能上奉；或肾阴亏损，水火不济，虚火妄动，上扰心神而致病；或脾肾阳虚，不能蒸化水液，停聚为饮，上犯于心，心阳被遏，心脉痹阻，而发本病。

现代医学认为，由外在因素加上身体内部因素，使中枢神经功能失调，影响自主神经功能，造成心脏血管功能异常；或由于忧虑，情绪激动，精神创伤，过度劳累而诱发。

本症主要症状为自觉心跳、心慌、伴胸闷、气短、头晕、乏力等；脉搏快者每分钟超过100次，慢者低于60次，或时快时慢，或有期前收缩。

【灸疗取穴】

★主穴：心俞、内关、足三里。

★配穴：心动过速加间使，心动过缓加厥阴俞、脾俞、郄门，心律失常加中脘、关元，期前收缩（早搏）加阴郄、三阴交，房颤配加神门、膻中。

【灸疗方法】

1. 温和灸

（1）每穴施灸15～30分钟，每日1～2次，10次为1个疗程。

（2）①气虚血瘀型者，取关元、神门，②阴虚火旺型者，取少冲、至阴，③肾虚水泛型者，取三阴交、太溪。采用艾条施以温和灸，灸至局部皮肤稍见微红为度，每日早、晚各1次，10次为1个疗程。

（3）取心俞、厥阴俞、膻中、巨阙、关元、气海，每次选3～5穴。采用艾条温和悬灸，每穴施灸7～10分钟，灸至皮肤潮红，热力内透为止。每日1次或2日1次，10次为1个疗程。主治气虚、阳虚型心悸。

（4）取心俞、厥阴俞、巨阙、肾俞、关元、气海，每次选3～5穴。采用艾条温和悬灸，每穴施灸7～10分钟，灸至皮肤潮红，热力内透为止；亦可用艾炷施以无瘢痕灸，每穴灸5～7壮。每日1次，10次为1个疗程。主治心律失常气虚证、阳虚证。

（5）取心俞、内关、神门、巨阙，每次施灸10～15分钟，每日1～2次，10次为1个疗程。

2. 无瘢痕灸：取艾炷如麦粒大，每穴施灸3～5壮，每日1次，10次为1个疗程。

3. 药物灸

（1）取丹参、三七、檀香各12g，莪术、广郁金各9g，冰片2g，桃仁、红花、乳香、没药、王不留行、血竭各6g。上药共研细末，用传统方法炼制，拌匀后用绒布制成4cm×3cm大小的膏药，或米醋适量调和成糊膏状，备用。用时，将膏药烊化，然后敷灸于左心俞穴和心前区部位。每周换膏药1张，一般3～4张为1个疗程。具有活血化瘀的功用。主治心律失常。

（2）取党参、黄精各30g，甘草15g，上药共研细末，装瓶备用。用时，取药末25g，用温开水调和成糊状，敷灸于左侧心俞、膻中，上盖纱布，胶布固定，每日换药1次。同时加服上3味药加琥珀末、三七末各1g研成的药末，每次服9g，以温开水送服，每日3次。具有益气养阴，活血化瘀，复脉宁神的功用。主治各种心律失常。

4. 艾灸罐：取中脘、足三里、心俞、神门、涌泉等穴，每次选2穴，上述各穴轮换交替使用。以温灸罐每穴灸治25～30分钟，发病时加灸心前区疼痛或不适处，每日1次，直至病愈。主治室上性心动过速。

5. 综合灸：主穴取心俞、内关、足三里。配穴，心动过速者加间使，心动过缓者加厥阴俞、脾俞、郄门，心律失常者加中脘、关元，期前收缩者加阴郄、三阴交，房颤者加神门、膻中。①温和灸：每穴施灸15～30分钟，每日1～2次，10次为1疗程，②无瘢痕灸：每穴施灸3～5壮，艾炷如麦粒大，每日1次，10次为1个疗程。

【调治建议】

1．灸法对心律失常有很好的保健作用，要坚持施灸。

2．患者应注意休息，劳逸结合，保持心情舒畅，避免恼怒、惊恐等刺激。

3．病情严重，有心衰倾向者应采取综合治疗措施。

第四章 神经系统常见疾病的灸疗

一、头痛

【病证概述】

头痛是一个自觉症状，可以出现于各种急慢性疾患中，临床较为常见。凡外感六淫、内伤杂病，引起以头痛为主症的病证，均可称为头痛。头痛剧烈，反复发作，经久不愈者称为"头风"。本篇仅讨论以头痛为主症的一些病症。

头痛证历代有多种名称。如《素问·风论篇》有"脑风""首风"之名，《证治准绳·诸痛门》有"头风"之称，实际上均属头痛。头痛可见于现代医学内、外、神经、五官等各科疾病中，常见的多由颅内病变、颅外病变、全身性疾病、神经官能症引起。

【灸疗取穴】

★主穴：通天、悬钟、太冲、痛点（阿是穴）。

★配穴：合谷、太阴、阳陵泉、涌泉。

【灸疗方法】

1. 温和灸：每穴施灸 15 ~ 30 分钟，每日 1 次，10 次为 1 个疗程。

2. 隔姜灸：取艾炷如麦粒或黄豆大，每穴施灸 3 ~ 5 壮，每日 1 次，10 ~ 15 次为 1 个疗程。

3. 药物灸

（1）取吴茱萸适量，研细末，与米醋适量调成糊状，敷灸于双侧涌泉，每日 1 次，7 日为 1 个疗程。

（2）取川芎、花椒壳各 3g，薄荷脑 1g，葱白适量。先将川芎、花椒壳研细末，再加入薄荷脑研碎和匀，以捣烂绞出的葱汁调和药末并做成2个药饼，分别敷灸于两侧太阳穴上，外用胶布固定。一般敷药10分钟头痛即见逐渐减轻，待4小时后将药饼取下。

（3）取川芎10g，天南星3g，葱白适量。将前2味药研细末，葱白捣烂，一并和匀备用。用时取药糊敷灸于太阳穴上，外以纱布覆盖，胶布固定。每日换药1次。或加朱砂1.5g，白酒5ml，则疗效更佳。

（4）取生草乌、天南星、生附子各30g，上药共研细末，再与葱白7根，生姜40g，捣烂和匀备用。用时敷灸于痛处，包扎固定。

（5）取太阳、列缺，左右交叉施灸穴位。再取白砒、藤黄、斑蝥、红娘子各等份，共研细末，加水为丸，如梧桐子大。取1丸置于膏药中间，另合1张膏药，用针刺数孔，置于太阳、列缺穴上，胶布固定，每日1换，5日为1个疗程，起疱则后延。主治偏、正头痛。该药切不可直接敷灸在皮肤上，不可误入口中或眼内，左侧头痛贴右侧穴，右侧头痛贴左侧穴。

（6）取羌活、独活各45g，赤芍30g，白芷20g，石菖蒲18g，上药共研细末，过筛，再取葱头5枚，加水煎浓汁，入药末调制成膏。取药膏适量敷灸于太阳、风池、风府，胶布固定，每日1换。

（7）取斑蝥3～5只，研细末，用布包裹，敷灸于阿是穴（痛点）处，待起疱后，用针刺破，使水流出。一般用药15分钟后见效。

（8）取荆芥穗12.5g，穿山甲（代）、蟋蟀、猪牙皂各7.5g，白芷12.5g，全蝎、土鳖虫、僵蚕各5g，冰片（后兑入）1.5g，薄荷2.5g。上药共研细末，以蜂蜜调匀，摊于布上备用。用时，取药布2小块，敷灸于双侧太阳穴处。每日换药1次。具有疏风通络，活血止痛的功用。主治头痛。

（9）取青黛、黄连、石决明、黄芩、桑叶、当归、红花、生地黄、防风、苏叶、贝母各等份，上药用麻油熬，黄丹7/10，朱砂1/10，同青黛收，备用。用时，取药膏适量，掺以黄花末，左头痛贴右太阳穴，右头痛贴左太阳穴，全头痛双贴。外以纱布覆盖，胶布固定，每日换药1次。具有清热凉肝，疏风止痛的功用。主治风热型头痛。

（10）取白附子、川芎各3g，共研细末，再将葱白15g捣烂如泥状，入药末调匀，备用。用时，将药泥摊于牛皮纸上，敷灸于双侧太阳穴，胶布固定。一般1次即可，痛未止者，次日再贴。具有疏风散寒，通络止痛的功用。主治风寒头痛。

4. 点按灸：取雄黄 20g，冰片 2g，麝香 1g，芒硝 10g，川乌 30g，草乌 30g，白芷 20g，精制艾绒 60g。上药除艾绒外，余药共研极细末，艾绒以曲酒喷湿，药末撒入艾绒内，混匀，阴干，备用。先取药艾 2g，平铺在 2cm×7cm 质地松软的桑皮纸上，卷成直径 1.5～2.0cm 的圆柱形，越紧越好，用胶水封口后即可使用。用时将艾条一端点燃，医者手持细小艾条对准施术部位快速点按，一触即起为 1 壮，以不灼伤皮肤为度。①风湿头痛取百会、风池、上星、太阳、大椎；②肝阳头痛取百会、太冲、足三里；③痰浊头痛取百会、印堂、丰隆、曲池；④血虚头痛取百会、血海、三阴交；⑤瘀血头痛取百会、阿是穴。每穴施灸 7 壮，每日 1 次，10 次为 1 个疗程。

5. 艾炷灸：取百会，直接艾炷灸 7 壮，每周 1 次，连续灸疗 4 次。适用于任何类型的头痛。

6. 灯火灸：治宜循经调气，通经活络。主穴，偏头痛取太阳、合谷、丝竹空、头维、上星、攒竹、阿是穴；前额头痛取头维、上星、合谷、足三里、阿是穴；后头痛取风池、天柱、合谷、头维、阿是穴；颠顶头痛取百会、行间、太冲、上星、合谷、阿是穴。配穴，感受风寒配加风府、肺俞；风热加大椎；气血亏虚加气海、足三里；肝肾阴虚加肝俞、肾俞。施以明灯爆灸术或灯火隔艾叶灸术。每穴 1 壮，每日 1 次，7 次为 1 个疗程。

【调治建议】

1. 引起头痛的原因较为复杂，艾灸虽对缓解头痛症状有较好的疗效，但治疗时必须审证求因，按治病必求其本的原则辨证论治。

2. 外感头痛须注意保暖，避风寒，适当休息。

3. 肝阳头痛应测量血压，需注意血压的波动对心脏的影响。同时肝阳头痛和痰浊头痛者，禁食肥甘厚味之品及辛辣之物。

4. 气血虚头痛和肾虚头痛应注意节制房事。

二、脑卒中后遗症

【病证概述】

脑卒中后遗症是指患者出现一侧肢体瘫痪的一种疾患，又称半身不遂、偏枯。最常见于脑血管意外引起的后遗症，亦可由其他脑部血管性疾病或脑外伤导致。

偏瘫大多由中风引起，多为火盛、气虚、湿痰内盛，致肝阳上亢，波及清窍，神明不能自主，故病人意识模糊、神志不清；或肝风内动，皮肤筋脉受害，因而颜面歪斜，手足搐动，偏废不用。

现代医学认为，脑部的血液是由颈动脉系统和椎—基底动脉系统供给。由于脑血管硬化、高血压、颅内血管发育异常造成脑血管破裂或栓塞导致脑部血液循环发生障碍（缺血或出血），以及脑外伤、脑肿瘤、脑炎、脑结核等，引起锥体束的损伤，是造成偏瘫的根本原因。

【灸疗取穴】

★主穴：第1组取百会、天窗（健侧）、肩髃、曲池、足三里；
第2组取百会、承灵（健侧）、曲鬓、悬钟、阳陵泉。
两组主穴轮换交替使用。

★配穴：软瘫加气海、肝俞、脾俞；硬瘫加中脘、巨阙、肝俞；角喎斜加地仓、颊车；肢体麻木加隐白、神庭；症状反复发作加风市、中脘、关元。

【灸疗方法】

1. 温和灸

（1）每穴施灸10～15分钟，每日1次，15次为1个疗程。

（2）取气海、关元穴，将点燃的艾条施灸于穴位上，距离皮肤1.5～3.0cm进行重灸。灸至皮肤稍有红晕，以不引起灼痛为度，患者自感有温热感，一般每穴施灸10～20分钟，每日2次。局部知觉减退的患者，通过医者手指的触觉来测知患者局部受热程度，以随时调节施灸距离，掌握施灸时间，防止烫伤。主治脑卒中后尿失禁。

2. 隔姜灸：取艾炷如枣核大，每穴施灸5～7壮，每日1次，15次为1个疗程。

3. 药物灸：取麝香1g，冰片5g，木瓜20g，樟脑50g，雄黄40g，川牛膝、桃仁各15g，半夏6g。上药共研细末，分成30等份；另备大活络丸30粒，生姜末90g。每次用热米饭捶饼2块，每块饼置放药末1份，大活络丸1粒，生姜末3g，敷灸于患侧上、下肢各1穴，晚灸晨取，15日为1个疗程。另取天南星1～5g，冰片少许，拌匀，以中指蘸药末揩牙齿，反复 20～30 次，以治疗口噤不开。

4. 隔盐姜灸：将盐炒干后，填于脐中，上覆姜片，隔姜施灸，灸至患者苏醒为度。主治不省人事。

5. 化脓灸：取患侧肩髃、曲池、环跳、足三里，施以化脓灸法。足三里灸疮愈后再灸，余穴灸疮愈后视机体恢复情况选穴再灸。若上肢功能障碍，选肩髃、曲池；下肢功能障碍，选环跳，亦可配合阳陵泉；足内翻严重者，取丘墟。患病后长时间不能恢复，自觉体力虚弱者，可多灸大椎。化脓灸 1 次后，除足三里外，均可采取麦粒温和灸或温针灸进行复灸或三灸、四灸。若复灸仍采用化脓灸法，则宜在灸疮愈合后至少 15 日再和化脓灸法。

6. 艾炷灸

（1）取百会、曲鬓、肩井、曲池、足三里、悬钟、风市，先以凡士林作黏附剂涂抹在穴位上，将艾炷置于两侧穴位，按从上至下，先健侧后患侧快速点燃艾炷，患者有热熨感即迅速取下艾炷，灸 7 遍。偶有烫伤，可用烫伤膏处理，次日在穴位附近稍远处施灸。每日 1 次，10 次为 1 个疗程，疗程间相隔 2 日，共治疗 6 个疗程。主治脑卒中偏瘫。

（2）取百会、曲鬓、肩井、曲池、合谷、足三里、丰隆、悬钟、风市、复溜、太冲，将艾炷置于标记的穴位上，同时点燃，待患者感觉微烫时立即取下。每次 9 遍，每日 1 次，每周 5 次，10 次为 1 个疗程，共治疗 5 个疗程。

7. 热敏灸：按照热敏灸技术要点中"十六字技术要诀"对施灸部位与施灸剂量进行定位、定量规范操作。对穴位热敏高发部位百会、风池、手三里、阳陵泉等穴区进行穴位热敏探查，并标记热敏穴位。①百会进行单点温和灸，自觉热感深透至颅内或沿督脉向前、向后传导，灸至热敏灸感消失为止。②风池进行双点温和灸，自觉热感深透或向四周扩散或沿督脉向前、向后传导，灸至热敏灸感消失为止。③手三里进行双点温和灸，部分的感传可直接到达头部。如感传仍不能上至头部者，再取 1 支点燃的艾条放置于感传所达部位的端点，进行温和灸，依次接力使感传到达头部。最后将两支艾条分别固定于手三里与头部进行温和灸，灸至热敏灸感消失为止。④阳陵泉进行单点温和灸，部分感传可直接到达头部。如感传仍不能上至头部者，再取 1 支点燃的艾条放置感传所达部位的端点，进行温和灸，依次接力使感传到达头部。最后将两支艾条分别固定于阳陵泉和头部进行温和灸，灸至热敏灸感消失为止。每次选上述3～4组穴位，每日1次，10次为1个疗程，疗程间相隔2～5日，共治疗2～3个疗程。主治缺血性卒中。

8. 温针灸

（1）取天枢、下脘、中脘、关元、石门，穴位皮肤常规消毒后，用0.35mm×50mm针灸针，直刺进针2寸，轻微提插捻转至局部有酸胀感，于针柄上插入2.5～3.0cm艾条，待艾条燃尽后取针。每日1次，15日为1个疗程。主治脑卒中后便秘。

（2）取头部运动区、足运感区、神庭透百会、患侧上肢极泉、曲池透少海、手三里、外关透内关、三间透后溪、肩髃透臂臑。患侧下肢髀关透环跳、血海、足三里、阳陵泉透委中、昆仑透照海、悬钟透三阴交、太冲透涌泉。极泉、委中进针后行苍龟探穴法施术，即针刺穴位后，先退至浅层组织，然后更换针尖方向，上下左右多向透刺，逐渐加深，如龟入土探穴，四方钻剔。要求针感达到指（趾）末端或上下肢抽动1～3次，强刺激不留针。其他穴位进针后施平补平泻手法，留针30分钟。单纯针刺组：留针期间不捻转，不接通电疗仪，每日1次，10次为1个疗程。电针组：留针期间选相关穴位，接G6805治疗仪，采用疏密波、弱刺激、快频率，每日1次，10次为1个疗程。温针灸组：留针期间选上述相关穴位，将药艾条剪1寸一段，挂在针柄上，在皮肤与针体之间隔一纸片以防灼伤。从艾段下端点燃，每次每穴施灸1～2段，每日1次，10次为1个疗程。主治脑卒中后遗症。

9. 壮医药线点灸：取内关、关冲、手五里、合谷、血海、足三里、地机、悬钟、复溜、申脉、大敦，采用2号药线，用拇、示（食）指持线的一端1～2cm，将线头在酒精灯上点燃，吹灭药线的火苗，快速用线头直接点按于穴位上，着火即起为1壮。灸处有轻微灼热感。一般患者每日1次，重症患者每日2次，10次为1个疗程，疗程间相隔2日。主治中风痉挛性瘫痪。

10. 灯火灸：①闭证：治宜宣闭通窍，祛痰降火。主穴取人中、太冲、丰隆、劳宫、十宣。配穴，神志不清加神门。人中、十宣穴用针刺，并在十宣点刺出血；其他各穴施以明灯爆灸术，每穴灸时，可用陈艾叶浸白酒后贴敷于穴位上，先以灯火爆灸于艾叶上，一触即起，并听见爆响"叭"声为1壮，不计壮数。②脱证：治宜回阳固脱，补益元气。主穴取关元、神阙（隔艾叶灸）、气海。配穴，四肢逆冷加命门；气息低微加足三里。施以明灯爆灸术，先取陈艾叶用白酒浸透，每穴贴敷艾叶1张，然后取灯心草1支，蘸油后点燃，直接将灯心火于穴位的艾叶上施灸，一触即起为1壮，不计壮数。艾叶灸焦了更换后再灸。

【调治建议】

1. 瘫痪肢体因感觉减退，对温度反应迟钝，故应避免直接使用保暖瓶取暖以防烫伤皮肤。

2. 长期卧床病人要定期翻身，以防褥疮，患肢推拿手法要轻柔多样，以免损伤皮肤，造成感染。

3. 积极预防和治疗高血压、糖尿病、高脂血症、心脏病、动脉硬化等疾病。

三、面瘫

【病证概述】

面瘫又称面神经炎，为茎乳突孔内急性非化脓性炎症而引起周围性面神经麻痹，又称贝尔麻痹。中医学称之为口眼㖞斜，俗称"歪嘴巴"。

面神经主要为运动神经，支配面部表情肌运动，面神经受损则面部表情肌运动受到影响。面神经还有味觉、泪腺及涎腺分泌功能，亦包括少数来源于外耳道的一般感觉纤维和面肌的深感觉纤维，支配泪腺和舌下腺的分泌纤维以及来源于舌前2/3的味觉纤维。

本病任何年龄均可发病，但以20～40岁最为多见，男性较女性为多，绝大多数为单侧性，双侧者少见。本病的发病特点为：一般急性起病，一侧面部表情肌突然瘫痪，在几小时内或在发病1～2天达到顶峰，2～3周后开始逐渐恢复，1～2个月内症状明显好转或消失，部分需经数月才能恢复，半数以上患者有完全恢复的可能。面神经麻痹恢复后个别病例（约2.7%）可复发。一般说来，如症状较重，病损位置较深，治疗不及时或不当，有15%左右的病人后遗程度不等的面瘫。

【灸疗取穴】

★主穴：地仓、颊车、合谷、内庭、风池。

★配穴：耳后疼痛加翳风、外关、阳陵泉，闭眼不全加阳白、丝竹空、面部麻木加颧髎、四白，食物滞留加下关，流泪加太阳、瞳子髎，流涎加承浆，面肌痉挛加足三里、三阴交。

【灸疗方法】

1. 温和灸：每穴施灸 10 ~ 20 分钟，每日 1 ~ 2 次，5 ~ 7 次为 1 个疗程。

2. 雀啄灸：每穴施灸 5 ~ 15 分钟，每日 1 ~ 2 次，5 ~ 7 次为 1 个疗程。适用于急性期治疗。

3. 隔姜灸

（1）取艾炷如枣核大，每穴施灸 3 ~ 7 壮，每日 1 次，5 ~ 7 次为 1 个疗程。

（2）取患侧耳垂下、下关、颊车、四白、颧髎穴，用生姜切片（要求选用新鲜老姜，沿生姜纤维纵向切取，直径 2cm 许，厚约 3mm），置于穴上；手捻艾绒成中艾炷，置于姜片上，用线香点燃后施灸，不计壮数，以灸处皮肤潮红湿润为度。每日 1 次，10 次为 1 个疗程，疗程间相隔 2 日，治疗 3 个疗程后统计疗效。主治贝尔麻痹。

4. 药物灸

（1）取白芥子 20g 研细末，用温开水调成糊状，敷灸患侧地仓、下关、颊车，待 24 小时后取下。

（2）取马钱子、细辛、冰片按 2∶1∶1 的比例共研细末，过 120 目筛，备用。用时，取药末适量，以蜂蜜调成糊状，取约黄豆大置于直径 1.5cm 的胶布上，将药糊连同胶布一起敷灸于患侧下关穴处，每次敷灸 4 ~ 6 小时，每日 1 次，10 次为 1 个疗程。

（3）取僵蚕、白胡椒各 10g，共研细末，与蓖麻仁 15g 捣烂如泥，以麝香 0.25g 混合搅拌成膏，密封备用。用时，取药膏如黄豆大放置在患侧翳风、听会、下关、迎香、地仓、颊车，每穴放置 1 粒药膏，外以胶布固定。每日换药 1 次，7 次为 1 个疗程。

（4）取主穴分 3 组，第 1 组取阳白、攒竹，第 2 组取承泣、四白，第 3 组取地仓、颊车、下关。配穴取合谷、风池、太冲。再取川牛膝、麻黄、乳香、没药、全蝎、僵蚕、苍术、甘草各60g，马钱子960g（用铁锅煮沸后，去皮晾干，锉为细末）为1料，上药共研细末，装瓶密封备用。将防过敏医用胶布剪成5分硬币大小，取药末2g，以白酒调成稠糊状，均匀涂搽于胶布中央，敷灸于相应穴位。如见眉蹙额不对称者，以第1组穴位为主；眼睑不能闭合、下眼睑外翻下垂者，以第2组穴位为主；鼓腮、露齿困难者，以第3组穴位为主。如以上3种症状皆有者，则在每1组中选穴，并配以太冲、合谷。每次敷灸4～5穴，每隔2日换药或根据病情变更穴位。一般治疗2周可愈。

（5）眼睑闭合受限者取头维、太阳；口眼㖞斜者取下关、地仓、颊车。并取生马钱子5份，蓖麻仁3份，木鳖子仁2份，将后2味药捣烂如泥状，与马钱子末拌匀，备用。再取凡士林100g，加入松香30g，加热使松香熔化，离火待温时，每100g松香加入调匀的三子药末50g，充分拌匀，再每100g三子药膏兑入冰片10g，樟脑10g，调匀即成"加味松香膏"，装瓶备用。用时，取药膏均匀地摊于棉布上，厚如1分硬币，敷灸于患侧穴位上，外用胶布固定。每隔3日换药1次，7次为1个疗程。一般2个疗程即愈。

5. 热敏灸：按照热敏灸技术要点中"十六字技术要诀"对施灸部位与施灸剂量进行定位、定量规范操作。对穴位热敏高发部位翳风、阳白、下关、颊车、大椎、神阙、足三里等穴区进行穴位热敏探查，并标记热敏穴位。

（1）急性期：①翳风进行双点温和灸，自觉热感深透且扩散至患侧面部，灸至热敏灸感消失为止。②下关进行单点温和灸，自觉热感透至深部并扩散至患侧面部，灸至热敏灸感消失为止。③颊车进行单点温和灸，自觉热感透至深部并扩散至患侧面部，灸至热敏灸感消失为止。④阳白进行单点温和灸，自觉热感深透或扩散至整个额部或自觉局部有紧、压、酸、胀感，灸至热敏灸感消失为止。⑤大椎进行单点温和灸，自觉热感深透或向四周扩散或沿督脉上下传导或沿上肢传导，灸至热敏灸感消失为止。

（2）恢复期：①阳白进行单点温和灸，自觉热感深透或扩散至整个额部或自觉局部有紧、压、酸、胀感，灸至热敏灸感消失为止。②下关进行单点温和灸，自觉热感透至深产并扩散至患侧面部，灸至热敏灸感消失为止。③颊车进行单点温和灸，自觉热感透至深部并扩散至患侧面部，灸至热敏灸感消失为止。④神阙进行单点温和灸，自觉热感深透至腹腔或沿两侧扩散至腰部，灸至热敏灸感消失为止。⑤足三里进行双点温和灸，部分的感传可直接到达腹部。如感传仍不能上至腹部者，再取 1 支点燃的艾条放置感传所达部位的近心端，进行温和灸，依次接力使感传到达腹部。最后将两支艾条分别固定于足三里和腹部进行温和灸，灸至热敏灸感消失为止。每次选上述 2 ~ 3 组穴位，每日 1 次，10 次为 1 个疗程，疗程间相隔 2 ~ 5 日，共治疗 2 ~ 3 个疗程。

6. 灯火灸：治宜疏风通络，活血行气。主穴取翳风、地仓、阳白、颊车、合谷。配穴，风邪胜加风池、太阳，鼻唇沟平坦加迎香、禾髎，目不能闭合加攒竹、申脉，面颊板滞加四白。施以阴灯灼灸术，每穴 1 壮，每日 1 ~ 2 次，15 日为 1 个疗程。复灸时要避开原灸点，以免灼伤皮肤。

7. 综合灸：取患侧翳风，施以隔姜灸 5 ~ 7 壮，至局部皮肤潮红，面部以清艾条温和灸 20 分钟左右，每日 1 次，10 次为 1 个疗程。

【调治建议】

1. 局部注意保暖，避免风寒侵袭，冬季外出应戴口罩。
2. 防止暴露的角膜感染，可配合滴眼药水或涂眼药膏。
3. 宜用温水洗脸，热毛巾敷患侧颜面。

四、面肌痉挛

【病证概述】

面肌痉挛亦称面肌抽搐，是一侧面神经受激而产生的功能紊乱症候群，多是一侧，患者以 40 岁以上多见，女性多于男性。病是由于某种压迫使面神经传导发生病理性干扰所致，大部分病人是由于正常的血管交叉压迫，如小脑后下动脉、小脑前下动脉、椎神经动脉压迫；或面神经瘫痪恢复后出现的面肌痉挛，极少数为外伤肿瘤或外科手术后出现患侧面肌痉挛。中医学认为，面肌痉挛是由于素体阴亏或体弱气虚引起，阴虚、血少、筋脉失养或风寒上扰于面部而致。

【灸疗取穴】

★详见"灸疗方法"。

【灸疗方法】

1. 药物灸

（1）取天麻、防风、白芷、荆芥穗、羌活、辛夷、细辛、全蝎、僵蚕、白附子各等份，上药共研细末，装瓶备用。用时，取药末 10 ～ 15g 填入神阙穴内，外用胶布固定。每日换药 1 次，直至痊愈。

（2）取全蝎 10g，蜈蚣 6g，地西泮（安定）12 片、卡马西平 16 片、地巴唑 10 片，上药共研细末，装瓶备用。用时，取药末 0.3g 填入神阙穴内，外用伤湿止痛膏贴固。每日换药 1 次，15 次为 1 个疗程，1 个疗程无效者改用其他疗法。

（3）取胆南星 8g，明雄黄 3g，醋芫花 50g，黄芪 30g，马钱子总生物碱 0.1mg。上药烘干，共研细末，再喷入白胡椒挥发油 0.05ml 混匀，密封保存备用。用时，脐部先用温水洗净并擦干，取药面 250mg 敷灸于脐部，按紧，用胶布固定，2 ～ 7 日换药 1 次。

（4）取威灵仙、白芍、川芎、炙甘草各 20g，上药共研粗末，用纱布包裹，热蒸 30 分钟后，趁热敷灸于地仓、颊车、下关、阿是穴处，每次 20 分钟。每日 2 次，10 ～ 15 日为 1 个疗程。

2. 热敏灸：按照热敏灸技术要点中"十六字技术要诀"对施灸部位与施灸剂量进行定位、定量规范操作。对穴位热敏高发部位风池、下关、手三里、阳陵泉等穴区进行穴位热敏探查，并标记热敏穴位。

（1）风池进行双点温和灸，自觉热感深透并向四周扩散，灸至热敏灸感消失为止。

（2）下关进行单点温和灸，自觉热感深透并向四周扩散，灸至热敏灸感消失为止。

（3）手三里进行患侧单点温和灸，部分的感传可直接到达面部。如感传仍不能上至面部，再取 1 支点燃的艾条放置感传所达部位的近心端，进行温和灸，依次接力使感传到达面部。最后将两支艾条分别固定于手三里、面部进行温和灸，灸至热敏灸感消失为止。

（4）阳陵泉进行患侧单点温和灸，部分的感传可直接到达面部。如感传仍不能上至面部者，再取 1 支点燃的艾条放置感传所达部位的近心端，进行温和灸，依次接力使感传到达面部。最后将两支艾条分别固定于阳陵泉和面部进行温和灸，灸至热敏灸感消失为止。每次选上述 1 ～ 2

组穴位，每日 1 次，10 次为 1 个疗程，疗程间相隔 2 ~ 5 日，共治疗 2 ~ 3 个疗程。

3. 温针灸：以下关、颧髎为主穴，每次必针，配以局部穴位，针上加灸 2 ~ 3 壮。

【调治建议】

1. 注意休息，保证睡眠时间，调节情志。

2. 避免感受风寒湿。

五、三叉神经痛

【病证概述】

三叉神经痛是指面部三叉神经支配区域反复发生阵发性短暂性剧烈疼痛，但无感觉缺失和运动障碍，病理检查亦无异常的一种病症。多发于 40 岁以上，女性较为多见。本病属于中医"面痛"范围。

本病病因病机，中医认为多属风寒、风热所患。风寒侵袭面部，寒性收引，凝滞筋脉，气血闭阻；或风热火毒，浸淫面部，耗伤阴血，筋脉失养，而致面痛。现代医学从原发和继发两方面认识本病，至于病因尚不明了。

本病症状以疼痛为特征，并与三叉神经分布一致，第一支为眼神经，第二支为上颌神经，第三支为下颌神经，各支可单独或并发发病。疼痛发作呈阵发性闪电样、刀割、针刺、烧灼样剧烈疼痛，一般持续时间为数秒，发作次数不定，间歇期无症状，痛时面部肌肉抽搐，伴颜面潮红、目赤流泪或流涎等，常因说话、吞咽、刷牙、洗脸等诱发疼痛。本病迁延，可出现局部皮肤粗糙，眉毛脱落，睡眠不佳，以致影响全身状况。

【灸疗取穴】

★主穴：颧髎、合谷（或商阳、三间）、行间、内庭、侠溪。

★配穴：额痛加太阳、鱼腰、阳白、头临泣，面颊痛加下关、听会、四白，上、下颌痛加颊车、翳风、夹承浆。

【灸疗方法】

1. 温和灸：每穴施灸 20 ~ 30 分钟，每日 2 次，10 次为 1 个疗程。适用于缓解期。

2．雀啄灸：每分钟雀啄 5 ～ 10 次，以痛止为度，适用于发作期。

3．艾炷灸：取百会，再取黄豆大艾炷置于穴位上，点燃后施灸，每次灸 3 壮，热度以患者能耐受为度，每日 1 次。

4．药物灸

（1）取巴豆（去壳）、朱砂、细辛各 1g，共研细末，装瓶密封备用。用时药灸太阳、百会、阿是穴，待 8 小时即可去除。局部发疱，可予挑破，涂以甲紫药水。

（2）第 1 支痛取太阳，第 2 支痛取下关，第 3 支痛取颊车；扳机点（即按压时能引起疼痛发作或者能缓解症状的敏感部位）明显疼痛的，可同时于该点（阿是穴）施灸。再取蟾酥 3 份、冰片 3 份、细辛 3 份、斑蝥 1 份，上药共研细末，备用。用时，取药末 0.3 ～ 0.5g 酒调，敷灸于穴位表面上，外以胶布固定。一般要求对病史较长、病情较重或年龄偏高、皮肤松弛者，用药量可稍重些，反之酌减。

（3）取老葱白 1 枚，生姜适量，共捣烂如泥状，敷灸于面颊或疼痛明显处，外用纱布固定，一般用药 4 个小时后疼痛可得到缓解。每 2 日换药 1 次，3 ～ 5 日疼痛可消失。

（4）全蝎 21 个，地龙 6 条，蝼蛄 3 个，五倍子 15g，生南星、生半夏、白附子各 30g，木香 9g。上药共研细末，备用。每取药末适量，加上等量的面粉，用酒调成药饼 2 个，敷灸于太阳穴，每次 20 ～ 30 分钟。每日 1 次，7 次为 1 个疗程。主治三叉神经痛，症见痛有定处，如针刺样，夜间尤甚者。

（5）取川乌、草乌各 12g，川椒、生麻黄、生南星各 15g，片姜黄 30g。上药共研细末，浸泡于少量乙醇中，待 2 日后取涂患处，疼痛发作时，随时涂抹，缓解后每日 3 次。主治面痛遇寒而发，疼痛剧烈，痛有定处。

5．热敏灸

按照热敏灸技术要点中"十六字技术要诀"对施灸部位与施灸剂量进行定位、定量规范操作。对穴位热敏高发部位下关、四白、夹承浆、风池、鱼腰等穴区进行穴位热敏探查，并标记热敏穴位。

（1）下关进行患侧单点温和灸，自觉热感深透并向四周扩散，灸至热敏灸感消失为止。

（2）四白进行患侧单点温和灸，自觉热感深透并向四周扩散，灸至热敏灸感消失为止。

（3）夹承浆进行患侧单点温和灸，自觉热感深透并向四周扩散，灸至热敏灸感消失为止。

（4）风池进行双点温和灸，自觉热感深透并向四周扩散，灸至热敏灸感消失为止。

（5）鱼腰进行患侧单点温和灸，自觉热感深透并向四周扩散，灸至热敏灸感消失为止。每次选上述 1 ~ 2 组穴位，每日 1 次，10 次为 1 个疗程，疗程间相隔 2 ~ 5 日，共治疗 2 ~ 3 个疗程。

6. 温针灸：取下关、鱼腰、攒竹、颧髎、翳风、迎香、巨髎、合谷、足三里穴，针刺得气后，点燃清艾条，轮替对准上述穴位的针柄施灸，以灸处周围皮肤红润、患者能耐受为佳，留针 30 分钟，疼痛较重者可延长留针时间，必要时可留针 1 小时以上。

7. 综合疗法

（1）穴位注射配合隔姜灸：①穴位注射：痛属眼支分布区者取合谷、丰隆、攒竹、阳白、鱼腰、阿是穴；痛属上颌支分布区者取合谷、丰隆、四白、巨髎、迎香、阿是穴；痛属下颌支分布区者取合谷、内庭、承浆、颊车、下关、阿是穴。制取野木瓜注射液 2 ~ 4ml，每穴注射 0.2ml，阿是穴可适当加大剂量。②隔姜灸：穴位注射后，将生姜（以老黄姜为佳）洗净，切成宽 2 ~ 3cm、厚 0.2 ~ 0.3cm 薄片，用针将姜片刺通无数小孔，置于患者最痛处（阿是穴）和上述穴位，再将艾炷点燃施灸。一般 3 ~ 5 壮为宜。均每日 1 次，10 次为 1 个疗程，一般治疗 2 个疗程。

（2）艾灸配合中药口服：艾灸，主穴取合谷、头临泣、阿是穴（面部触发点）。配穴，第 1 支痛配太阳、鱼腰、阳白；第 2 支痛配四白、颧髎、迎香；第 3 支痛配颊车、下关、大迎，均取患侧穴位，选 3 ~ 4 穴。将艾条一端点燃，置于穴位上端悬灸，每次 30 ~ 40 分钟，以局部红晕为度。每日 1 次，7 次为 1 个疗程，疗程间相隔 3 日。

在施灸治疗的同时，可根据患者的症状及舌、脉表现辨证，给予合适的中成药或汤剂配合治疗。

【调治建议】

1. 继发性面痛，应查明原因，采取综合治疗。

2. 本病易诱发，应尽量减少或避免诱因，以减少发作次数，减轻痛苦。

六、胁痛

【病证概述】

胁痛是以一侧或两侧胁肋部疼痛为主要表现的病证。现代医学中的肝胆疾患属中医"胁痛"范畴，故急慢性肝炎、胆囊炎、胆石症、胸膜炎及后遗症引起的胁痛和肋间神经痛均可参照本病用灸保健。

本病病因病机，中医认为足厥阴肝经布两胁，若情志抑郁，或暴怒伤肝，而致肝郁气滞，肝失调达，疏泄不利，可发生胁痛。若气郁日久，血流不畅，瘀血停滞，胁络痹阻；或强力负重，胁络受伤，瘀血停留可出现胁痛；或肝胆湿热内侵，疏泄失常，可导致胁痛。亦有久病精血亏损，血不养肝；或外邪迁延，耗血伤阴，脉络失养，导致胁痛。

现代医学认为胁痛是一个自觉症状，除肝胆疾患引起外，邻近组织脏器病变亦可引起胁痛，如胸膜炎、结核、肿瘤、外伤、肋间神经痛等，应引起大家重视。

本病主要症状以一侧或两侧胁部疼痛为主，常因咳嗽、喷嚏、深呼吸时痛甚，或伴情志波动而发作，或刺痛不移，或灼痛、畏油等症状。

【灸疗取穴】

★主穴：肝俞、胆俞、阳陵泉、日月、期门。

★配穴：痛随情志波动加太冲；痛如烧灼、畏油腻加支沟、丰隆、内庭、夹脊；刺痛不移加膈俞、大包、行间、血海。

【灸疗方法】

1. 温和灸：每穴施灸 15～20 分钟，每日 1 次，7～10 次为 1 个疗程。

2. 无瘢痕灸：取艾炷如麦粒大，每穴施灸 3～5 壮，每日 1 次，7～10 次为 1 个疗程。

3. 药物灸：取白芥子、吴茱萸各等份，将上药共研细末，过筛，加水调成糊状，备用。用时，取药糊敷灸章门、京门，药糊干后更换再敷，每日 3～4 次，直至病愈。

4. 灯火灸：治宜疏肝理气，活血化瘀。主穴取太冲、肝俞、期门、阳陵泉、支沟。配穴，气滞加膻中、足三里；瘀阻加膈俞；肝络失养加三阴交、心俞；湿热内阻加脾俞、胆俞；肝肾阴虚加肾俞、三阴交。施以阴灯灼灸术，每穴 1 ~ 2 壮，每日或隔日 1 次，直至痊愈。

【调治建议】

1. 患者应保持心情舒畅，情绪乐观。

2. 疼痛剧烈，甚至向肩背部放射时，应及时上医院就诊，以免延误病情。

七、坐骨神经痛

【病证概述】

坐骨神经痛是指在坐骨神经通路上出现的放射性疼痛，即类似中医学所认为的"腿痛"。

本病病因病机可从外邪、外伤与内损三方面认识。外邪可因风寒，久卧湿地，冒雨涉水，或湿热浸渍而经络受损，气血凝滞，不通则痛。跌仆闪挫，或劳作过度负重，气血运行不利，瘀血阻络而不通则痛。内损或由年老久病肾虚，或劳欲过度，精血不足，筋骨失去濡养而退变，压迫经络腿痛。现代医学认为本病可因坐骨神经受压、损伤、炎症等所致。

本病症状主要表现为腰腿痛，坐骨神经通路上放射性疼痛。疼痛常由一侧腰部、臀部向大腿后侧，胭窝、小腿外侧、足外侧放射，呈钝痛或胀痛或刺痛、烧灼痛。患肢不能抬高，咳嗽、喷嚏、弯腰、下蹲时疼痛加重。

【灸疗取穴】

★主穴：肾俞、环跳、痛点（阿是穴）、秩边、关元俞、大肠俞。

★配穴：臀部痛配加次髎；大腿后侧痛配加承扶、殷门；小腿外侧痛配加阳陵泉、悬钟；膝痛配加委中、足三里；踝痛配加昆仑、丘墟、解溪。

【灸疗方法】

1. 温和灸：每穴施灸 15 ~ 20 分钟，每日 1 ~ 2 次，10 次为 1 个疗程。

2. 隔姜灸：取艾炷如枣核大，每穴施灸 10 ~ 15 壮，每日 1 次，10 次为 1 个疗程。

3. 无瘢痕灸：取艾炷如黄豆大，每穴施灸 7 ~ 10 壮，每日 1 次，7 次为 1 个疗程。

4. 灯火灸：治宜温经散寒，疏风祛湿，通络止痛。主穴取环跳、殷门、承山、委中、足三里、阿是穴。配穴，肾气虚弱加肾俞、气海，患部寒冷加命门、关元。施以明灯爆灸术，每穴1壮，每日1次，10次为1个疗程。若施以灯火隔艾灸术，疗效亦佳。

【调治建议】

1. 调畅情志，经常性地进行腿部推拿按摩。
2. 注意与针刺、拔罐疗法配合，促进病情恢复。

八、神经衰弱

【病证概述】

神经衰弱是由精神忧虑或创伤、长期精神过度紧张以及睡眠不足等原因引起的精神活动能力减弱，是常见的病证之一。

本病病因病机，中医认为主要原因为心脾两虚：脾虚失养，常感体力不足，易疲劳；心虚，心主神明欠佳，心慌，健忘等。

本病主要症状表现为常感脑力、体力不足，易疲倦，并常见失眠多梦、头昏、心慌、情绪异常等。此外，尚可见到耳鸣、健忘、多汗、手抖、手足心发热、尿频、食欲减退、消化不良等。

【灸疗取穴】

★主穴：百会、风池、内关、神门、关元。

★配穴：失眠加涌泉，易于激动加印堂、神庭，手足心发热加肾俞、心俞，消化不良加足三里、三阴交，遗精阳痿加命门、志室。

【灸疗方法】

1. 温和灸

（1）每穴施灸15～20分钟，每日1次，10次为1个疗程。

（2）施灸穴位分两组，第1组取百会、风池、大椎、心俞、肝俞、肾俞、中脘、曲池、神门、阳陵泉、足三里、三阴交、内关，每次选4～6穴，灸10～20分钟。隔日1次，连灸2～3个月，必须长久坚持。第2组取百会、足三里、涌泉。早上灸百会穴10～15分钟，临睡灸足三里、涌泉10～20分钟。对振奋精神、消除疲劳、增进食欲、促进睡眠均有良效，但肝阳上亢者，则不宜灸百会穴。每日1次，连灸1～3个月。

2. 隔姜灸：取艾炷如黄豆或半个枣核大，每穴施灸5～10壮，每日 1 次，10 次为 1 个疗程。

3．无瘢痕灸：取艾炷如麦粒大，每穴施灸 2 ~ 5 壮，每日 1 次，10 次为 1 个疗程。

4．综合灸：主穴取心俞、内关、神门、三阴交、百会、关元、足三里。配穴，心脾两虚型配加脾俞、阴陵泉；肾阴亏虚型配加肾俞、太溪；肝阳上亢型加肝俞、太冲。每次主穴均取，配穴根据辨证选取，针刺得气后，除肝阳上亢型用平补平泻手法外，其余两型均用烧山火法重补。留针 40 分钟，其间捻针 3 次；百会、关元用艾条温和灸 30 分钟，足三里用温针灸。每日 1 次，10 次为 1 个疗程。

【调治建议】

1．患者应注意休息，保证充分营养。

2．调畅情志，适宜地进行体育锻炼。

九、失眠（多梦）

【病证概述】

失眠症是指经常不能获得正常睡眠，或入睡困难，或睡眠时间不足，或睡眠不深，严重时则彻夜不眠为特征的一种病证，即中医所称的"不寐"。

本病病因病机，从病因上看有外感、内伤两端。外感引起的不寐常为各种热病过程中的一种症状；而内伤引起者主要是忧思过度，劳逸失调，耗伤心脾，导致气血不足，无以奉养心神而致不寐；或因惊恐，房劳伤肾，以致心火独炽，心肾不交，神志不宁；或因素体虚弱，心胆虚怯；或因情志抑郁，肝失条达，肝阳扰动心神而成不寐；亦有饮食不节，脾胃受伤，宿食停滞，胃气不和，而致不得安寐。

现代医学认为本症是由于长期过度的紧张脑力劳动，或强烈的思想情绪波动，或久病后体质虚弱，使大脑皮层兴奋与抑制相互失衡，导致大脑皮层功能活动紊乱而成。此外，也可见于神经衰弱、贫血等病证。

本病主要症状为不易入睡，但病情不一，或睡眠不稳，反复醒来，或易于惊醒，或多梦，或早醒而不能再睡，甚至彻夜不眠。常伴精神不振、头昏脑涨、心烦焦虑、记忆力下降、食欲不佳、工作效率降低等。

【灸疗取穴】

★主穴：百会、神门、安眠、三阴交。

★配穴：头昏脑涨加风池、印堂；心烦多梦加心俞、肾俞；急躁焦虑加太冲、阳陵泉；顽固性失眠加涌泉、华佗夹脊；体质虚弱加关元；易惊醒加足窍阴。

【灸疗方法】

1. 温和灸

（1）每穴施灸10~30分钟，每日1次，睡前施灸，5~7次为1个疗程。

（2）治疗先分清虚实，虚证多属阴血不足，重在心脾肝肾；实证多因有郁化火，食滞痰浊，胃府不和。虚者宜补其不足益气养血，滋补肝肾；实证宜泻其有余，消导和中，清降痰火，但实证久者，气血耗损，可转为虚证。主穴取百会；配穴取神门、内关、三阴交。体质虚者配补足三里；痰火盛者配泻丰隆，根据辨证配以相应的心脾肝肾之俞穴，并随症加减。治疗手法：根据虚实进行补泻，灸百会用温和灸法（注意勿烫伤皮肤，以免精气外泄）。

（3）取涌泉，于每晚睡前用艾条在涌泉施灸20分钟。施灸时，对准涌泉（位于足底前1/3，足趾跖屈时呈凹陷处），距离2寸左右，以患者局部有温热感为度，应使皮肤红润，防止烧伤。治疗期间停用催眠药。每日1次，10次为1个疗程，疗程间相隔2~3日，一般1个疗程见效。治疗过程中，患者若配合热水泡足10分钟再灸，则疗效更佳。

（4）主穴取印堂、百会、神门、三阴交穴。随证配穴，心血亏损型加内关、心俞、脾俞、神阙、气海、太白；心肾不交型加心俞、肾俞、太溪、神门；肝火上扰型加肝俞、胆俞、太冲；胃腑不和型加足三里、胃俞、中脘、公孙。每次选1~4穴，每穴每次施灸5~15分钟，每日1次，在临睡前1~2小时施灸，5~7次为1个疗程。灸头部穴位时，医者用手指轻轻分开头发以暴露穴位，并防止烫伤。

2. 隔姜灸：取艾炷如黄豆或半个枣核大，每穴施灸5~7壮，每日1次，5次为1个疗程。

3. 无瘢痕灸：取艾炷如麦粒大，每穴施灸3~5壮，每日1次，5次为1个疗程。

4. 药物灸

（1）取吴茱萸 9g，研细末，用米醋适量调成糊状，敷灸于两侧涌泉，外盖以纱布，胶布固定。每日 1 次，主治心肾不交证。

（2）取吴茱萸、肉桂各等份，共研细末，装瓶备用。每晚睡前取药末 10g，调酒炒热敷灸于两侧涌泉、神门、三阴交穴处，每日换药 1 次，左右穴位交替使用。

（3）取生半夏、生南星、黄连各 2g，大黄 1g，上药共研细末备用。用时，用竹沥水适量调匀后，敷灸于神阙，盖以纱布，胶布固定。每晚睡前敷灸 1 次，次晨除去。

（4）取血竭、儿茶、木通、松香、乳香、没药、夜明砂、五灵脂、麝香、朴硝等。将通过辨证组成的方剂，研成极细末混匀，和助燃剂和匀，涂在 26cm×10cm 大小的棉纸上，药末涂在棉纸上的宽度为 5cm、长度为 23cm，将纸卷成大头约 2cm、小头略细约 1.6cm。没有涂满药末的一头为大头，药末卷在里边，用浆糊粘好后晾干备用。患者取仰卧位，脱衣暴露神阙穴，用约 25cm 方形硬纸中间剪一小孔，对准脐眼（接药灰用）。医者用左手拇、示（食）两指捏住药筒下端（粗头），放在肚脐上，将上端用火点燃，边燃烧边去灰。这时有黄色细粉状药物落到脐眼上面，待药筒燃至医者手不能耐受时去掉（约 3cm 左右），清除脐上面的药末，再熏灸第 2 支、第 3 支。熏完后，不清除脐上的药末，待下次治疗时再予清除。一般 12 次，早、晚各 1 次，每次 3 支（第 1 次用药可多用 2 支，能尽快打通神阙穴，该穴打开后，只要一用药，腹部会咕噜直响，并有大量矢气排出体外），根据不同疾病，择时用药，效果会更佳。熏至脐周围有痒感时再熏 5 日为 1 个疗程。注意：患者不能自己操作，必须有助手或医者协助，以防着火或烫伤，不断用摄子夹取纸灰以防停燃；去掉不要太早，越是下端药力越强。

5. 隔附子饼灸：取双侧肾俞穴，将附子饼置于其上，再将艾炷置于药饼上，点燃后待患者灼热时沿膀胱经上下移动药饼，连灸 3～5 壮，每次 5～10 分钟。隔日 1 次，5 次为 1 个疗程。

6. 热敏灸

按照热敏灸技术要点中"十六字技术要诀"对施灸部位与施灸剂量进行定位、定量规范操作。对穴位热敏高发部位百会、心俞、至阳、神阙、涌泉等穴区进行穴位热敏探查，并标记热敏穴位。①百会进行单点温和灸，自觉热感深透至脑内，或向前额或向后项沿督脉传导，灸至热敏灸感消失为止。②心俞穴进行双点温和灸，自觉热感透至胸腔，或向上肢传导，或出现表面不热或微热深部热现象，灸至热敏灸感消失为止。③至阳进行单点温和灸，自觉热感透至胸腔或沿督脉向上、向下传导或扩散至整个背部，灸至热敏灸感消失为止。④神阙进行单点温和灸，自觉热感深透至腹腔，或出现表面不热或微热深部热现象，灸至热敏灸感消失为止。⑤涌泉进行双点温和灸，多出现透热或扩热等现象，灸至热敏灸感消失为止。每次选上述两组穴位，每日1次，10次为1个疗程，疗程间相隔2～5日，共治疗2～3个疗程。

7. 温针灸：患者取平卧位或半卧位，全身放松，取百会、足三里（双）、内关（双）、三阴交（双），施以平补平泻针刺手法，得气后加用温针灸器30分钟，待温针灸器渐凉后取下，然后去针。每日1次，7次为1个疗程。

8. 艾灸仪：取百会、关元、神门、安眠、三阴交。将专用艾炷与多功能艾灸仪灸头配套，放入多功能艾灸仪灸头内固定在穴位上，仪器直接设计为温灸，还可以根据患者耐热情况调节温度，接通电源，自动开关。灸后以穴位处潮红、微痒、蚁行感为宜，每次30分钟。每日1次，10次为1个疗程，连续治疗3个疗程。

9. 灯火灸：治宜养心安神。主穴取神门、三阴交、心俞。配穴，心脾两亏加脾俞、厥阴俞；心肾不交加肾俞、太溪；心胆虚怯加胆俞、大陵；脾胃不和加胃俞、足三里。施以阴灯灼灸术，每穴1～2壮，每日1次，10～15日为1个疗程。在临睡前施灸疗效较好。

【调治建议】

1. 患者首先要调畅情志，消除思想顾虑，避免精神紧张，使人体气血调和，阴阳平衡，以达到正常入睡。

2. 饮食上要注意营养，纠正偏嗜等不良习惯。

3. 患者适当参加体育锻炼，如太极拳、气功、健身操等。

十、癫痫

【病证概述】

癫痫，亦称痫证，是一种突然发作的、暂时性大脑功能紊乱（包括短暂的意识和精神障碍性）的疾患。本病具有突然性、短暂性、反复发作的特点，因发作时偶有惊呼类似羊鸣，故称"羊痫风"。

本病的发生，中医认为多与先天因素有关，或有家族遗传史，或因母孕受惊、高热、服药不慎，或产程胎儿头部受损，均可导致发病。亦有情志刺激，肝郁不舒，肝、脾、肾等脏气机失调，骤然阳升风动，痰气上涌，闭阻络窍而发病；或脑部外伤，气血瘀阻，脉络不和，而致发病。

现代医学认为本病发作是因脑部神经元兴奋性增高而产生异常放电的结果。原发性病因不明，继发性可由先天性脑畸形、脑部感染、脑肿瘤、脑寄生虫、颅脑外伤、脑动脉硬化、脑出血、脑缺氧、低血糖、中毒等所致。

本病症状较多，主要有：突然倒地、神志丧失、口吐涎沫、两目上视、四肢抽搐，或口中发生类似羊鸣的叫声，少时即醒，醒后如常人或疲软乏力，反复发作。

【灸疗取穴】

★主穴：百会、大椎、身柱、筋缩、肝俞、心俞、神堂、巨阙、鸠尾。

★配穴：发作期间加涌泉、太冲、合谷、神阙；痰涎较多加足三里、丰隆、中脘；惊恐加胆俞、肾俞；白天发作加申脉；夜间发作加照海；减少发作次数加腰奇（位于尾骨端上2寸处）。

【灸疗方法】

1. 温和灸

（1）每穴施灸15～20分钟，每日1次，7～10次为1个疗程，疗程间相隔3～5日。

（2）主穴取百会、鸠尾、上脘、神门。配穴，旦发者配申脉；夜发者配照海。每穴施灸5～10分钟，每日1次，10次为1个疗程。

2. 隔姜灸：取艾炷如黄豆大，每穴施灸15～20壮，每日1次，7～10次为1个疗程，疗程间相隔3～5日。

3. 瘢痕灸：取艾炷如黄豆大，每穴施灸5～7壮，每日1次，3～5

次为 1 个疗程。

4. 药物灸

（1）取熟附子 9g，研细末，备用。用时用面粉适量调匀做饼，置于气海，然后在药饼上放置黄豆大艾炷施灸，每次 5 ~ 7 壮，7 ~ 10 次为 1 个疗程，疗程间相隔 3 ~ 5 日。

（2）取丹参、硼砂各 1g，苯妥英钠片 0.25g，将上药研为细末，分为 10 次填敷于神阙，每日 1 次，连续用药至控制发作为止。

（3）取马钱子（放入沙中炒黄）、僵蚕、胆南星、明矾各等份，再取青艾叶、鲜生姜适量，前 4 味药混合后，共研为细末，过筛；取药末适量，和艾叶、鲜生姜捣融如膏状。每次取药膏 5 ~ 10g，以纱布包裹后，外敷于神阙，并用胶布固定，每日 1 次。

（4）取芫花 100g，胆南星 200g，明雄黄 12g，白胡椒 10g；或丹参末、磁石末各 lg，苯妥英钠片 0.25g，冰片少许，共研为细末，取药末填满脐窝，外以胶布固定，每 5 ~ 7 日更换 1 次。

（5）取胆南星、雄黄各 3g，醋芫花 50g，上药共研细末，备用。用时，取药末适量，以白胡椒挥发油 0.5ml 调匀成膏，取铜钱大的药膏风敷灸于神阙，外以纱布包扎固定。第 1 次敷 15 日才换药，以后每隔 5 日换药 1 次，3 次为 1 个疗程。具有清热化痰，逐饮止痫的功用。主治痫证。

5. 化脓灸

（1）取大椎、肾俞、足三里、丰隆、间使、腰奇穴，每次选 1 ~ 2 穴，各穴轮换交替使用。每月施灸 1 次，4 次即可终止疗程。适用于癫痫休止期和恢复期。

（2）第 1 年取百会、大椎、身柱，成人病久配膏肓。第 2 年取前顶、神道、筋缩，成人发作频繁配肝俞。第 3 年取囟会、脊中、腰奇、鸠尾。每年施灸 1 次，每次从农历小暑开始至处暑为止。穴位皮肤常规消毒后，用 1% 盐酸普鲁卡因注射液（过敏试验阴性者）注射于穴位皮内，皮丘直径 0.5 ~ 0.7cm，取大蒜汁涂于皮丘上，再将艾炷（高 2.5cm，直径 1.5 ~ 1.8cm），点燃后置于穴位上，待其燃烧至熄灭。用化脓灸法，头部穴位灸 4 ~ 5 壮，胸背部正中穴位灸 5 ~ 7 壮，脊部穴位灸 7 ~ 9 壮，儿童及体弱者酌减。灸后即贴药油膏，每日换 1 次，直至灸疤愈合为止。

须注意：①灸疤周围脓液多者，可用乙醇棉球擦去，或用棉球擦干后，再贴膏药。周围出现湿疹者，可采用"青蛤散"（青黛、细辛、芦荟、黄连、瓜蒂、地龙、朱砂、麝香）扑之，亦可采用马齿苋、枯矾同捣后外敷，以免感染；②灸后即食公鸡、鱼类等发物，以促使其化脓，10日左右灸疤脱落即停止。忌海味、烟酒、辛辣等刺激性食物。③灸后的1个月内，不能在强烈的阳光下曝晒，以防发生局部感染。

6. 艾炷灸：施灸穴位分两组，第1组取大椎、筋缩；第2组取腰奇、鸡尾。每次取1组，两组穴位轮换交替使用。每穴灸9壮，每周2次。亦可配合针刺百会、风池、内关、阳陵泉、太冲等穴，以消除头晕、胸闷等症状。

7. 灯火灸

（1）取灯心草3.0～3.5cm，将一端浸入油中约1cm，用之前取软棉纸吸去灯心草外之浮油，然后医者用拇、示（食）二指捏住灯心草上1/3处，将其引燃，火要微，不要大。将点着之火朝向所取之穴位点移动，并在穴位旁稍停瞬间，待火焰由小变大时，立即将浸油端垂直接触穴位标记，此时从穴位点引出一种气流，将灯心草头部爆出，并发出清脆"啪啪"的爆碎声，火随之亦灭，最后用棉纸将穴位之油吸净。施灸穴位：百会、神庭、头维、太阳，耳穴、耳尖、耳背沟3穴，从风府至长强督脉诸穴、尺泽、委中。每于24个节气日上午灸1次，3次为1个疗程。治疗最短为1个疗程，治疗最长者为6个疗程。

（2）治宜豁痰开窍，息风定痫。主穴取百会、人中、通里、后溪、神门穴。配穴，白天发作加申脉，夜间发作加照海，痰多加丰隆。施以阴灯灼灸术，每穴1壮，每日1次，10次为1个疗程。

8. 综合灸

①小儿癫痫发作期，常取百会、大椎、中脘、内关、神门、腰奇等穴，每次选3～5穴，采用艾炷隔姜灸，每穴施灸10～30壮。或采用艾条温和灸，每穴施灸10～20分钟，均每日1次。②小儿癫痫休止期，采用艾炷化脓灸，取心俞、肾俞、气海、间使、足三里、丰隆、三阴交、太溪等穴，每次选1～2穴，各灸3～5壮，灸后发灸疮化脓，每月1次，可连灸3～4次。或采用灯火灸，轻症者灼灸百会、会阴、崇骨穴（位于颈后正中线，项肌隆起间沟中，即第6.7颈椎棘突凹陷中，当督脉大椎穴上方凹陷中）；重症者灼灸百会、神庭、太阳、印堂、哑门、大椎、

身柱、神道、筋缩、脊中、命门、长强、曲泽、委中、至阴。每次取 3～5 穴，各灼灸 1 壮，每周 1 次。或采用隔定痫糊灸法，取马钱子、胆星、僵蚕、明矾各等份，共研为细末，另取青艾叶、生姜各适量和药末共捣成糊状，分别置于神阙、会阴穴上，再安放艾炷，经点燃后各灸 2～12 壮，每日 1 次。此外，亦可采用阳燧定灸法。

【调治建议】

1. 应注意保持心情舒畅，避免精神刺激等诱发因素。

2. 发作时应保护好舌头，若持续时间较长，应注意口腔卫生及痰液排出，保持呼吸道通畅；缺氧严重者应及时给氧，并进行及时的危救处理，以免延误治疗时机。

3. 患者不宜从事驾驶、水上及高空作业等重要、危险岗位工作，以免突然发作，发生危险。

第五章　泌尿生殖系统常见疾病的灸疗

一、水肿

【病证概述】

水肿是指体内水液潴留，泛滥肌肤，引起眼睑、头面、四肢、腹背甚或全身浮肿。现代医学认为，此病与急慢性肾炎、充血性心力衰竭、肝硬化、内分泌失调和营养障碍等疾患有关。

本病病因病机主要涉及肺、脾、肾三脏。中医认为水赖气行，水肿是全身气血功能障碍的一种表现。水液运行依靠肺气通调，脾气转输，肾气开阖，从而使三焦发挥决渎作用，使膀胱气化通畅。如肺、脾、肾三脏功能失调，膀胱气化不利，就会发生水肿。若外邪袭表，卫气失和，肺气失宣，风遏水阻，水道不通，溢于肌肤而成浮肿；若水湿浸淫，劳倦过度，涉水受寒，湿困于脾，水湿不运，泛于肌肤而成水肿；若肾气亏虚，元阳所伤，不能化气行水，开合不利，水液内停而成水肿。三脏发病，互相影响，如肾虚水泛，可逆于肺；肺气不降，失其通调使肾更虚；若脾虚湿盛，必损其阳，肾阳必衰，不能温养脾土，脾肾俱虚。

本病症状以眼睑、头面、四肢、腹背等浮肿为特征；或病急，肿自面目始；或病缓，肿从足下生，而渐及全身，按之凹陷。

【灸疗取穴】

★主穴：脾俞、肾俞、肺俞、水分、阴陵泉。

★配穴：面部肿甚加水沟，便溏加天枢，脘痞加中脘，水肿、无尿、少尿加神阙、命门、志室、三焦俞、中极、三阴交，血尿加高血压加足三里，贫血加足三里、隔俞。

【灸疗方法】

1. 温和灸：每穴施灸 15 ~ 20 分钟，每日 1 ~ 2 次，5 ~ 10 日为 1 个疗程。

2. 瘢痕灸：取足三里穴，艾炷如麦粒大，灸至局部起水疱为度，待灸疮化脓痊愈后再予施灸，3 次为 1 个疗程。主治慢性肾炎。

3. 药物灸：取白芥子末 6g，以白酒调成糊状，敷灸于关元施灸，见起疱为度。

4. 灯火灸：治宜温肾利尿，健脾化水。主穴取膀胱俞、水分、水道、三阴交、三焦俞、气海。配穴，阳水者加肺俞、合谷；阴水者加脾俞、肾俞。根据辨证选取灸术，阳水用明灯爆灸术，阴水用阴灯灼灸术，每穴 1 壮，每日 1 次，连续灸至病愈为止。

【调治建议】

1. 患者应重视饮食的调护，控制食盐。

2. 应适宜休息，避免过度劳作。

二、尿失禁、尿潴留

【病证概述】

尿失禁、尿潴留均为常见的排尿异常。尿失禁即不能控制排尿，致使尿液淋漓不尽或不自主的外溢。尿潴留又称尿闭，是指大量的尿液充胀膀胱而不能随意排出。

本病病因病机主要是因肾气亏虚，不能固摄，或肾气亏虚，开阖无度，以致尿失禁或潴留。

本病症状以尿失禁、尿潴留所表现的小便不能控制，或小腹胀满，有尿而难以排出为特征。

【灸疗取穴】

★主穴：中极、关元、三阴交、膀胱俞。

★配穴：尿失禁加肾俞、足三里；尿潴留加命门、阴陵泉、三焦俞；症状严重加次髎、神阙、肾俞。

【灸疗方法】

1. 温和灸：每穴施灸 15 ~ 20 分钟，每日 2 次，3 次为 1 个疗程。

2. 隔姜灸：取艾炷如半个枣核大，每穴施灸 5 ~ 10 壮，每日 1 ~ 2 次，3 ~ 5 次为 1 个疗程。

3. 隔盐灸：取神阙，艾炷如半个枣核大，每次施灸 3 ~ 5 壮，每日 1 ~ 2 次，3 次为 1 个疗程。

4. 药物灸

（1）取肉桂、甘遂、冰片各适量，上药共研细末，装入玻璃瓶密封，备用。用时，取药末约 2g 左右，填于神阙穴（肚脐）处，外用 6cm×6cm 胶布或麝香壮骨膏敷灸，并压紧周围，待 24 小时后更换 1 次。主治尿潴留。

（2）取葱白 80g，食盐 4 ~ 6g，共捣烂如泥，敷灸于气海、关元，其范围约 8cm×8cm，均匀连成一片。葱泥可直接接触皮肤，无明显皮肤刺激反应，葱泥上面可覆盖塑料薄膜，薄膜上面再放置热水袋热敷，以促进葱泥局部渗透而发挥作用。主治排尿系统无阻碍的尿潴留。

（3）取蝼蛄 5 个，大蒜 3 片，上药共捣烂如泥状，备用。用时，将药泥敷灸于神阙、关元，外用胶布固定。一般待 30 分钟后小便渐见通畅。

（4）取甘遂、甘草各 2g，上药共研细末，备用。用时，将药末敷灸于神阙，外用胶布固定。一般待 30 分钟后开始排小便，渐见通畅。

（5）取葱白 1 根，白胡椒 7 粒，上药共捣烂如泥状，备用。用时，填敷于神阙，盖以塑料薄膜，胶布固定。一般敷后 3 ~ 4 小时便见疗效。

（6）取生姜、葱白各 15g，上药共捣烂如泥状，备用。用时，敷灸于关元、双侧肾俞，纱布覆盖，胶布固定。一般于敷后 1 小时全身出微汗，小便通畅。若敷灸后 2 小时无效，则改用其他疗法。

（7）取甘遂 9g，冰片 1g，麦面粉 9g。先将甘遂、冰片分别研成细末，再与面粉拌匀，用温水调成糊状，做成药饼 1 个，敷灸于中极，其上覆盖纱布，并用热水袋敷熨。

（8）取葱白 30g，生栀子 5g，食盐 3g。先将生栀子研细末，再与葱白、食盐共捣和匀，做成圆形药丸 1 个，纳入神阙，以指按平，外以纱布覆盖，胶布固定，约 1 小时小便即通。若仍无小便者，可炒食盐 250g，装入布袋熨于药面上，即小便自通。

（9）取栀子 4g，独头蒜（去皮）1 枚，麝香 0.3g，食盐少许。上药混匀，捣融成膏，摊于 5cm×8cm 的胶布中间，敷灸于神阙、关元。

（10）取皂角 15g，半夏 10g，麝香 0.3g，面粉适量，生姜数片。先将皂角、半夏共研细末，加入麝香、面粉调匀，以黄酒适量调和药末如泥状，制成圆形药饼 1 个，敷灸于神阙，以生姜片覆盖，再用纱布、胶布固定，外用热水袋敷熨。

（11）取磁石、商陆各 5g，麝香 0.1g。先将磁石、商陆研成细末后加入麝香研匀，分成 2 份，分别摊贴于神阙、关元，并覆盖胶布较药末面积稍大一些。一般数小时见效，可自行排尿时，即可去除。

【调治建议】

1. 患者减少饮水，戒绝房事。

2. 尿潴留患者可自我按摩，用手掌自膀胱底部向下轻轻推按，不可用力过猛，并用热水袋或热毛巾在少腹部热敷，用于尿闭即刻。

3. 膀胱贮尿较多，患者胀满不适较急者，应立即就医，以便行导尿术。

三、泌尿系感染

【病证概述】

泌尿系感染是指尿道、膀胱、输尿管、肾盂和肾脏因病菌侵入而引起的病证，类似于中医所称的"淋证"。

本病病因病机，现代医学认为因病菌感染所致。中医认为其可因过食辛热肥甘，或嗜酒太过则湿热内生，湿热久积，便出灼痛。

本病症状若见于急性尿道炎可有尿意急迫尿频数而不畅快，尿道口灼热刺痛感。急性膀胱炎尚伴有下腹部胀满疼痛。肾盂肾炎则以发热、腰痛、尿频涩痛为特征。

【灸疗取穴】

★主穴：中极、三阴交、肾俞、膀胱俞。

★配穴：尿道炎加太冲、照海、次髎；膀胱炎加三阴交、神阙；肾盂肾炎加三焦俞、次髎、足三里；反复发作加气海；发热加外关、合谷。

【灸疗方法】

1. 温和灸：每穴施灸 15～20 分钟，急性期每日 1 次，慢性期每日或隔日 1 次，7 次为 1 个疗程。

2. 隔姜灸：取神阙，艾炷如黄豆大，每次施灸 5～10 壮，每日 1～2

次，10 次为 1 个疗程。

3. 药物灸：取田螺 15 只，轻粉 3g。将田螺养在一小盆清水中，待田螺吐出泥，澄清，倒入清水，取沉淀在盆底的泥同轻粉调和，涂敷于神阙，外用纱布固定。隔日换药 1 次，灸至病愈为止。

4. 灯火灸：治宜疏利膀胱，清热利尿，化气定痛，兼补益肾气。主穴取膀胱俞、太溪、行间、三焦俞、阴陵泉。配穴，发热者加合谷、外关；石淋者加委阳；气淋者加太冲；血淋者加血海，膏淋；劳淋者加气海俞；热淋者加三阴交。热淋、石淋、血淋者，施以明灯爆灸术；气淋、膏淋、劳淋者，施以阴灯灼灸术，每次 1 壮，每日 1 次，直至痊愈。

【调治建议】

1. 以灸法为辅助，积极进行抗感染治疗。

2. 泌尿系结石阻塞所引起的感染，可配合内服中西药物，促进结石排出，减轻病情。

3. 适宜休息，戒绝房欲。

四、前列腺炎

【病证概述】

前列腺炎是成年男性中最常见的疾病，约占中医男科门诊病人的 1/3 ～ 1/2，临床上分为急性前列腺炎和慢性前列腺炎两种，其中以慢性前列腺炎最为常见。本病可发生于任何年龄的成年男子，青春期前很少发病，而多发于 20 ～ 40 岁的男子，年龄在 35 岁以上者有 35% ～ 40% 患有本病，临床以会阴、睾丸、下腹等部位胀痛不适、尿道中有少量米泔样分泌物溢出为主要临床表现。

该病在中医学属"淋浊""癃闭"等病证范畴，认为多由房事不节、忍精不泄、手淫过度、肾阳亏损，或嗜酒过度、嗜食肥甘等，以致脾肾两虚，湿热内蕴，败精壅滞，久瘀化腐而发病。

【灸疗取穴】

★主穴：中极、关元、会阴、气海。

★配穴：急性加三阴交、阴陵泉、复溜；慢性加肾俞、足三里、太溪、大敦；遗精加精宫、归来；阳痿、腰酸加命门；下腹坠胀作痛加太冲。

【灸疗方法】

1. 温和灸

（1）每穴施灸 20 ~ 30 分钟，每日 1 次，10 次为 1 个疗程。

（2）主穴取会阴。配穴，腰骶酸困者配肾俞、次髎；伴少腹不舒者配关元、三阴交；伴睾丸坠胀者配大敦穴点刺放血。嘱患者仰卧位，暴露阴部，臀部略垫起，用艾灸架固定在会阴穴上施灸，或教会患者在家自行熏灸会阴。每日下午施灸，每次 20 ~ 40 分钟，以灸至局部温润红热为度，灸后嘱患者注意休息，暂不饮茶水、不进食以养气血。每日 1 次，10 次为 1 个疗程，疗程间相隔 2 ~ 3 日。主治慢性前列腺炎。

2. 隔葱灸：取艾炷如枣核大，每穴施灸 5 ~ 10 壮，每日 1 次，10 次为 1 个疗程。

3. 艾炷灸：取艾条剪成 5cm 的寸段，取 3 段并作 1 炷，点燃后竖立置于干净的痰盂内。将睾丸上提后试坐于痰盂上，调整会阴的前后或艾炷的位置，使艾炷正对会阴穴进行熏灸。每次灸 1 炷，需 30 分钟左右，每日 1 次。

4. 药物灸

（1）取麝香 0.5g，白胡椒 7 粒，分别研细末，备用。先洗净神阙，并将麝香纳入，再将胡椒末撒入，胶布固定后施灸。7 ~ 10 日换药 1 次，10 次为 1 个疗程。

（2）取琥珀 20g，大黄、半夏各 15g，麝香 1.5g，上药共研细末，以蜂蜜调成膏状，备用。用时，取药膏适量，敷灸于神阙、阿是穴处，胶布固定，每日换药 1 次。

（3）取大黄 20g，研细末，用生姜汁适量调成膏状，备用。用时，取药膏适量，敷灸于中极，每日换药 1 次。

（4）取椿白皮 96g，生姜、白芍、黄柏各 32g。上药共研细末，以生姜汁适量调和，备用。用时，取药膏敷灸于气海，胶布固定，每日换药 1 次。

（5）取乳香 15g，琥珀 10g，麝香 1g，上药共研细末，与鲜虎杖 100g 捣烂成膏状，备用。用时，取药膏如枣大，分别敷灸于神阙、膀胱俞、肾俞穴，胶布固定，每日换药 1 次。

（6）取干姜、附子、益智仁各 15g，麝香 0.3g。前 3 味药共研细末，加入麝香研匀，以黄酒适量调制成药丸如梧桐子大，备用。用时，取药丸纳入患者神阙穴，以手按压平整，外以纱布覆盖，胶布固定。2日换药1次，直至病愈停治。

（7）取独头蒜1枚，山栀子7枚，食盐少许。上药共捣烂如泥状，敷灸于中极、归来、关元，外盖纱布，胶布固定，待3～6小时后起疱去除。每周1次，8次为1个疗程。

（8）取生牡蛎15g，研细末，加入大蒜头1枚，共捣烂如泥，制成古铜钱大而略厚药饼，备用。用时，取麝香0.15g撒在药饼上，敷灸于中极、归来，外加纱布覆盖，胶布固定。每日换药1次，若起疱，待疱愈后再贴或穴位交替使用，至病愈停治。

5. 热敏灸：按照热敏灸技术要点中"十六字技术要诀"对施灸部位与施灸剂量进行定位、定量规范操作。对穴位热敏高发部位关元、中极、肾俞、命门、次髎等穴区进行穴位热敏探查，并标记热敏穴位。①关元、中极进行单点温和灸，自觉热感深透至腹腔并沿带脉传至腰骶部，灸至热敏灸感消失为止。②肾俞进行双点温和灸，自觉热感透至深部并扩散至腰背部且向下腹部传导，灸至热敏灸感消失为止。③命门、次髎进行三点温和灸，自觉热感透向深部并扩散至腰背部且向下腹部传导，灸至热敏灸感消失为止。每次选上述1～2组穴位，每日1次，10次为1个疗程，疗程间相隔2～5日，共治疗2～3个疗程。主治慢性前列腺炎。

6. 温针灸

（1）取太乙药艾条（成分为艾叶、白芷、防风、乌药、小茴香、肉桂等），剪成各5cm左右长备用。用时，患者俯卧位，医者用28号4寸毫针，分别刺入双侧肾俞、大肠俞，提插捻转，使针感向前阴放射；然后点燃艾条，插在针柄上，直至艾条燃尽。患者再取仰卧位，用28号3寸毫针分别刺中极、关元穴，进针后行提插捻转，使针感向前阴放射；又刺双侧三阴交穴，使针感向上放射；继刺会阴旁两点，即相当于会阴前列腺注射的两点处，用28号4寸毫针刺入，进针后捻转，至患者有欲小便感为止；然后点燃艾条，分别插在各针柄上，直至燃尽。每日1次。

（2）取肾俞（双）、大肠俞（双）、会阴两旁（前列腺点）、水道、气海。患者仰卧，皮肤常规消毒后，用28号毫针直刺1.5寸，从阴囊与腹股沟中点进针，向内呈45°斜刺1～2寸深，以阴囊四周有酸胀感为度；

关元用 30 号毫针向下呈 65° 斜刺 1.5 寸深，以酸胀感达阴茎跟部为佳，再用 30 号毫针直刺水道、气海等穴。施以提插或捻转手法，得气后取 20cm 纯艾条套装在针柄上点燃，温灸 3 壮。留针 20 分钟。每日 1 次，10 次为 1 个疗程，疗程间相隔 5 日。治疗期间，不服用中、西药物。

（3）取关元、中极、气海，常规消毒，垂直进针后，针尖向会阴方向，以患者自觉麻胀感向会阴部放射为得气；再取足三里、三阴交、血海、阴陵泉，常规消毒后，垂直进针，得气后，用补法，留针 25 分钟。取艾条 2cm 插在上述穴位针柄处，点燃后施灸，每穴灸 2 壮，每日 1 次，1 个月为 1 个疗程。

（4）取秩边，患者俯卧，穴位常规消毒，用毫针刺入，针尖稍向内侧进针 75～90mm。患者感觉小腹重胀并向会阴部放射为宜，不施手法。置艾炷于针柄上点燃，灸 5～7 壮后出针。每日 1 次，10 次为 1 个疗程。

7. 灯火灸：癃闭①实证：治宜疏通气血，清热利湿。主穴取膀胱俞、三焦俞、长强、水道、阴谷。配穴，少腹痛加关元、三阴交；腰痛加委中；瘀血阻滞加次髎。施以明灯爆灸术，每穴 1 壮，每日 1 次，直至灸愈。复灸时要避开原灸点，以免造成灼伤。②虚证：治宜健脾温肾，通调三焦。主穴取三焦俞、脾俞、关元、肾俞。配穴，腰痛加膀胱俞、委中；小腹痛加关元、三阴交、膀胱俞；肾阳不足加命门；脾虚气陷加足三里。施以阴灯灼灸术，每穴 1～2 壮，每日 1 次，10 次为 1 个疗程。

8. 艾灸贴：命门、神阙、中极每穴 1 贴，每贴使用 3 到 6 小时。尿不畅、尿等待、尿淋漓的患者，交替贴敷神阙穴（肚脐）、中极穴（肚脐下 4 寸）；尿频、尿急、夜尿多、阴囊潮湿的患者，贴敷命门穴（背后正对肚脐），18 天 1 个疗程。症状缓解后，每隔 2 日 1 贴，再使用 3 个月，以求治本。

【调治建议】

1. 注意饮食起居，节制或避免房事。

2. 平时可打太极拳等增强体质，但不要过于疲劳。

3. 每日温水坐浴 20～30 分钟，有助于缓解症状。

4. 必要时可配合药物治疗。

五、精子缺乏症

【病证概述】

精子缺乏症是指精液内精子缺乏，或稀少或缺乏活力，或精子畸形。它是造成男子不育的主要原因之一。

本病病因病机多因体质亏虚，肾气不足，或先天禀赋不足，或后天失养，或挫伤等致精子缺乏。现代医学认为其主要为生殖系统功能障碍所致。

【灸疗取穴】

★主穴：关元、神阙、肾俞、命门、三阴交。

★配穴：无精子或死精子者加足三里。

【灸疗方法】

1. 温和灸：每穴施灸20～30分钟，每日1次，7～10次为1个疗程，疗程间相隔2～3日。

2. 隔姜灸：取艾炷如枣核大，每穴施灸10～15壮，每日1次，7～10次为1个疗程，疗程间相隔2～3日。

3. 隔盐灸：取神阙穴，艾炷如黄豆大或半个枣核大，每次施灸10～30壮，每日或隔日1次，7～10次为1个疗程，疗程间相隔3～5日。

【调治建议】

1. 积极参加体育锻炼，能使气血调畅，对于该病的康复大有帮助。患者可根据自身体力条件，选择诸如慢长跑、散步、游泳、打球、体操、拳术等运动方式。

2. 劳逸结合，注意休息，不过度疲劳。

3. 调适情志，稳定情绪，消除紧张心理，保持良好的精神状态。

4. 适当增加营养，以增强自身体质。

六、阳痿

【病证概述】

阳痿是指男性阴茎痿软不举，或临房举而不坚的一种病证。

本病病因病机多由纵欲过度，久犯手淫，肾气损伤，命门失衰，宗筋失养所致；或因七情内伤，思虑劳神，心脾受损，惊恐伤肾，气血亏损，宗筋失养而迟缓；或因湿热过甚，下注宗筋，宗筋受灼而弛纵，发为阳事不举。

现代医学认为阳痿是男子性功能障碍的一种，它常与早泄、遗精、性欲低下或无性欲等成为一种临床证候，多为大脑皮层功能紊乱、脊髓中枢功能紊乱，也可以见于神经衰弱，内分泌功能紊乱，生殖器官神经损害，海绵体炎，睾丸疾病，前列腺炎等。

本病主要症状以阴茎痿软为特征，常伴头晕目眩、心悸耳鸣、夜寐不安、纳谷不香、腰酸腿痛、面色无华、气短乏力等。

【灸疗取穴】

★主穴：中极、次髎、三阴交、命门、肾俞。

★配穴：失眠心悸加心俞、脾俞、神门；惊悸失眠加气海；早泄加次髎、大敦；不射精症加曲泉、大敦、太冲、曲骨。

【灸疗方法】

1. 温和灸

（1）每穴施灸 20～30 分钟，每日 1 次，10 次为 1 个疗程。

（2）取气海、关元、三阴交。每穴施灸 10～15 分钟，每日 1 次，10 次为 1 个疗程。应坚持治疗 3 个疗程以上。

2. 隔姜灸：取艾炷如枣核大，每穴施灸 15～20 壮，每日 1 次，10 次为 1 个疗程。

3. 药物灸

（1）取蛇床子、菟丝子各 15g，上药共研细末，用白酒调成泥状，涂敷在曲骨，每日涂灸 5 次，直至转愈。

（2）取凤仙花子 15g，研细末，与蟾酥 3g，麝香 0.3g 调匀后，再研一遍，加入大葱适量捣烂制丸，丸如黄豆大，阴干，备用。临睡前，取药丸 2 粒，以白酒化开，涂布于神阙、曲骨，外用胶布固定。每晚 1 次，直至病愈。

（3）取白胡椒 3g，大蒜 1 枚，食盐 3g，上药共捣烂如泥样，备用。用时，敷灸于神阙、关元，以敷 1 小时为度。每日 1 次。

（4）取大附子、木香、吴茱萸、蛇床子、肉桂各等份，上药共研细末，备用。用时，取药末半匙，以生姜汁适量调制成膏状，敷灸于神阙、曲骨，晚睡前敷上，次日晨取下。每日1次，10次为1个疗程。

（5）取红参、鹿衔草、柏子仁、远志、肉桂、鹿角霜、川椒各等份，上药共研细末，备用。另取狗鞭、枸杞子用70%乙醇500ml浸泡20日，密封备用。用时取药末用浸泡液调匀制成膏状，敷灸于神阙、关元，盖以麝香壮骨膏固定。每日1次，7次为1个疗程。若见局部充血、水肿或起疱，待疱愈后，疗程顺延。

（6）取白蒺藜、细辛、生硫黄各30g，吴茱萸15g，穿山甲（代）10g，制马钱子10g，冰片5g。上药共研细末，备用。用时，每次取药末3g，酒适量调和后，敷灸于曲骨穴上，盖以纱布，胶布固定，其上用热水袋热敷15～30分钟。2日换药1次。

（7）取白胡椒3g，制附片、明雄黄各6g，上药共研细末，再将大曲酒适量加热倒入，调和做成小药饼，备用。用时，将药饼敷灸于神阙，以纱布固定。另用炒食盐500g或热水袋加热，待腹内感觉温暖时，可去盐或热水袋。等脐部有痒感或灼痛时，方可去掉药饼

4. **化脓灸**：取双侧命门，待灸疮愈后再灸，连续反复施治3次为1个疗程。

5. **热敏灸**：按照热敏灸技术要点中"十六字技术要诀"对施灸部位与施灸剂量进行定位、定量规范操作。对穴位热敏高发部位关元、气冲、肾俞、腰阳关、血海等穴区进行穴位热敏探查，并标记热敏穴位。①关元、气冲进行三点温和灸，自觉热感深透至腹腔，灸至热敏灸感消失为止。②肾俞进行双点温和灸，自觉热感深透至腹腔或扩散至腰骶部或向下肢传导，灸至热敏灸感消失为止。③腰阳关进行单点温和灸，自觉热感深透至腹腔或扩散至腰骶部或向下肢传导至足心发热，灸至热敏灸感消失为止。④血穴进行双点温和灸，部分患者的感传可直接到达下腹部，如感传仍不能上传至腹部者，再取1支点燃的艾条放置于感传所达部位的近心端进行温和灸，依次接力使感传到达下腹部。最后将两支艾条分别固定于血海、下腹部进行温和灸，灸至热敏灸感消失为止。每次选上述1～2组穴位，每日1次，10次为1个疗程，疗程间相隔2～5日，共治疗2～3个疗程。

6. **灯火灸**：治宜温补肾阳，壮命门火。主穴取命门、关元、肾俞、三阴交、曲骨。配穴，命门火衰加腰阳关；气血亏虚加足三里、脾俞。

施以阴灯灼灸术，每穴 1 ~ 2 壮，每日 1 次，10 次为 1 个疗程。

7. 艾灸贴：贴命门穴，每日一贴，每贴 3 到 6 小时。12 日为 1 疗程，2 个疗程为一个治疗阶段，每个疗程间隔停止使用 2 天，直至上述症状改善为止。

【调治建议】

1. 注意调摄心神，对由心理因素而致病患者，要注意协调夫妇双方感情，解除思想顾虑，合理安排性生活，禁戒房劳、手淫，清心休养。

2. 对于属继发性阳痿，如外伤截瘫、前列腺炎、糖尿病，应治疗原发病。

3. 注意饮食调节，戒食肥甘厚味。

七、遗精

【病证概述】

遗精是指不因性交而精液自行外泄的一种疾患。其中，有梦而遗精者，名为"梦遗"；无梦而遗精者，甚至醒时精液流出者，称为"滑精"。一般成年未婚男子，偶尔有遗精，1 周不超过 2 次，且次日无任何不适者，属于生理现象，不作病证考虑。

本病病因病机，多由情志失调，或劳伤过度，或饮食失节，湿热下注等导致肾气不能固摄，多以心、肾为患，如思欲无度或看淫秽之物，而致相火妄动，肾阴不足，心阴亏耗，心火独亢，下不济水，心肾不交，热扰精室而梦遗；或因恣情纵欲，年少早婚，肾虚不藏，精关不固，久则阴损及阳，封藏失司而发自遗；或因过食醇酒厚味，脾胃受损，湿热内生下注，扰动精室，而发遗精，或房事过度，频繁手淫等。

现代医学认为，遗精是男子性功能障碍的一种表现，可由大脑皮层功能或脊髓性功能中枢紊乱所致，或由神经衰弱、精囊炎及睾丸炎等引起。

本病症状常每周遗精 2 次以上，并伴有精神萎靡、腰酸腿软、心慌气短等。

【灸疗取穴】

★主穴：关元、志室、三阴交。

★配穴：失眠加大陵、神门。

【灸疗方法】

1. 温和灸

（1）每穴施灸 25～30 分钟，每日 1 次，10 次为 1 个疗程。

（2）①梦遗：取心俞、背俞、关元、太冲。其中，心俞、肾俞每次不宜超过 15 分钟，关元在 30 分钟以上，太冲在 20～30 分钟。②滑精：取气海、三阴交、志室、肾俞，每穴施灸 30 分钟左右。均每日 1 次，从不间断，直至病愈。

2. 隔姜灸：取艾炷如枣核大，每穴施灸 15～20 壮，每日 1 次，10 次为 1 个疗程。

3. 隔附子饼灸：取关元、气海，艾炷如黄豆大，每穴施灸 50 壮左右，每周 1 次，3 次为 1 疗程。

4. 药物灸：取五倍子 200g，醋泥适量。先将五倍子研成细末，再加醋泥调成膏状，备用。用时，取膏药如枣核大，贴灸于神阙、关元，外覆纱布，胶布固定。早上上药，晚上换药，一般 10～15 次即愈。

5. 灯火灸：治宜滋阴补肾，固摄精关。主穴取四髎（即上髎、次髎、中髎和下髎）、志室、肾俞、关元。配穴，梦遗配加神门、内关、心俞穴；滑精配加三阴交、足三里、太溪穴。施以阴灯灼灸术，每穴 1～2 壮，每日 1 次，10 次为 1 个疗程。

6. 艾灸贴：贴命门穴。每日一贴，每贴 3 到 6 小时，12 日为 1 疗程，2 个疗程为一个治疗阶段，每个疗程间隔停止使用 2 天，直至上述症状改善为止。

【调治建议】

1. 调畅情志，注意休息，可以每晚睡前以温热水洗脚，减少房事。

2. 不要过度劳累，戒除不良习惯，如手淫等。

3. 适宜进行体育锻炼，进行精神心理卫生咨询，接受性知识的指导、教育，以促进病情康复。

第六章　内科其他疾病的灸疗

一、贫血

【病证概述】

贫血是常见的综合病症。

本病病因病机是由于多种原因致使人体周围血液中红细胞总数和血红蛋白含量低于正常。中医认为脾胃为气血生化之源，脾胃亏虚，或营养不足是引起贫血的主要机制。现代医学认为贫血的原因是多种多样的，机制也错综复杂，慢性肝病、肾病、肿瘤，各种失血，或缺铁、溶血、再生障碍等均可致贫血。

本病症状以皮肤苍白或萎黄，唇甲色淡，疲乏无力，头晕心慌，失眠多梦，食少，耳鸣健忘，形体消瘦等为特征。

【灸疗取穴】

★主穴：大椎、足三里、膈俞、脾俞、膏肓、华佗夹脊、悬钟。

★配穴：神疲乏力加关元、气海，心悸失眠加心俞、神门，食欲缺乏加中脘、三阴交，畏冷加命门、肾俞。

【灸疗方法】

1. 温和灸：每穴施灸 15 ~ 20 分钟，每日 1 次，15 次为 1 个疗程。

2. 隔姜灸：取艾炷如枣核大，每穴施灸 5 ~ 7 壮，每日 1 次，10 ~ 15 次为 1 个疗程。

3. 无瘢痕灸：取艾炷如麦粒大，每穴施灸 5 ~ 7 壮，每日 1 次，10 次为 1 个疗程。

【调治建议】

1. 调畅情志，适当体育锻炼。

2．加强饮食调养，多食红枣、猪血等。

3．明确诊断，对症治疗。

二、白血病

【病证概述】

白血病俗称"血癌"，是一种造血系统异常尤以白细胞异常增生的恶性疾病。

本病病因病机可由遗传、饮食及各种理化因子而引起白细胞异常增生。中医认为主要因脾胃虚弱，气血不足，筋脉失养所致。

本病症状为身体虚弱乏力，长期低热，体重减轻，出血或严重贫血，易感染，骨关节疼痛等。

【灸疗取穴】

★主穴：大椎、膏肓、四花、神阙、关元。

★配穴：食欲缺乏加中脘、足三里；脾大加阿是；贫血加心俞、悬钟、血海；出血加天枢、三阴交、八髎、腰阳关。

【灸疗方法】

1．隔姜灸：取灸炷如枣核大，每穴施灸 5～7 壮，每日或隔日 1 次，7～10 次为 1 个疗程。

2．隔盐灸：取艾炷如枣核大，每次施灸 5～7 壮，每日 1 次，7～10 次为 1 个疗程。

3．瘢痕灸：取艾炷如蚕豆大，每穴施灸 4～5 壮，每日 1 次，3 次为 1 个疗程。

4．药物灸

（1）取半夏、生姜各等份，半夏研末和生姜共捣烂如泥后，敷灸于脐部（神阙穴），每日更换 1 次。主治急性白血病化疗所致呕吐。

（2）慢性白血病脾大伴有脾周围炎者，可取青黛或如意散，行阿是穴（局部）敷灸，每日更换 1 次。

【调治建议】

1．调畅情志，注意防寒保暖，减少感染。

2．本病应积极采取综合治疗。

三、痛风

【病证概述】

痛风是一组异质性疾病，是由于遗传和（或）后天获得性引起的尿酸排泄减少和（或）嘌呤代谢障碍所致。以高尿酸血症、急性关节炎反复发作、痛风石形成、慢性关节炎和关节畸形、肾实质性病变和尿酸结石形成为特征的疾病。

本病在中医学属"痹证"范畴，与"热痹""风湿热痹""历节风""痛风"等相类似。其病机主要是素体虚弱，卫阳不固，感受风寒湿邪，流注经络关节，气血运行不畅而成。

【灸疗取穴】

★根据病变部位邻近选取穴位施灸。

【灸疗方法】

1. 隔姜灸：以局部施灸穴位为原则，跖趾关节病变取大都、太白、太冲、行间、内庭、足临泣；踝关节病变取太溪、商丘、丘墟、照海、申脉。将艾炷置于姜片上，穴位常规消毒后，将姜炷置于穴位上，点燃艾炷，急吹其火；待患者灼烫难以忍受时（以不起疱为原则），用镊子持姜炷在病变关节部位移动；待艾炷熄灭后，易换姜炷，每穴灸3壮（炷）。每日1次，7次为1个疗程。主治痛风性关节炎。

2. 药物灸

（1）根据病变部位邻近施灸穴位，膝关节取膝眼、梁丘、阳（阴）陵泉、膝阳关、血海；踝关节取申脉、照海、昆仑、丘墟；腕关节取阳池、外关、阳溪、腕骨。再取生半夏、生附子、生南星、生狼毒、生川乌、生草乌各10g，上药烘干混匀后，共研细末，备用。用时，根据病变部位选施灸穴位，取药末撒布于胶布中心，敷灸于选施灸穴位上。每日换药1次，5～8次为1个疗程，一般治疗1～3个疗程。

（2）施灸穴位同（1），再取炒大黄、木耳炭、儿茶、紫荆皮、制川乌、制草乌各等份，上药共研细末，用蜂蜜炼化成药丸如羊屎大，敷灸于穴位处，外用纱布覆盖，胶布固定。2～3日换药1次（溃疡处禁忌敷灸）。

（3）施灸穴位同（1），再取芙蓉叶、生大黄、赤小豆各等份，上药共研细末，按4:6的比例加入凡士林，调和成膏，敷灸于所选的穴位处。每日换药1次，10次为1个疗程。

（4）施灸穴位同（1），再取川乌、草乌、全当归、白芷、桂皮各15g，红花10g，白酒500ml。将上药浸泡于白酒中，待24小时后去渣取酒，再加入3ml装风油精10瓶，摇匀后装入500ml空输液瓶中，备用。用时，涂搽所选穴位，每日3次，10日为1个疗程。主治痛风性关节疼痛，一般涂搽后10～30分钟即能起到止痛的效果。

（5）施灸穴位同（1），再取山慈菇、生大黄、水蛭各200g，玄明粉300g，甘遂100g，上药共研细末，过100目筛，消毒灭菌，混匀，装瓶备用。用时，取药末5g，以薄荷油调匀敷灸于所选穴位上，每2日换药1次。

3. 温针灸

（1）取患侧曲池、外关、合谷、足三里、解溪、太冲、阿是穴针刺，用泻法，行针1分钟后，加艾炷温灸，灸3壮。每日1次，5次为1个疗程。

（2）取足三里、公孙、三阴交、阴陵泉、八风。先针公孙、三阴交、阴陵泉等穴，再针足三里，得气后在足三里穴上温针灸2～3壮，30分钟后取针，并泻八风。每日1次，7次为1个疗程。主治痛风性关节炎。

4. 灯火灸：请参阅"风湿性关节炎"。

【调治建议】

1. 避免使用影响尿酸排泄的药物，如噻嗪类利尿药、呋塞米、水杨酸类、酵母等。

2. 急性发作时，应卧床休息，将患肢抬高以减轻疼痛。病情好转后，方可逐渐进行体育活动和肢体、功能锻炼。

3. 节制饮食，防止过胖，常可使高尿酸血症得到控制，但由于脂肪等组织分解过快可引起酮体及乳酸浓度增高，抑制尿酸排泄而诱发痛风的急性发作，因此，节制饮食不能操之过急。

四、痿病

【病证概述】

痿证是指肢体筋脉迟缓，痿软无力，日久不能随意活动，或伴有麻木、肌肉萎缩的一类病证。因其多见于下肢，故又称"痿躄"。

本病病因病机，是以正气不足为主，感受湿热毒邪，或高热不退，或病后余热燔灼伤津耗气，津液不能输布以润脏腑。筋脉失养，而致肺热伤津，肢体痿弱不用，形成痿证。或久居湿地、涉水冒寒，湿邪留而不去，郁久化热；或饮食不节，脾胃损伤，湿从内生，浸淫筋脉，使筋脉肌肉弛纵而不收。若久病体虚，或劳累过度，精损难复，肝肾亏虚，精血亏损，筋脉失养，亦可成痿。

现代医学认为其多发于小儿麻痹后遗症、急性感染性多发性神经炎、多发性神经根炎，以及运动神经疾患和周围神经损伤引起的肢体瘫痪等。

本病症状为肢体痿软无力，日久不能随意活动，或伴有麻木、肌肉萎缩，可伴心烦口渴、咳呛少痰，或腰膝酸软，咽干耳鸣等。

【灸疗取穴】

★主穴：脾俞、胃俞、中脘、足三里。

★配穴：病在上肢加肩髃、曲池、手三里、合谷；病在下肢加髀关、阴市、解溪；心烦口渴、咳呛少痰加肺俞、太渊；腰膝酸软、咽干耳鸣加肝俞、肾俞、脾俞、阳陵泉、悬钟；足内翻加阳陵泉、申脉、悬钟、昆仑；足外翻加三阴交、丘墟、照海、公孙。

【灸疗方法】

1. 温和灸：每穴施灸 10 ~ 15 分钟，每日 1 次，10 ~ 15 次为 1 个疗程。

2. 隔姜灸：取艾炷如枣核大，每穴施灸 5 ~ 7 壮，每日 1 次，10 ~ 15 次为 1 个疗程。

3. 灯火灸：治宜滋养筋脉，通经活络。主穴，上肢取肩髃、合谷、曲池、阳溪，下肢取环跳、解溪、足三里、梁丘、筋缩。配穴，肺热加肺俞、尺泽，湿热加脾俞、阴陵泉，肝肾阴虚加肝俞、肾俞、三阴交。施以明灯爆灸术，每穴 1 ~ 2 壮，每日 1 次，15 次为 1 个疗程。

【调治建议】

1. 患者应加强营养，少辛辣、温燥饮食。

2. 本病患者应采取药物、推拿、理疗综合治疗，以求提高疗效。

3. 运用多种疗法的同时，应注意配合肢体功能锻炼。

五、甲状腺功能亢进

【病证概述】

甲状腺功能亢进即甲亢，类似中医"瘿瘤"病证。

本病病因病机，现代医学认为多因遗传、感染、各种理化因子所致甲状腺素分泌过多而引起的一种内分泌代谢疾病。中医认为主要由情志内伤，饮食及水土失宜而引起，但与体质有密切关系。气滞痰凝，壅结颈前是本病基本病理。

本病主要症状为颈肿、易激动、急躁、失眠、心慌、烦热、多汗、手颤、突眼、食欲亢进、体重减轻等症状。

【灸疗取穴】

★主穴：水突、人迎、天鼎、扶突、足三里、三阴交。

★配穴：情绪异常加肝俞、心俞、太冲；心悸不安加神门、内关、膻中；突眼症加风池；多汗加阴郄、复溜。

【灸疗方法】

1. 温和灸：每穴施灸 15 ~ 20 分钟，每日 1 次，10 次为 1 个疗程。

2. 隔蒜灸：取艾炷如蚕豆大，每穴施灸 5 ~ 10 壮，隔日 1 次，10 次为 1 个疗程。

3. 无瘢痕灸：取艾炷如蚕豆大，每穴施灸 3 ~ 7 壮，隔日 1 次，10 次为 1 个疗程。

【调治建议】

1. 患者调畅情志，注意防寒保暖。

2. 患者患病原因若为饮水土质，则应食用加碘盐。

六、糖尿病

【病证概述】

糖尿病为人体糖代谢紊乱的疾病，类似于中医"消渴"病证。

本病病因病机，现代医学认为是胰腺分泌的胰岛素绝对或相对不足，以致血糖过高等一系列糖代谢紊乱的症状。中医认为，饮食不节、情志失调、劳欲过度为主要原因，阴虚燥热为其主要病机，或有气阴两伤，或阴阳俱虚等。

本病症状以口渴多饮，善饥多食，尿频量多，消瘦无力，即"三多一少症"。

【灸疗取穴】

★主穴：关元、气海、胰俞（即胃管下俞）、三焦俞、阳池、足三里、三阴交。

★配穴：多饮加肺俞，多食、消瘦加中脘、足三里、胃俞，多尿加命门、肾俞、中极。

【灸疗方法】

1．温和灸

（1）每穴施灸 15～20 分钟，每日 1～2 次，10 次为 1 个疗程。

（2）取大椎、神阙，于每日上午 4:30 和下午 4:30 分两次每穴各灸 30 分钟，2 日为 1 个疗程。

（3）取胃脘下俞穴（即胃管下俞，位于第 8 胸椎棘突下 1 穴，及其旁开 1.5 寸各 1 穴），距皮肤 25mm 左右，持续施灸 30 分钟。每日 8:00～10:00、14:00～16:00 各 1 次，10 日为 1 个疗程，连续治疗 3 个疗程。

2．隔姜灸：取艾炷如枣核大，每穴施灸 10 壮，每日 1～2 次，10 次为 1 个疗程。

3．隔橘皮灸：以鲜橘皮为佳。取艾炷如枣核大，每穴施灸 5～10 壮，每日 1 次，10 次为 1 个疗程。

4．药物灸：取丁香、肉桂、冰片、姜汁制成药团备用。再取肾俞、脾俞、气海，以黄豆大药团敷灸于穴位上施灸，外用伤湿止痛膏固定。3 日 1 次，每周 2 次，第 7 天休息，5 周为 1 个疗程。

5．艾炷灸：取气海、关元、三阴交、阴陵泉、太溪、肾俞、命门、脾俞、中极、复溜、足三里，每次选 6 穴，各穴交替使用。将艾炷置于穴位上点燃，每穴施灸 5～10 壮。每日 1 次，15 次为 1 个疗程。

6．温针灸：主穴取肺俞、膈俞、脾俞、胃俞、肾俞、中脘；配穴取关元、足三里、阴陵泉、三阴交、太溪、照海等穴。初期采用泻法或平补平泻为主，后期以补法为主。每日 1 次，10 次为 1 个疗程，疗程间相隔 3 日。同时严格控制饮食。主治 2 型糖尿病。

7. 灯火灸：治宜清泄三焦蕴热。主穴取膻中、小肠俞、足三里、关元、大椎。配穴，上消加肺俞、少商、鱼际；中消加脾俞、胃俞、中脘；下消加肾俞、三阴交、水泉。施以阴灯灼灸术，每穴 1～2 壮，每日 1 次，7 次为 1 个疗程。

【调治建议】

1. 本病定时定量饮食疗法是关键，以清淡为宜，不可过饱，一般以适量米类，配以蔬菜、豆类、瘦肉、鸡蛋等为宜，禁食辛辣刺激食物。

2. 可以用玉米须、积雪草各 30 克，水煎代茶服。或以猪胰低温干燥，研成粉末制蜜丸，每次 9 克，日服 2 次，长期服用。

3. 避免精神紧张，节制性欲。

第七章　骨关节常见疾病的灸疗

一、落枕

【病证概述】

落枕是指急性单纯性颈项强痛，活动受限的一种病证，又称"失枕"。系颈部伤筋，多见于中老年人，往往是项椎病的反应，有反复发作的特点，轻者 4 ~ 5 日自愈，重者可延至数周不愈。

本病可因睡眠姿势不当，枕头高低不适，致使颈部肌肉遭受过分牵拉而发生痉挛；或因感受风寒，局部气血运行不畅而颈项强痛。

本病症状多见于睡眠后，无明显外伤史，表现为颈项强痛，头颈活动受限，转动不利，向患侧倾斜。重者疼痛牵及肩背，局部肌肉痉挛，压痛明显。

【灸疗取穴】

★主穴：落枕穴、大椎、天宗、后溪、阿是穴。

★配穴：头痛加风池，背痛加肩外俞、养老，肩痛加肩井、秉风、肩髎。

【灸疗方法】

1. 温和灸

（1）每穴施灸 15 ~ 30 分钟，每日 1 次，3 ~ 4 次为 1 个疗程。患部可做回旋灸。

（2）取患侧风池、翳风、阿是穴，每穴施灸 30 分钟，每日 1 次，3 次为 1 个疗程。

2. 隔姜灸：取艾炷如枣核大，每穴施灸 5 ~ 10 壮，每日 1 次，3 ~ 4 次为 1 个疗程。

3. 壮医药线点灸：取天应穴、天柱（双）、肩中俞（双）、大椎梅花灸（即大椎取 1 穴，其上下左右 1cm 处各取 1 穴，呈梅花状）、支正，每日 1 次，2 次为 1 个疗程。

4．灯火灸：治宜疏风解肌，调和营卫。主穴取落枕（位于颈部，入后发际中点 0.5 寸，旁开 1.3 寸处与下颌角后方，胸锁乳突肌前缘连线之间，当膀胱经天柱穴与小肠经天容穴之间）、天柱、大椎、阿是穴。配穴，背痛加养老，头痛恶寒加风池。施以明灯爆灸术，每穴 1 壮，每日 1 次，连灸 3 日。

5．艾灸配合推拿手法：主穴取大椎、大杼、天柱、天宗、肩中、阿是穴。配穴，背部疼痛后溪；头痛恶寒加风池。施以艾条温和悬灸法，每穴 5 ～ 10 分钟。如该处出现跳痛、蚁咬、针扎、热流串动感觉时，适当延长艾灸时间，至以上感觉减弱为宜。手法治疗：①患者坐位，裸露患侧颈肩部位。②医者位于其后，一手扶患者头部，另一手拇指点按双侧风池、肩井、天宗及阿是穴 2 ～ 3 分钟。③在患肩部疼痛处寻找压痛的集中点（在该处可摸到痉挛条索状肌腹）。用一手拇指与其余四指相对拿住患部肌肉，拇指向前用力推，再用四指用力向后拉，往返数次，尽量放松肩部肌肉 2 ～ 3 分钟，手法由轻至重，以患者能耐受为度。④取患侧手背落枕穴（位于第 2 ～ 3 掌骨间，指关节后 0.5 寸凹陷中），拇指微屈，以指尖按压该穴，嘱患者主动活动头颈部，并不断加大运动幅度，持续 3 ～ 5 分钟。均每日 1 次，2 次为 1 个疗程。

【调治建议】

1．应以热毛巾敷项部，至凉再换，改善局部血液循环。

2．注意局部防寒保暖，尤其是夜间颈部保暖。

3．患者可以自我按揉局部，疏松局部组织，改善局部血液循环，促进康复。

二、扭挫伤

【病证概述】

扭挫伤是指由扭挫、闪压、跌仆、撞击等暴力引起的四肢关节或躯体软组织（如肌腱、韧带、肌肉、皮肤、血管等）损伤，而无骨折、脱臼、皮肉破损的病证。

本病发病多由剧烈运动或负重不当，或不慎跌仆、外伤、牵拉和过度扭转等原因，引起肌肉、肌腱、韧带、血管等软组织的痉挛、撕裂、瘀血肿胀，以致气血壅滞局部而成。

本病主要症状为受伤部位肿胀疼痛，关节活动受限，多发于肩、肘、腕、腰、髋、膝、踝等部位，伤处肌肤青紫，患肢损伤后常伴有局部热痛。其中，新伤可见局部肿胀，肌肉压痛，肌肤发红，甚肿胀高起，皮色紫红，关节屈伸不利，疼痛剧烈；陈旧伤，肿胀渐退，以疼痛、关节功能障碍为主，可因风寒或劳作而反复发作。

【灸疗取穴】

★主穴：以局部阿是穴（压痛点）为主，膈俞、血海。

★配穴：肩部加肩髃、肩髎、肩贞；肘部加曲池、小海、天井；腕部加阳池、阳溪、阳谷；腰部加肾俞、腰阳关、委中；髋部加环跳、秩边、居髎；膝部加膝阳关、梁丘、血海、膝眼；踝部加解溪、昆仑、丘墟。

【灸疗方法】

1. 温和灸：每穴施灸 20 ～ 30 分钟，每日 1 次，10 次为 1 个疗程。

2. 隔姜灸：取艾炷如黄豆大，每穴施灸 6 ～ 10 壮，每日 1 次，5 ～ 7 次为 1 个疗程。

3. 药物灸

（1）取生栀子、明乳香、生大黄各等份，上药共研细末。新伤用蜂蜜或鸡蛋清调成糊状，外敷于患处，范围略大于肿痛面积，药厚 0.5cm，外以纱布将药固定在阿是穴上，隔日换药 1 次，对于陈旧性挫伤，用热酒调灸。皮肤破损者禁用。

（2）取生川乌、生草乌各 20g，丁香 10g，肉桂 10g，樟脑 40g。上药共研细末，用时以米醋调成饼状。先选定损伤最明显的压痛点，做一标记，根据痛处面积大小，配制药饼。药饼直径约 1cm，厚约 0.3cm。将药饼敷于痛处，上盖一层纱布，外贴胶布，再固定熏灸器，艾条火头对准药饼灸点，每次 4 分钟，每日 1 次。

（3）取雄黄 9g，斑蝥 30g。上药共研细末，用少量凡士林调和，以不见药末露出为度，备用。治疗时，取一块双层胶布，中间剪一小洞，直径 10 ～ 15cm，贴在压痛或酸痛最明显处，在小洞内涂少量药膏，再以一块略大的胶布覆盖固定。待 15 小时左右当局部起小水疱时，便揭去覆盖的胶布，清除药膏，并在消毒后用针刺破挤出疱液。再用无菌干棉球及纱布覆盖固定，保持水疱壁完整。在此期间，该处切勿沾水，避免感染及再度损伤患处。一般 10 日内获愈，每隔 10 ~ 15 日治疗 1 次，共 2 次。如有两处疼痛，可同时进行治疗。主治踝关节陈旧性损伤。

（4）取红花、乳香、没药、桂枝、细辛、川芎、独活、穿山甲（代）各等份，上药共研细末，再取适量医用凡士林加热融化后加入上药，再加热 5 分钟，滤出药渣后即得药液。趁热加入促渗透剂，搅拌均匀后，置于摊开的医用纱布块若干，冷却后备用。施灸时，取 2 ~ 3 张层叠的药纱布剪成适当大小，放置于所取的穴位上，然后在上方放置灸盒，点燃艾条，施灸 20 分钟。每日 1 次，5 次为 1 个疗程。

【调治建议】

1. 新挫伤、扭伤应不活动受伤处，24 小时内以冷毛巾敷患处；受伤超过 24 小时可以用热毛巾敷患处，以促进新伤止血，旧伤吸收。

2. 可配以活血化瘀药内服，使瘀血尽快消退，或患处刺络拔罐。

3. 应多休息，抬高患肢，便于血液回流而达到消肿的目的。

三、腰痛

【病证概述】

腰痛是指腰部一侧或两侧的局部疼痛，由腰痛而引及小腹、股胯、尾骶部及其他部位的疼痛，亦属腰痛范畴。

本病的发生可因外感或内伤。外感风寒或久居寒冷湿地，涉水冒寒，风寒水湿之邪浸渍经络，经络阻滞，气血运行不畅，可致腰痛；或因劳累过度，闪挫跌仆，经筋络脉受损，或因各种原因引起体位不正，都可致气滞血瘀，脉络受阻，发生腰痛。亦有素体禀赋不足，或年老精血亏损，或房劳伤肾，精气耗损，肾气虚惫，而发为腰痛。

现代医学认为脊柱外周肌肉群是带动骨关节运动的动力源，又是加强骨关节稳定的重要因素，其体位关系易受外力作用和自然环境的影响，故外伤、炎症常为腰痛的直接致病因素；腰部软组织易受牵拉、受压、退变等外力作用点的影响发生疼痛；外周肌肉失调，姿势不当，年老、重力、暴力可直接作用腰部关节，引起脊柱小关节周围韧带撕裂、关节损伤而产生腰痛。此外也可见于肾炎、肾盂肾炎、肾结石、肾结核、肾下垂、肾积水、腰椎骨质增生、脊髓空洞症以及风湿性脊柱炎等病证。

本病症状以腰部疼痛为主。急性扭伤则有明显用力过猛、疼痛剧烈的特征。腰椎间盘突出症以一侧下腰部痛并有下肢放射性痛，站立、行走、咳嗽、大便时加重。腰肌劳损以脊柱两旁肌肉痛，腰部僵硬、无力感，劳累则加重，休息后缓解。腰椎肥大主症为腰部酸痛不灵活，以早起和久坐后最为明显，活动片刻则症状减轻或消失，若活动过度则症状又加重，可伴下肢放射痛。

【灸疗取穴】

★主穴：肾俞、腰阳关、腰眼、大肠俞、阿是穴。

★配穴：腰部正中疼痛加三阴交；腰部酸痛加关元；疼痛较为剧烈加后溪；腰肌劳损加次髎、膈俞；腰椎退行性变加大椎、大杼；腰椎间盘突出症加殷门、环跳、承山。

【灸疗方法】

1. 温和灸：每穴施灸15～30分钟，每日1次，7～10次为1个疗程，疗程间相隔3～5日。

2. 隔姜灸：取艾炷如枣核大，每穴施灸10～15壮，每日1次，7～10次为1个疗程，疗程间相隔3～5日。

3. 药物灸：对于急性腰扭伤，取生附子30g，研细末，以白酒调拌，敷灸于双侧涌泉；对于腰肌劳损引起的腰痛者，取生川乌15g，食盐少许，共捣烂成膏，敷于肾俞、腰眼，外以纱布覆盖，胶布固定，每日换药1次。

4. 灯火灸：治宜温通经络，舒筋活络，滋阴补肾。主穴取肾俞、委中、腰阳关、腰痛点。配穴，寒湿加灸风府、三阴交，劳损加膈俞、次髎，肾虚加命门、志室、太溪。施以阴灯灼灸术，每穴1壮，每日1次，10次为1个疗程。

5. 灸热治疗贴：使用前请清洁贴敷部位皮肤，沿缺口处撕开密封包装袋，取出治疗贴，揭去粘胶离型纸，将药贴部分对准患处或相关穴位，将两翼贴于皮肤固定。在活动部位或夏天容易出汗时使用，可另加医用胶带固定，以防止脱落。每日一贴，每贴使用24小时，9贴为一个疗程（18贴为一个大疗程），一般使用3～4个疗程，或遵医嘱。

6. 艾灸贴：痛点贴敷(阿是穴)(1)急性腰扭伤:扭伤当天,冷敷1～2

小时；第二天，直接敷灸疼痛点。每日一贴，每贴 3 到 6 小时，连续使用至疼痛缓解，若治根则需三十天左右的治疗周期。（2）慢性腰肌劳损：敷灸原疼痛点或穴位等，每日一贴，每贴 3 到 6 小时，4 天 1 个疗程，4 个疗程为 1 个治疗阶段，一般通过 1 个阶段的治疗，可有效控制腰痛的复发。（3）腰椎间盘突出：应参照 CT 敷灸病处，同时配合下肢相应穴位，从而达到治病求本的目地。（4）久治不愈的慢性腰痛：除贴敷患处外，每晚加敷委中穴 1 贴，每贴使用 3 到 6 小时。

【调治建议】

1. 减少活动，注意休息，最好睡硬板床。

2. 可配合针刺选取穴，如刺后溪、条口、人中、攒竹。对于腰椎间盘脱出者，选用疏波，使肌肉节律跳动，促进其复位。

3. 可以结合推拿按摩，进行腰部保健。

四、风湿性关节炎

【病证概述】

风湿性关节炎是一种反复发作的全身性疾病，类似中医"痹证"。

本病病因病机，现代医学倾向于与链球菌感染有关的变态反应性疾病。中医认为多由正气不足，感受风、寒、湿、热之邪所致。或素体虚弱，腠理疏松，营卫不固，外邪乘虚而入；或居处潮湿，涉水冒寒；或劳累之后，汗出当风，以致风寒湿邪侵袭人体，注于经络，留于关节，气血痹阻，发为风寒湿痹。或因素体阳盛或阴虚有热，复感风寒湿邪，郁久化热；或感受热邪，留注关节，出现关节红肿热痛或发热，发为热痹。

本病症状以关节疼痛、局部红肿、屈伸不利、活动困难为特征。在急性期，常表现为多个大关节（如膝、踝、肩、髋、肘）的红肿热痛，呈游走性。急性期后，常遗留关节酸痛，活动不便。

此外，本病病程较长，常因气候变化、劳累、受寒、潮湿而加重。

【灸疗取穴】

★主穴：大椎、足三里、阴陵泉、阿是穴。

★配穴：血沉加快配加膈俞、阳陵泉；抗"O"增高配加身柱、命门、风门至胃俞段；急性期加至阳、灵台、督脉上压痛点；关节畏冷加神阙、关元；局部红肿加曲池、血海；肩关节疼配加肩髃、肩髎；肘关节疼痛加曲池、手三里、少海；腕关节疼痛加阳池、合谷、外关；髋关节疼痛加环跳、风市；膝关节疼痛加犊鼻、膝眼、阳陵泉、鹤顶；踝关节疼痛加悬钟、丘墟、昆仑；脊柱关节疼痛加夹脊、督脉压点。以痛点施灸穴位为主，每次选主、配穴各 2 ~ 3 穴。

【灸疗方法】

1. 温和灸：每穴施灸 15 ~ 30 分钟，每日或隔日 1 次，7 ~ 10 次为 1 个疗程。

2. 隔姜灸：取艾炷如枣核大，每穴施灸 7 ~ 9 壮，每日 1 次，7 ~ 10 次为 1 个疗程。

3. 无瘢痕灸：取艾炷如麦粒大，每穴施灸 3 ~ 5 壮，每日 1 ~ 2 次，7 ~ 10 次为 1 个疗程。

4. 药物灸

（1）取大蒜、吴茱萸各 10g，黄酒少许。先将吴茱萸研细末，大蒜捣烂如泥状，再将两者混合共捣融，加黄酒少许调和成骨膏状，备用。用时，取药膏如黄豆大，摊于 8cm×8cm 的胶布上，分别敷灸于环跳、阳陵泉、外膝眼，两侧交替进行，待 24 小时后揭去，每隔 3 ~ 6 日敷灸 1 次，3 ~ 5 次为 1 个疗程。

注意事项：揭去胶布后，若皮肤起疱者，可用消毒针挑破，并涂以甲紫药水即可。

（2）①发疱散：斑蝥 1g，藤黄 1.6g；②敛疮散：冰片 2g，青黛 15g，天花粉 10g，赤芍 10g。煅石膏 10g；③止痛散：肉桂 6g，乳香 10g，没药 10g，牛膝 10g，血竭 10g，麝香 3g。以上 3 方研末备用。再取阳陵泉、膝眼、阿是穴，每次选 2 ~ 4 穴。先将发疱散置于普通膏药上敷灸于所选的穴位上，外用胶布固定。待 6 ~ 12 小时后局部起疱，揭去膏药，用消毒针挑破，排出分泌液，并清洁局部，换敷敛疮散。待 48 小时后换敷止痛散，于 72 小时后取下。一般 2 ~ 3 次治愈，如需继续治疗，可在 5 ~ 7 日后，再行敷灸。

（3）取白芥子、蚕沙、香附各 120g，樟脑 6g（杵，拌入），上药共研细末，备用。治疗时，按痛区大小，酌量取用，以蜂蜜调敷 6 ~ 8 小时，痛缓为度，如痛减未止，可继续敷用。如局部有发赤或起疱，可加川柏末 32g，用米醋调敷。

（4）取草乌、没药、乳香、白芥子、威灵仙、巴豆、防风、秦皮、肉桂各等份，上药共研细末，备用。用时，取药末适量与醋调和后，摊于纸上，每纸重约 14g。先用生姜将患处擦至充血发红后，将药敷灸于患处，每张贴 5 ~ 10g。

（5）取白花菜子、川乌、草乌、巴豆霜、蟾酥、透骨草、杜仲炭各等份，上药共研细末，备用。用时，取药末适量，以人乳调和成软膏状，敷灸于阿是穴（压痛点或患处），纱布覆盖，胶布固定。约 20 小时内，患处奇痒，或出现水疱时即去除，候疱消失后，再予敷灸。具有祛风除湿、通络止痛的功用。

5. 灸热治疗贴：使用前请清洁贴敷部位皮肤，沿缺口处撕开密封包装袋，取出治疗贴，揭去粘胶离型纸，将药贴部分对准患处或相关穴位，将两翼贴于皮肤固定。在活动部位或夏天容易出汗时使用，可另加医用胶带固定，以防止脱落。每日一贴，每贴使用 24 小时，9 贴为一个疗程（18 贴为一个大疗程），一般使用 3 ~ 4 个疗程，或遵医嘱。

6. 灯火灸：治宜温经散寒，祛风利湿，通经活络。①肩关节痛取肩髃、肩髎、肩前、臑俞；②肘关节痛取合谷、手三里、曲池、少海；③腕关节痛取阳池、外关、阳溪、腕骨；④膝关节痛取膝眼、梁丘、阳陵泉、曲泉；⑤踝关节痛取申脉、照海、丘墟、昆仑；⑥脊痛疼痛取大椎、身柱、肾俞、筋缩；⑦足跟疼痛取天柱、后溪、大陵、照海、昆仑；⑧腰骶疼痛取环跳、居髎、委中、悬钟。施以明灯爆灸术，每穴 1 壮，每日或隔日 1 次，7 次为 1 个疗程。

7. 艾灸贴

（1）疼痛发作期，直接对痛点（阿是穴）敷灸，每日一贴，每贴 3 到 6 小时，至不痛为止。若治本则需二十天左右治疗周期。

（2）疼痛缓解期，请按发病部位，参考以下穴位敷灸：发于膝关节，每天敷灸 1 穴，轮流敷灸阴陵泉穴、阳陵泉穴，8 天一个疗程。发于肘关节，每天敷灸 1 穴，轮流敷灸曲池穴、少海穴，8 天一个疗程。根据中医"肾主骨"的理论，对于病程日久的慢性骨关节炎患者，可用强肾灸贴敷命门穴，每日一贴，每贴 3 到 6 小时。一般通过 4 个疗程的治疗，可有效控制各类肌肉关节痛的复发。

【调治建议】

1. 平时注意防寒保暖，避免居住环境潮湿。

2. 类风湿性关节炎病情较风湿性关节炎更缠绵，非一时能奏效，应坚持治疗。

3. 本病排除骨结核、骨肿瘤，适时综合治疗。

五、跟痛症

【病证概述】

跟痛症是以足跟区疼痛而命名的疾病，是指跟骨结节周围由慢性劳损所引起的以疼痛和行走困难为主的病症，常伴有跟骨结节部骨刺形成。本病多见于 40 ~ 60 岁的中老年及肥胖之人。

该病在中医学属"痹证"等病证范畴，与体质虚弱，肾阴亏损，肾阳不足，跟骨失养，或风、寒、湿邪侵袭，气滞血瘀，经络受阻等因素有关。

【灸疗取穴】

★详见"灸疗方法"。

【灸疗方法】

1. 隔姜灸：取阿是穴。患者俯卧位，膝弯曲，足跟底部向上，通常在足跟底部中点或偏侧缘可找到压痛点，用 1% 甲紫药水在压痛点处皮肤做好标记，作为阿是穴。将生姜切成厚约 0.2cm、直径约 1.5cm 的薄片，将艾条中的艾绒取出，做成底部直径约 1cm、高约 1cm 的圆锥形艾炷，在阿是穴处行隔姜灸，灸至患者有明显灼痛感时，用备好的金属瓶盖迅速压灭艾炷。连续施灸 3 壮。灸后当日施灸处不能沾水。3 日 1 次，每周 2 次，4 次为 1 个疗程。主治跟痛症。

2. 药物灸：取跌打丸 1 粒，用手捏成药饼，敷灸于痛点处，行隔药饼灸。每日 1 次，5 ~ 7 次为 1 个疗程。

3. 针灸配合推拿

①针灸：主穴取阿是穴。配穴，肝肾气血亏虚加三阴交、涌泉，牵及小腿痛加承山、昆仑。患者取仰卧位或俯卧位，常规消毒，阿是穴选用 28 号 2.0 ~ 2.5 寸毫针，快速直刺 1.5 ~ 2.0 寸，使针尖直达病所，行平补平泻法，患者有酸麻胀向小腿至大腿放射为佳。取已浸制好的药醋

姜片（用生草乌、生川乌各 10g，川芎、透骨草各 15g，地龙、细辛、红花、白芷各 10g，没药、延胡索各 8g，上药与米醋 1000ml 浸泡 1 个月后，取其滤过药液浸泡厚约 0.3cm、直径约 2cm 鲜老姜片，密封备用），用针穿数小孔，令其正中穿过针柄垫在皮肤上，然后在针柄上套以约 2.5cm 长药艾炷施灸，灸 2 壮后出针。配穴用 1.5 ～ 2.0 寸毫针，行平补平泻法，得气后留针 30 分钟，每隔 5 分钟捻转 1 次。每日 1 次，7 次为 1 个疗程。②推拿：出针后医者站于患足侧，先行小腿三头肌及跟腱部施以拿法，再指揉承山、昆仑、三阴交、涌泉，然后重点以空心拳由轻至重快速叩击压痛点，最后在足底施以擦法结束治疗。每次 10 ～ 15 分钟，每日 1 次，7 次为 1 个疗程。主治跟骨骨质增生。

【调治建议】

1. 急性期宜适当休息，疼痛缓解后应减少行走、站立和负重的次数及时间。

2. 宜穿软底鞋，或在患足鞋内放置海绵垫。

3. 每天行局部热敷数次，睡前用热水泡脚 15 ～ 20 分钟。

六、肩周炎

【病证概述】

肩周炎即"肩关节周围炎"，以致肩关节功能活动受限的一种病证。

本病发病可因风寒湿邪侵袭经络，气血运行不畅，经络闭阻，不通则痛；或因年老肾虚，或劳累伤肾，精亏骨失所养而退变，压迫经络，筋肉失养，发生疼痛；或跌仆闪挫，或持重拉伤，过度扭伤而使瘀血阻络，脉道不通，不通则痛。现代医学认为是因肩关节周围软组织和关节囊发生退行性病变所致。

本病症状多见于 50 岁左右的人，故亦称"五十肩"。患肢肩关节疼痛，可牵扯至颈部、上臂，疼痛夜间尤甚；肩关节活动受限制，上臂不能上举、后伸等，影响穿衣、梳头等日常生活。

【灸疗取穴】

★主穴：天宗、肩髃、肩髎、阿是穴。

★配穴：早期疼痛加条口、阳陵泉；晚期活动受限加手三里、曲池。

【灸疗方法】

1. 温和灸：每穴施灸 15 ~ 20 分钟，每日 1 次，10 次为 1 个疗程。

2. 隔姜灸：取艾炷如枣核大，每穴施灸 5 ~ 10 壮，每日 1 次，10 次为 1 个疗程。

3. 无瘢痕灸：取艾炷如黄豆大，每穴施灸 5 ~ 10 壮，每日 1 次，10 次为 1 个疗程。

4. 隔纸灸：取卫生纸 4 张折成 8 层，放置于需灸穴位上，然后点燃艾条，用力按压穴位，3 ~ 5 秒，还可移动，以患者能耐受、不灼伤皮肤为度，每次 3 ~ 5 遍。具体分经施灸穴位如下。①手阳明经：肩部及上臂前廉疼痛，痛引肘臂及拇、示（食）指，肩关节活动受限以外展、伸举为主，压痛常以臑部显著，肩髃、曲池、大肠俞、天枢等穴常有敏感压痛。取穴肩髃、曲池、合谷、巨骨、肩髎、上巨虚。②手太阳经：肩臑外后廉及肩胛牵掣疼痛，痛引项颈，放射达肘臂外侧及小指。肩关节活动受限以内收、内旋为主，痛点分布多在肩胛中央或肩胛部外下缘，秉风、曲垣、小肠俞、关元等穴常有敏感压痛。取穴肩髃、天宗、秉风、肩外俞、养老。③手太阴经：肩部臑臂酸痛，痛引缺盆，放射达拇指，肩关节活动受限以旋后、提伸为主，痛点分布多在肩峰下缘 1 ~ 2 寸处，及肺俞、中府、尺泽、孔最等穴。取穴肩髃、中府、天府、尺泽、太渊、合谷。④阳跷脉：肩关节疼痛，活动受限，痛引颈项，牵及胁肋、腰背，甚或半侧躯体强直疼痛，常伴偏头痛、目胀痛，夜不能寐。取穴肩髃、风池、阳陵泉、申脉、后溪。每次取 2 ~ 3 穴。

5. 药物灸

（1）生草乌、生川乌、乌附片、生南星、干姜各 10g，樟脑 15g，细辛、丁香各 8g，肉桂、吴茱萸各 6g。上药共研细末，用蜂蜜调制，每丸约 4g，视疼痛面积取适量药丸捣烂，与 50 度以上白酒兑调成糊状。先用白酒搓洗患部到发热，然后将药糊平摊于消毒纱布上，敷灸于患处，外用胶布固定。隔日 1 换，7 次为 1 个疗程。

（2）取白芥子、延胡索各 30g，细辛、川乌、桂枝、乳香各 10g。上药共研细末，装瓶备用。用时，每次取药末 3g，以陈醋调为膏状敷灸于肩髃、肩贞及阿是穴，外用纱布或塑料薄膜及胶布固定。每次贴药 3 ~ 6 小时，若敷灸后局部有热辣烧灼感明显者，可提前去药；若敷灸后感觉微痒舒适者，可延长敷灸时间。每5日敷灸1次，敷灸2次为1个疗程，疗程间相隔5日。治疗2~3个疗程停药观察，统计疗效。治疗期间，除个别疼痛较重临时用药外，不配用其他药物和疗法。

（3）取"三生止痛膏"（取生马钱子、生川乌、生乳香、细辛、麝香、蟾酥、延胡索等，上药共研细末，用时，取陈醋适量调制成膏状）敷灸于肩髃、肩髎、臑俞、肩前穴，外用纱布或塑料薄膜覆盖，胶布固定。每次贴药3~6小时，若敷灸后局部出现热辣烧灼感明显者，可提前去药；若敷灸后感觉微痒舒适者，酌情延长敷灸时间。每5日敷灸1次，2次为1个疗程，疗程间相隔5日。每次选1~3穴和压痛点，每穴贴生药3g。

（4）取生白芥子、延胡索、细辛、川乌、草乌、防己、木瓜、生半夏、生南星、乳香、没药（原方未注明剂量），上药共研细末，备用。每穴用药末3g，生姜汁或陈醋调制成膏，先用生姜汁或75%乙醇棉球擦洗穴位表面皮肤，再将药膏摊于4cm×5cm塑料薄膜或纱布上，敷灸于肩髃、肩髎、臑俞、肩前穴，外用胶布固定。敷灸时间一般2~4小时，可根据敷灸后局部反应缩短或延长敷灸时间。敷灸后出现热辣、烧灼感明显者，可提前去药，以防烧伤皮肤；若敷灸后感觉微痒舒适者，可适当延长敷灸时间。个别疼痛较剧者，按常规处理。

（5）选择匀称的白胡椒数粒，再在阿是穴、肩贞、肩前、天宗中选2~4穴，用色笔做好标记，然后剪取宽0.6~0.8cm、长2.5~3.0cm的长方形胶布2条，将胡椒1粒放在胶布的中心处，贴至选好的穴位上，稍加按压，再将第2条胶布呈"十"状形交叉贴在皮肤上。然后，即刻用拇指或示（食）指关节指腹按压20~30次，其背部的穴位，在仰卧时自身的体重就起到按压作用。一般每日按压10~15次，按压之力量及次数和频率可自行掌握。敷灸1次一般能固定3~5日，多汗者及夏季只能固定1日左右，亦有数小时即被汗液浸掉者。可将该法教给患者本人及家属，让其自行贴压。敷灸时间为3~5日，再停用3~5日，5~10周为1个疗程。该法可单独进行，也可配合其他疗法同时进行。

6. 艾炷灸：取肩髃、曲池、肩贞、肩前穴，将艾炷直接置于穴位上施灸，患者感觉灼热时即用镊子夹掉，再放第2壮，如此灸4~5壮，患者即感肩部疼痛减轻。

7. 灸热治疗贴：使用前请清洁贴敷部位皮肤，沿缺口处撕开密封包装袋，取出治疗贴，揭去粘胶离型纸，将药贴部分对准患处或相关穴位，将两翼贴于皮肤固定。在活动部位或夏天容易出汗时使用，可另加医用胶带固定，以防止脱落。每日一贴，每贴使用24小时，9贴为一个疗程（18贴为一个大疗程），一般使用3～4个疗程，或遵医嘱。

8. 灯火灸：治宜温经散寒，通络止痛。主穴取肩前、肩髃、肩髎、肩井、阿是穴。配穴，肩胛痛加天宗、肩贞；上臂痛加臂臑、曲池。施以灯火隔艾叶灸术。每穴1～2壮，每日1次，10次为1个疗程。

9. 艾灸贴：痛点（阿是穴）

（1）疼痛发作期：直接对痛点敷灸，每日一贴，每贴3到6小时，至不痛为止，急性疼痛发作期病人不宜剧烈推拿和功能锻炼。若治根则需二十天左右的治疗周期。

（2）疼痛缓解期：继续对原痛点贴敷，每日一贴，每贴3到6小时，4天1个疗程，4个疗程为一个治疗阶段。一般通过1个阶段的治疗，可有效控制肩周炎的复发。贴敷后症状可立即减轻，这时应适当加强肩关节的锻炼，以促进疾病更快康复。

【调治建议】

1. 注意防寒保暖，以防加重病情。同时应积极活动肩关节，不能因痛怕动，使粘连加重，限制其活动度。

2. 多以远端选穴，结合功能锻炼，有利于促进康复。

3. 可配以针刺治疗及火罐，由于肩三针易致渗出、出血加重粘连而少用。

七、颈椎病

【病证概述】

颈椎病又称"颈椎综合征"，是中老年常见的颈椎及其软骨、软组织的退行性病变。

本病中医认为因过度劳累，颈筋脉不和，气血运行失畅，阻滞于筋脉络道而成。现代医学认为是因颈椎间盘退行变性后，椎体间松动，椎体缘产生骨赘，或椎间盘破裂髓核脱出等压迫神经根、脊髓或椎动脉而引起的各种症状。可分为局部型、神经根型、脊髓型、椎动脉型、交感神经型几种常见类型。

本病症状表现为颈项疼痛或酸胀不适、僵硬、转动不利，疼痛常向一侧或两侧肩部、上肢放射，或有上肢麻木、发凉、屈伸不利、头昏、耳鸣等。症状常因颈部活动而加重或减轻。

【灸疗取穴】

★主穴：大椎、大杼、阿是穴（患部）、颈夹脊。

★配穴：上肢及手指麻木加曲池、外关、合谷；肩痛加肩髃、天宗。

【灸疗方法】

1. 温和灸：每穴施灸 15～20 分钟，每日 1 次，10 次为 1 个疗程。

2. 隔姜灸：取艾炷如枣核大，每穴施灸 10～15 壮，每日 1 次，10 次为 1 个疗程。

3. 无瘢痕灸：取艾炷如麦粒大，每穴施灸 10～20 壮，隔日 1 次，5 次为 1 个疗程。

4. 药物灸

（1）取干姜 5g，附子 50g，蟾蜍 1g，麝香 2g，上药研细末，加食醋 100ml 调成糊状，敷灸于患处，上盖塑料薄膜，外用纱布包扎固定，并用热水袋加热，每次 3～6 小时，每日 1 次。

偏寒者，加肉桂 3g；偏热者，加珍珠、雄黄各 5g；偏湿者，加苍术、滑石各 10g；偏肾虚者，加巴戟天、党参、白术各 10g；偏血虚者，加当归、生熟地黄各 l0g。

（2）取透骨草、伸筋草、凤仙草、威灵仙、白芥子、乌梅、木瓜、芒硝、大皂角、片姜黄各 25g，马钱子 9g，冰片 6g。上药共研细末，备用。用时，取药末 10g 加入食醋 4 汤匙调匀，敷灸于患处。每日 1 次，20 次为 1 个疗程。

（3）取急性子 100g，草乌 60g，白芷 50g，上药共研细末，再与食醋适量调成糊状，敷灸于患处，并将适量铁屑末均匀铺在药糊上，然后用纱布包扎固定，每隔 3 日换药 1 次。

（4）取生地黄、白芷、大黄、川乌、草乌、牙皂、肉桂各 15g，上药用醋调成膏状备用。用时，局部消毒，将膏涂上麝香 0.5g，阿魏 1g，再将膏敷灸于患处。隔日 1 次，20 次为 1 个疗程。

（5）取当归、红花、防风、威灵仙、姜黄、羌活、透骨草、川乌各 20g，上药共研细末，备用。用时每取药末 20g，冰片 2g 用食醋调成糊状，摊在两块 8cm×8cm 的布上，分别敷灸于两足颈椎反应区，或压痛点，或小结节反应点上，再用胶布固定。每日 1 次，10 次为 1 个疗程。用药前，如用热水（以耐受为度）浸泡足部 10 余分钟，再将反应区按摩数分钟后再贴药，则疗效更佳。

5. 艾炷灸：取百会、大椎，采用直接非瘢痕灸法。先分别在百会、大椎涂上少许万花油，再分别放上黄豆大艾炷，点燃后施灸；待艾炷约剩 1/4，局部皮肤有灼热痛感时，用镊子将其拿掉，接灸下 1 壮，每穴各灸 5 壮。隔日 1 次，10 日为 1 个疗程。主治椎动脉型颈椎病。

6. 热敏灸：按照热敏灸技术要点中"十六字技术要诀"对施灸部位与施灸剂量进行定位、定量规范操作。对穴位热敏高发部位神庭、风府、大椎、颈夹脊、肺俞、肩井、至阳等穴区进行穴位热敏探查，并标记热敏穴位。首先对风府、大椎、至阳等穴区循经往返灸 10～15 分钟，以温热局部气血，加强敏化，再施以温和灸发动感传，开通经络，然后按以下分型治疗。

（1）颈型：①颈夹脊压痛点进行单点温和灸，自觉热感透向项背部并向四周扩散或自觉项背部有紧、压、酸、胀、痛感，灸至热敏灸感消失为止。②肩井压痛点进行单点温和灸，自觉热感透向项背部及上肢扩散或自觉肩部有紧、压、酸、胀、痛感，灸至热敏灸感消失为止。③风池、大椎三角范围进行温和灸，自觉热感沿督脉传至项背部，灸至热敏灸感消失为止。

（2）神经根型：①颈夹脊压痛点进行单点温和灸，自觉热感透向项背部并向四周扩散或自觉项背部有紧、压、酸、胀、痛感，灸至热敏灸感消失为止。②肩井压痛点进行单点温和灸，自觉热感透向项背部及上肢扩散或自觉肩部有紧、压、酸、胀、痛感，灸至热敏灸感消失为止。③大椎、肺俞三角范围进行温和灸，自觉部分的感传可直接到达头面部。如感传仍不能上至头面部者，再取 1 支点燃的艾条放置感传所达部位的近心端，进行温和灸，依次接力使感传到达头面部。最后将两支艾条分别固定于阳陵泉和头面部进行温和灸，灸至热敏灸感消失为止。每次选上述 1～2 组穴位，每日 1 次，10 次为 1 个疗程，疗程间相隔 2～5 日，共治疗 2 ~ 3 个疗程。

7. 灸热治疗贴：使用前请清洁贴敷部位皮肤，沿缺口处撕开密封包装袋，取出治疗贴，揭去粘胶离型纸，将药贴部分对准患处或相关穴位，将两翼贴于皮肤固定。在活动部位或夏天容易出汗时使用，可另加医用胶带固定，以防止脱落。每日一贴，每贴使用24小时，9贴为一个疗程（18贴为一个大疗程），一般使用 3 ~ 4 个疗程，或遵医嘱。

【调治建议】

1. 应注意颈部防寒保暖，尤其冬天要穿高领衣，以求保暖颈部。

2. 本病多与工作性质有关，多见于会计、秘书、打印员等低头伏案工作较多的人员，应注意适时活动颈部，或加强颈部按摩。

3. 睡眠时，枕头应与肩高适宜，不要过高或太低。

八、类风湿关节炎

【病证概述】

类风湿性关节炎，又称风湿样关节炎，是一种以关节病变为主的慢性全身性疾病。

本病病因病机，中医认为与风湿性关节炎相近，现代医学认为与免疫系统相关。

本病主要症状以游走性的关节疼痛为主，开始为小关节，指腕和足最为常见，以后可累及脊柱及大关节。病变关节常出现发红、发热、梭形肿胀、疼痛，后期可出现关节僵硬和畸形。

【灸疗取穴】

★主穴：大杼、曲池、血海、大椎至腰俞段。

★配穴：血沉加快配加膈俞、阳陵泉穴；抗"O"增高配加身柱、命门、风门至胃俞段，急性发作期加至阳、灵台、督脉上压痛点；关节畏冷加神阙、关元，局部红肿加曲池、血海；肩关节痛加肩髃、肩髎；肘关节痛加曲池、手三里、少海，腕关节痛加阳池、合谷、外关；髋关节痛加环跳、风市；膝关节痛加犊鼻、膝眼、阳陵泉、鹤顶；踝关节痛加绝骨、丘墟、昆仑；脊柱关节痛加夹脊、督脉痛点。以痛点施灸穴位为主，每次选主、配穴各 2 ~ 3 穴。

【灸疗方法】

1. 温和灸

（1）每穴施灸 15～20 分钟，每日 1 次，10 次为 1 个疗程。

（2）取大椎、曲池、阳陵泉、丰隆，每穴施灸 15～30 分钟，以皮肤发红为度。每日 1 次，10 次为 1 个疗程。

2. 隔姜灸：取艾炷如黄豆大，每穴施灸 3～6 壮，每日 1 次，10 次为 1 个疗程。

3. 无瘢痕灸：取艾炷如麦粒大，每穴施灸 3～6 壮，每日 1 次，10 次为 1 个疗程。

4. 艾炷瘢痕灸：主穴取风门、肾俞、膈俞、丘墟；配穴取悬钟，照海、多处阿是穴（大椎旁开 1 寸，曲池穴前 1 寸，臂外肘前尺侧距肘尖 1 寸，距肘尖 2 寸，距肘尖 3 寸，悬钟穴下 2 寸，悬钟穴前旁开 1 寸。取阿是穴时，医者以手在患部循压检查，患者有沉、紧、痛及舒适等显著感觉处即为灸穴）。施灸时，均按艾炷瘢痕灸法操作，每隔 2 周或 4 周灸 1 次，每次灸 1 穴，每穴灸 10～20 壮。第 1 次在大椎旁开 1 寸处施灸，当灸至 15 壮时，患者感到温热向颈部、肩肝部放散，并有舒适的感觉。灸毕，头项稍能回顾；14 天化脓后，项背强直和疼痛日渐好转；1 个月以后灸疮愈合脱痂，强直和疼痛完全消失。第 2 次和第 3 次灸完风门、肾俞以后，周身关节之肿痛大有好转。然后在四肢部取 9 穴（获效显著穴为距肘尖 3 寸处阿是穴和丘墟），灸 10 次，肘、踝关节僵直逐渐消失时，所患关节症状则基本获愈。

5. 化脓灸：主穴取大椎、膏肓；配穴取天宗、肩髃、曲池、环跳、阳陵泉、足三里、丘墟。视患者关节肿胀、疼痛部位施灸穴位：肩关节为主，取天宗、肩髃；肘关节以下，取曲池；髋关节附近，取环跳、阳陵泉；膝关节周围，取阳陵泉、足三里；踝以下关节，取阳陵泉、丘墟。有全身关节症状者,配穴均取。选好穴位后,采用化脓灸法，每穴施灸 3～4 穴；若患者体虚不能承受，亦可每次灸 1～2 穴，分数次灸完，外贴灸膏使其化脓。灸疮获愈 1 月后再灸，连续 3 次为 1 个疗程。

6. 长蛇灸：取大蒜 500g，去皮捣成蒜泥，备用。治疗时，患者取伏卧位，于脊柱正中，自大椎至腰俞穴铺一层蒜泥，约 6mm 厚、6cm 宽，周围用棉皮纸封固，然后用中艾炷在大椎至腰俞点火施灸，不计壮数，直至患者自觉口鼻中有蒜味为止。灸后，以温开水渗湿棉皮纸周围，移去蒜泥。因蒜泥和火热的刺激，脊背正中多起水疱，灸后休息一段时间。水疱由其自行溃破或吸收，溃者外涂甲紫药水，纱布覆盖，注意局部清洁。

　　7. 药物灸

　　（1）取白芥子 20g，芦荟、白芷各 10g，细辛 5g，川乌、草乌、皂角、桃仁、红花、杏仁、草决明（决明子）各 10g，白胡椒 5g，使君子、甘遂各 10g，冰片 2g 等研细末，装瓶或塑料袋密封，勿泄气，置阴凉干燥处，备用。用时，取药末以鲜姜汁调成膏状，每取 5～8g 摊于方形硬纸，贴在局部痛处，上盖以硬纸，再用胶布固定，每次敷灸 48～72 小时。3 次为 1 个疗程，病情重者在贴药处拔火罐，必要时可反复拔罐。

　　（2）上肢取大椎、肩髃、曲池、外关；下肢取环跳、阳陵泉、足三里、悬钟；腰骶部取肾俞、次髎、委中。取炮山甲（代）、白胡椒各等份，麝香 2g，上药共研细末，装瓶备用。治疗时，取痛处穴 1 穴，循经配穴 2 穴。将药末 15g，用酒适量调炒做成药饼 3 支，并于药饼面上撒以麝香末少许，然后将药饼敷灸于选定的穴位上，并用塑料布封盖，胶布固定。每日换药 1 次，到疼痛缓解为止。

　　（3）在病变局部寻找最明显压痛点，也可循经施灸穴位，每次选 2～3 穴。再取斑蝥 25g，麝香 1g，雄黄 5g，止痛膏（天南星 3 份、半夏 3 份、乌头 2 份、马钱子 1 份，研细末，加生姜汁调制而成）。先将斑蝥、麝香、雄黄研成细末，用蜂蜜调制成膏状，置阴凉处，备用。每穴准备 6cm×6cm 大小的胶布，在胶布中央先放置 2g 止痛膏，再在止痛膏上放置适量发疱用的麝斑膏（根据部位不同用量为绿豆至黄豆粒大小）。每次贴药 4～8 小时，每周贴药 1 次，3 次为 1 个疗程。局部发疱后的第 2 天，首先严格消毒皮肤，并将疱液放出，以加强疗效。再在原处拔火罐 1～3 次，每日拔火罐 1 次。起罐后涂以京万红烫伤膏，然后用无菌纱布包扎固定。

　　（4）主穴取大椎、外关、足三里。按各型配穴，行痹加风门、膈俞、阳陵泉；着痹加肾俞、气海、关元；痛痹加关元、肾俞、昆仑、阿是穴；热痹加肾俞、曲池、内庭；正虚邪留加肝俞、脾俞、肾俞、三阴交、阴郄。按病位配穴，上肢加肩髃、曲池、合谷；下肢加环跳、阳陵泉、解溪、昆仑；脊柱配加身柱、大杼、至阳、腰阳关、命门。每次选 10～12 穴

（两侧同名穴作为 2 穴）为 1 组穴位，两组穴位交替使用。再取关节炎酊（雷公藤、地龙、蜈蚣、白花蛇、细辛、乳香、没药、丁香、威灵仙、独活、生川乌、生草乌、生南星、生半夏、生麻黄、马钱子、红花、肉桂、三七、洋金花、川芎、土鳖虫、生姜汁、当归、丹参、桑枝、白芥子、花椒、冰片、薄荷脑、麝香、樟脑，共 32 味按一定剂量配伍，晒干，研末，过筛，用 80% 乙醇浸泡，然后滤过取液，加入皮肤促渗剂、保湿剂等，成品为棕色澄清液），注射于特制的贴膏中（每膏含药液 0.5ml），每穴贴 1 膏，敷灸 48 小时后取下，停用 24 小时继续敷灸，3 次为 1 个疗程。

（5）膝关节取膝眼、梁丘、阳（阴）陵泉、膝阳关、血海；踝关节取申脉、照海、昆仑、丘墟；腕关节取阳池、外关、阳溪、腕骨；指（趾）关节和掌指（趾）关节则用"乐尔膏"包裹。每次选 1 ~ 3 穴或压痛点使用。再取"乐尔膏"（生川乌、生草乌、生马钱子、生乳香、细辛、麝香、蟾酥、延胡索各等份，如法制成膏药。每张膏药含原生药 2.8g，直径 6cm），每穴（点）各贴 1 张膏药，待 48 小时后更换。

8. 间接灸（隔附子饼或隔姜灸）：施灸穴位分两组，第 1 组取膻中、中脘、气海、足三里；第 2 组取膈俞、肝俞、脾俞、命门。每次取 1 组，两组穴位交替使用。每次灸 3 ~ 4 壮，每日或隔日 1 次，50 次为 1 个疗程。

9. 灸热治疗贴：使用前请清洁贴敷部位皮肤，沿缺口处撕开密封包装袋，取出治疗贴，揭去粘胶离型纸，将药贴部分对准患处或相关穴位，将两翼贴于皮肤固定。在活动部位或夏天容易出汗时使用，可另加医用胶带固定，以防止脱落。每日一贴，每贴使用 24 小时，9 贴为一个疗程（18 贴为一个大疗程），一般使用 3 ~ 4 个疗程，或遵医嘱。

10. 铺灸

（1）在夏季三伏天，先在患者脊柱（第 1 胸椎至尾椎）涂上大蒜汁，再将铺灸药末（麝香 0.5g，肉桂、公丁香、威灵仙各 0.5g，共研细末）撒在中线上，然后用棉纸贴封，上铺大蒜泥条，宽约 3.5cm、厚约 1.2cm；再在其上铺艾炷 1 条，宽约 1.5cm，截面为半圆形，点燃两端，让艾绒缓慢地自然燃烧；等第 1 条余火渐息，再上第 2 条，一般 3 条为宜，有病根深者灸 3 条后仍不觉烫，可再加 1 条。灸后起疱，需 3 日后引流，揩干，涂甲紫药水，盖以纱布。忌食生冷、肥甘、腥、辣、酸味，慎避风寒、潮湿，禁房事2个月。

（2）患者俯卧床上，裸露背部，在督脉所施灸穴位处（大椎至腰俞穴）做常规消毒，消毒要完全、彻底（先用2%～3%碘酊消毒，再用75%乙醇棉球擦拭）。将去皮大蒜捣烂成泥，涂上蒜汁，在脊柱正中线撒上药末（为芳香透达、行气破瘀、祛寒除湿、通痹止痛的麝香、斑蝥、肉桂、木香、乳香等中药），并在大椎至腰俞穴之间铺敷2寸宽、0.5寸厚的蒜泥1条。然后在蒜泥上铺成如乌梢蛇脊背状的艾炷1条，点燃头、身、尾3点，让其自然燃烧。燃尽后可续以艾炷施灸，一般以2～3壮为宜。灸毕，移去蒜泥，用湿热纱布轻轻揩干。灸后皮肤潮红，让其自然出水疱（在此期间严防感染），至第3天用消毒针引流疱液，揩干后，涂以甲紫药水（隔日1次），直至灸疮结痂脱落，皮肤愈合。灸后若即起水疱，则用消毒针引流，并用药棉擦干，涂上甲紫药水，然后覆盖一层消毒纱布，胶布固定，直至结痂脱落为止。

【调治建议】

请参阅"风湿性关节炎"。

第八章　急腹症及其他外科疾病的灸疗

一、胆绞痛

【病证概述】

胆绞痛是由于胆道壁痉挛，引起骤然右上腹或中上腹阵发性绞痛，多发生在胆囊炎、胆石症的急性发作期间。临床多发生于中老年人，女性多于男性。该病在中医学属"腹痛""胁痛"等病证范畴，常因情志失调，饮食不节，湿热内蕴，虫积瘀阻，外邪侵袭而致肝胆气滞，疏泄失常所引发。

【灸疗取穴】

★主穴：足三里、丘墟、阳陵泉、胆俞、神阙、日月、太冲。

★配穴：高热加大椎、曲池、合谷；恶心呕吐加内关、中脘；黄疸加至阳；厌油腻加足三里、太冲；胆囊炎加胆俞。

【灸疗方法】

1. 温和灸：每穴施灸 15 ~ 20 分钟，每日 1 次，7 次为 1 个疗程。

2. 无瘢痕灸：取艾炷如麦粒大，每穴施灸 3 ~ 5 壮，每日 1 次，7 次为 1 个疗程。

3. 药物灸

（1）取栀子、生大黄（生军）、芒硝各 10g，冰片 1g，乳香 10g，上药共研细末，为 1 次量。加蓖麻油 30ml、75% 乙醇 10ml、蜂蜜适量，调成糊状，敷灸于胆囊区，并保持 8 ~ 12 小时，每晚换药 1 次。主治肝胆湿热所致之右胁上腹部疼痛。

（2）取胆俞、日月，每次取单侧、双侧穴位交替使用。再取海马、雄黄、肉桂、干姜（原方无剂量）共研细末，加适量麻油、羊毛脂及氮酮溶液，充分搅拌后，制成"温通膏"备用。用时，将"温通膏"敷灸于同侧胆俞、日月，每穴涂药面积为 30mm×30mm，约含生药 5g，每晚敷灸 8 小时，2 周为 1 个疗程。主治慢性胆囊炎。

（3）取大水蛭 1 只，雄黄 30g，轻粉、冰片各 2g，上药共捣烂成糊状（如太干，可加水适量），敷灸于压痛最明显处，用纱布覆盖，胶布固定，早晚各 1 次，直至体征消失为止。并配合西医支持疗法。主治慢性胆囊炎。

4. 综合灸：将生姜切成 3～4mm 厚的姜片，用针点刺若干小孔，置于神阙穴上，上置中等大小艾炷，点燃后施灸。一般 1 片姜片灸 3 炷后，更换姜片再灸，如患者感觉局部灼痛可将姜片稍提起，然后重新放上。亦可在姜片下垫纸片再灸，以灸至局部温润红热、患者略感灼痛为度，每次 15～20 分钟，根据病情每日施灸 1～3 次。如右上腹剧痛可加期门、阳陵泉、支沟；恶心呕吐加足三里。上述穴位施以艾条温和灸或用雷火针灸（用 5～7 层棉布包裹点燃的艾条熏熨穴位）。

【调治建议】

1. 避免暴饮暴食，控制高脂肪、高胆固醇的食物。
2. 养成良好的排便习惯，保持胃肠道正常生理功能。
3. 预防和治疗蛔虫病，减少胆道蛔虫病的发生。

二、泌尿系结石

【病证概述】

泌尿系结石包括肾、输尿管、膀胱、尿道结石，是泌尿系常见疾病。

本病的发生可因情志不畅，气滞不舒，郁而化火，火热下移，尿液受其煎熬而成砂石；或因饮食不节，嗜食甘肥，湿热内生，移于下焦，膀胱湿热，煎液成石；或因肾虚不运，邪热渐强，煎结生石。

本病症状以疼痛为主症。其中，肾结石疼痛见于腰部，钝痛或隐痛，有时为发作性肾绞痛，呈刀割样，从肋脊角向下放射至腹股沟，可伴血尿；输尿管结石可见尿频、尿急、尿痛；膀胱结石有尿痛，排尿突然中断，改变体位后又能排尿；尿道结石有会阴或阴茎部疼痛。

【灸疗取穴】

★主穴：肾俞、三阴交、阳陵泉。

★配穴：腰酸乏力加太冲、委中，腰痛甚加京门、水泉。

【灸疗方法】

1. 温和灸：每穴施灸 20 ～ 30 分钟，每日 1 次，10 次为 1 个疗程。

2. 无瘢痕灸：取艾炷如黄豆大，每穴施灸 5 ～ 7 壮，隔日 1 次，10 次为 1 个疗程。

3. 特殊疗法：取耳穴肾、输尿管、膀胱及敏感点，每次取单侧，两耳交替进行，用药子贴压，每 3 日更换 1 次，15 次为 1 个疗程。

【调治建议】

1. 治疗期间宜多活动，多饮白开水，成人每日饮 2000 毫升以上，或从高处向下跳，以促进结石排出体外。

2. 辅以体外碎石、按摩等疗法。

3. 病情较重，应考虑手术。

三、阑尾炎

【病证概述】

阑尾炎是由阑尾管腔梗阻继发细菌感染的病证，类似中医"肠痈"。

本病发病可因饮食不节，暴饮暴食；或过食油腻、生冷不洁之物，损伤肠胃，湿热内蕴于肠间；或因饮食后急剧奔走，导致气滞血瘀，肠络受损；或因寒湿不适、跌仆损伤、精神因素等导致气滞、血瘀、湿阻、热壅、瘀滞、积瘀热不散、血腐肉败而成痈肿。

现代医学认为，阑尾腔梗阻和细菌感染是本病的主要发病原因。

本病以右下腹疼痛为主要特征。急性阑尾炎起病时可有上腹、脐周疼痛，数小时后转移至右下腹，腹痛剧烈，并伴有恶心、呕吐、腹泻或便秘等，常有发热。慢性阑尾炎疼痛较轻、隐痛或不适，常因剧烈运动、久行和饮食不慎而急性发作。

【灸疗取穴】

★主穴：气海、天枢、阑尾穴（或上巨虚、足三里）、阿是穴。

★配穴：恶心、呕吐加内关；发热加合谷、曲池；大便脓血加肘尖。

【灸疗方法】

1. 温和灸

（1）每穴施灸 20 ~ 30 分钟，每日 1 次，10 次为 1 个疗程。

（2）取天枢（双），采用艾条温和灸，各灸 1 小时。灸时患者感热流直下入腹，至深部痛区，且痛区热感明显强于施灸的穴位皮肤表面。施灸 1 次后，疼痛立解。以同法治疗 3 日，每日 2 次，症状消失。再自行艾灸 2 日，以巩固疗效。

2. 无瘢痕灸：取艾炷如麦粒大，每穴施灸 5 ~ 10 壮，每日 1 次，5 ~ 7 次为 1 个疗程。

3. 灯火灸：治宜清热导滞，消痈散结。主穴取阑尾穴、天枢、阿是穴（腹部压痛点）。配穴，发热加曲池、合谷，恶心呕吐加内关，痛剧加足三里。施以明灯爆灸术，每穴 1 壮，每日 1 次，连灸 3 ~ 5 日为 1 个疗程。

4. 综合灸：主穴取天枢（右）、曲池（双）、阿是穴（右下腹麦氏点）。配穴，便溏配阴陵泉（双）；恶心配内关（双）。取艾条 1 支，点燃一端对准天枢（右）、阑尾穴（双）、曲池（双），逐一施以温和灸，阿是穴（右下腹麦氏点）施以回旋灸，每穴 10 分钟，以局部温热起红晕为度。每日 1 次，7 次为 1 个疗程。主治慢性阑尾炎。

5. 隔姜灸配合中药口服：①隔姜灸：取足三里（双）、麦氏点、神阙，施以隔姜灸，每次 15 分钟，每日 2 次。②中药口服：取大黄牡丹皮汤（大黄、牡丹皮、桃仁、芒硝（后入）各 10g，冬瓜子 15g），水煎分 2 次温服，每日 1 剂。高热加黄连、金银花，口渴加玄参、生地黄以养阴清热；大便似痢不爽、舌红、脉细数为阴虚之象，应去芒硝，加玄参、生地黄；右下腹有包块加当归、赤芍、紫花地丁，以加强活血祛瘀清热之功。如脓肿已经形成，应增加清热解毒药，如金银花、蒲公英、白花蛇舌草。1 剂见效，3 剂痛止，4 ~ 5 剂痊愈。主治慢性阑尾炎。

【调治建议】

1. 应注意饮食卫生，少吃生冷瓜果，少辛辣油腻食物。

2. 若病情较急，疼痛剧烈，应采取积极外科手术治疗，以免延误病情。

3. 在未明确诊断时，不应吃止痛药，以免掩盖病情，发生穿孔。

四、乳腺炎

【病证概述】

乳腺炎，是指乳腺和乳腺管组织被细菌感染所引起的急性化脓性疾病，多发生于哺乳期妇女。炎症的发展有一定的过程，在发病的早期及早治疗可避免溃脓和恶化。炎症的发展过程可分初、中、晚三期。初期为郁脓期，其症状是：乳房肿胀，触痛，皮肤微红，肿块似有似无，排乳不畅，恶寒发热，关节酸痛，胸闷呕吐等。中期为酿脓期，其症状是：肿块硬结明显，逐渐增大，皮肤发红，持续性疼痛，高热不退，有化脓征象。晚期为溃脓期，其症状是：肿块破溃流脓，体温开始下降，肿痛消减，逐渐愈合。若溃脓后引流不畅，肿痛不减，发热不退，炎症可波及其他腺叶组织，造成更为严重的脓肿，需手术治疗。灸疗适用于早期乳腺炎的治疗。

该病在中医学属"乳痈""奶疮"等病证范畴，多因胃经积热，肝气郁结，外邪火毒侵入乳房，使经络壅阻，积乳结肿所引起。

【灸疗取穴】

★详见"灸疗方法"。

【灸疗方法】

1. 温和灸：主穴取肩井、乳根；配穴取曲池、合谷、手三里、足三里。用艾条温和灸患侧经穴，每穴施灸 5 ~ 10 分钟。每日 1 次，乳痈初起灸 1 ~ 2 次即可消散，已成脓者加少泽，可促其提前排脓，加速愈合。主治急性乳腺炎。

2. 隔蒜灸：用鲜大蒜切成蒜片，厚 3 ~ 5mm，取 2 ~ 3 片置于乳腺管硬结处，其上放置直径 10mm、高 10mm 的艾炷点燃，当燃完第 3 壮时，积乳可从乳头自行排出。每日 1 次，直至病愈。主治急性乳腺炎。

3. 艾炷灸：主穴取阿是穴（局部硬结疼痛处）、乳根。配穴，发热加患侧曲池、合谷、八邪之一穴（位于中指与环指之间）。用艾绒搓成绿豆大艾炷直接施灸于阿是穴、乳根，灸至感到灼痛、局部皮肤红晕而不起疱为度，并视硬结大小在硬结面上取 3 ~ 5 点处分别灸 1 壮，然后在乳根灸 1 壮，发热者合谷加用上述配穴各灸 1 壮，如 3 日后硬结未消可重复灸 1 次。主治急性乳腺炎。

4. 药物灸

（1）取大蒜数枚，捣烂如泥，置于膻中，摊成薄饼，厚约 5mm，上置艾炷施灸，艾炷如黄豆大，共灸 5 ~ 7 壮至皮肤潮红为度；再用右手拇指做分筋样推压拨动天宗，手法稍重，反复拨动数次，每日灸、拨各 1 次。

（2）取葱白或大蒜捣烂如泥后敷于阿是穴（患处），再用艾条施以温和灸 10 ~ 20 分钟，每日 1 ~ 2 次。

5. 灯火灸：治宜清热散结，消肿止痛。取主穴分两组，第 1 组取乳根、肩井、膻中、足三里、期门；第 2 组取患处梅花灯火穴（沿肿块或肿物的周围边缘及其中心部位选取组穴，此组穴呈梅花形状）和结顶穴（位于肿块局部之顶端处）、手三里、乳根。配穴，发热头痛加合谷、曲池，乳房壅胀加少泽。施以阴灯灼灸术，每穴 1 ~ 2 壮，每日 1 次，连灸 5 ~ 7 次为 1 个疗程。

6. 综合疗法

（1）针灸并用：主穴取肩井、内关、足三里（均双侧）、乳根（患侧）。配穴，乳汁淤积加膻中、少泽；头痛发热加合谷、风池。选用 28 号 1 ~ 2 寸不锈钢毫针，穴位常规消毒后快速刺入，得气后施以捻转泻法 1 分钟。留针 30 分钟，留针期间，每隔 10 分钟行针 1 次。针后取大蒜头，将其切成 0.1 寸厚的薄片置于肿块上，用黄豆大艾炷施灸。灸 4 ~ 5 壮换蒜片 1 次，灸至局部发红为度，10 ~ 20 分钟。每日 1 次，5 次为 1 个疗程。主治急性乳腺炎。

（2）灸疗配合按摩：先取仰卧位，在膻中做隔蒜灸，取大蒜一瓣（以独头蒜为佳），切成 0.8 ~ 1.0mm 厚的薄片，置于穴位上，然后取艾绒少许置于其上，按常规灸疗操作 5 ~ 7 次，以局部潮红即可。再取坐位，医者在患者背后，取患侧天宗，以左手固定肩部，用右手拇指指尖做分筋样的推压拨动，手法稍重，使局部酸痛，连续左右来回拨动 6 ~ 7 下为 1 次，反复拨动 3 ~ 5 次。此时大多可见患侧乳头有乳汁流出，随即疼痛明显减轻。每日施治 2 次，一般经 2 ~ 3 次治疗可获愈。主治急性乳腺炎。

【调治建议】

1. 养成定时哺乳的习惯，每次哺乳时均应将乳汁吸净、排空。

2. 经常保持乳头、乳房干净、卫生，哺乳时要避风保暖，哺乳后应轻揉乳房片刻。

3. 断乳时，不要突然中断哺乳，而要逐步减少哺乳时间，让乳房有一个渐进的生理适应过程。

五、痔疮

【病证概述】

本病为发生于肛肠部的一种慢性疾病，又称痔核，是指直肠下端黏膜下和肛管皮下的静脉丛，因各种原因引起扩大曲张而形成的静脉团块。男女均可发病，以青壮年、经产妇多见。外痔生于肛门齿状线以下，仅觉肛门部有异物感。内痔生于肛门齿状线以上，常伴便血鲜红，可因感染而感局部疼痛。

本病发生多因久坐或站立工作、肩挑负重、跋涉远行、妊娠等致中气虚弱；或因饮食不节，嗜食辛辣厚味，燥热内生，肠胃受损而得；或因久泄、久痢、便秘，以致湿热内生，脉络郁阻，结聚肛肠，使肛门部血行不畅，气血失调，气滞血瘀或热血相悖，蕴生湿热，筋脉交错，结滞不散，瘀血浊气下注肛门而成本病。

【灸疗取穴】

★主穴：长强、承山、二白、陶道、阿是穴（患处）。

★配穴：痔核脱出加百会、商丘、次髎；内痔出血加命门、大椎、十七椎下穴；局部瘙痒加阴陵泉、三阴交；贫血加足三里、命门、涌泉；便秘加天枢、支沟。

【灸疗方法】

1. 温和灸：每穴施灸 15 ~ 20 分钟，每日 1 次，7 次为 1 个疗程。

2. 隔姜灸：取艾炷如枣核大，每穴施灸 5 ~ 10 壮，每日 1 次，7 次为 1 个疗程。

3. 药物灸：取芒硝 30g，冰片 10g。上药共研细末，再用猪胆汁适量调成糊状（较多分泌物者加白矾 10g），外敷于痔上灸用，以纱布固定，每日早晚各 1 次。

4. 药烟灸：用百药祖根 15g，神蛙腿叶 10g，蟾蜍 5g，共研细末，制成药烟 20 支。以其灸大椎、至阳、心俞、肝俞、脾俞、承扶、委中等穴，每穴施灸 10 分钟。每日 2 次，1～7 日即可获效，无任何副作用。

5. 灯火灸：治宜消瘀化滞，活血消肿。①内痔：主穴取孔最、长强、次髎、中髎、下髎；②外痔：主穴取孔最、大肠俞、承山、痔凸穴；③混合痔：主穴取长强、承山、下髎、孔最、痔顶穴。配穴，痔出血加孔最、次髎、承山、中髎；大便秘结加支沟。施以明灯爆灸术，每穴 1 壮，每日 1 次，7 次为 1 个疗程。

6. 综合灸：在腰部肾俞至大肠俞穴之间寻找瘀点，一般为红色或紫色点（但要与本身皮肤的红痣区别），颜色越深，说明痔疮程度重，病程长。可采用着肤灸、隔姜灸、悬灸 3 种治疗方法。着肤灸一般每个点灸 1～3 壮，隔姜灸一般灸 3～7 壮，悬灸 10～15 分钟，均为 3 日 1 次，5 次为 1 个疗程。

【调治建议】

1. 患者应少食辛辣，多食新鲜多汁菜，减少便秘次数。

2. 患者可用药坐浴，或经常做收腹提肛动作。

3. 积极参加体育锻炼，增强体质，调畅心情，促进康复。

六、脱肛

【病证概述】

直肠脱垂，俗称"脱肛"，是指肛管、直肠、乙状结肠下端脱垂于肛门外的一种疾病。该病多见于儿童、老年人及产妇，并伴见便秘、腹胀等症状。

中医学根据其临床表现的不同，将其分为虚脱与实脱两类。虚脱可因久痢、久泻，以及妇女生育过多，体质虚弱，中气下陷，收摄无权而致病；实脱常因便秘、痔等疾病以及湿热郁于直肠，局部肿胀，里急后重，排便过度努责，肛门括约肌受损而引起。

【灸疗取穴】

★主穴：百会、气海、长强、神阙、关元。

★配穴：少气肢倦加关元、足三里、脾俞；便秘加承山、天枢；重症加肾俞、胃俞。

【灸疗方法】

1. 温和灸

（1）每穴施灸 15 ~ 20 分钟，每日 1 次，10 次为 1 个疗程。

（2）取百会、气海、足三里，施以艾条温和灸。每次灸时，患者自觉肛门向上提升，灸至 15 次时，患者自觉肛门下坠感消失，没有进凉气的感觉，灸至 20 次基本痊愈。

（3）取商丘、昆仑，施以艾条温和灸。第 1 次灸至 40 分钟后，肛门开始有收缩感，并随施灸的持续而逐渐加强；至施灸 60 分钟后，肛门收缩感减弱而停灸。依上法施灸 3 次，症状便有所改善，脱出的直肠可自动回缩。继续施灸 10 余次，脱肛现象消失。

2. 隔姜灸：取艾炷如枣核大，每穴施灸 5 ~ 10 壮，每日或隔日 1 次，7 次为 1 个疗程。

3. 隔盐灸：取神阙穴，取艾炷如黄豆大，每穴施灸 5 ~ 10 壮，隔日 1 次，5 ~ 7 次为 1 个疗程。

4. 无瘢痕灸：取艾炷如麦粒大，每穴施灸 15 ~ 30 壮，每日 1 次，10 次为 1 个疗程。适用于重症的治疗。

5. 艾炷灸或艾条灸：①实证：主穴取长强、承山、大肠俞。配穴，便秘者加天枢；腹胀者加上巨虚，每穴灸 3 ~ 5 壮，或施以艾条悬灸，每穴灸疗 10 分钟，每日 1 ~ 2 次。②虚证：主穴取百会、长强、气海。配穴，气虚者加神阙，肾虚者加肾俞，脾虚者加足三里，每穴灸 5 ~ 10 壮，或每穴艾条悬灸 10 分钟，每日 2 ~ 3 次。

6. 灯火灸：治宜补中益气，升举清阳。主穴取百会、长强、大肠俞。配穴，病情日久加承山；脾胃气虚加脾俞、足三里；肾气虚弱加肾俞、气海。施以阴灯灼灸术，每穴 1 壮，每日 1 次，10 次为 1 个疗程。

【调治建议】

1. 避免负重，或过度劳累。

2. 可服具有补中益气的药物，加强升提作用，有助于回纳。

3. 反复发作，可引起局部感染，应配合外用药洗。

4. 经常进行收腹提肛锻炼，促进回纳。

七、血栓闭塞性脉管炎

【病证概述】

血栓闭塞性脉管炎（TAO），简称"脉管炎"，是病变主要累及四肢远端的中、小动脉及伴行静脉和浅静脉，血管壁全层呈节段性、非特异性的炎症，致血管壁增厚、弹性减低、血流通过缓慢，并导致管腔内血栓形成和管腔阻塞，周期性的发作，最终肢端发生坏疽、溃疡的一种慢性周围血管性疾病。病变部位绝大多数发生在下肢。临床表现特点为：患肢缺血、疼痛，肢端冷麻，皮肤苍白或发绀，呈间歇性跛行，足背动脉搏动减弱或消失及游走性静脉炎；晚期肢端皮肤变黑、坏死、溃烂而脱落。

本病病因迄今尚未十分明了。一般认为可能与男性激素、中枢神经系统功能失调等因素有关；而吸烟、寒冷、潮湿、外伤等的刺激，血液黏滞度增高是诱发本病的重要因素。也有人认为本病属自身免疫性疾病。

本病在中医学属"脱疽"等病证范畴。是由于先天禀赋不足，肾阴亏损，相火旺盛，加之情志抑郁，忧思过度；饮食不节，脾胃失调；寒冷潮湿侵袭，邪毒蕴结；脉络闭塞，肢末失于血流濡养，而致焦黑坏死，甚则脱落。

【灸疗取穴】

★详见"灸疗方法"。

【灸疗方法】

1. 温和灸：主穴取三阴交、悬钟、血海、梁丘；配穴取阴陵泉、阳陵泉。每日于伤口换药后，将患肢放于舒适体位。施灸部位放一小垫，使患者舒适，免于疲劳。医者手持艾条，点燃一端，对准灸穴，距皮肤2 ~ 3cm施灸。由于以上3对穴位均为可透之穴，故双手同时各执一端点燃艾条对准内外侧阴阳之穴温灸，则疗效更佳，也节省时间。每穴施灸5 ~ 10分钟。每日1次，15次为1个疗程。具有减轻疼痛的功用。

2. 药烟灸：取百药祖根15g，神蛙腿叶10g，蟾蜍5g，上药共研细末，制成药烟20支。以其灸大椎、至阳、心俞、肝俞、脾俞、承扶、委中等穴，每穴施灸5 ~ 10分钟，每日2次，1 ~ 7日即可获效，无任何副作用。

3. 温针灸：取经渠、血海、阴陵泉、三阴交、足三里、上巨虚、下巨虚，行捻转补法，每次40分钟，每日2次，灸太渊9壮（上穴皆双侧）。

4. 综合灸：取关元、气海、足三里、血海、三阴交，将生姜切成0.3cm薄片。贴于穴位上，患者平卧，腹部以艾炷、肢体以艾条灸30分钟。每日1～2次，7日为1个疗程，共治疗8个疗程。

5. 综合疗法：中药结合灸疗。①中药：取黄芪60g，丹参、当归、红花、川牛膝、醋制延胡索、肉桂各15g，水蛭、干姜、甘草各10g，每日1剂，水煎分2次口服。②灸疗：主穴取关元、气海、足三里、三阴交；配穴取太冲、太溪、公孙、太白、悬钟、通谷、申脉、照海。患者平卧，将生姜切成0.2～0.3cm薄片，中间刺数孔，敷灸于关元、气海，以艾炷施灸，其余穴位以艾条施以回旋灸。在施行回旋灸时，艾条的旋转方向以顺时针方向和逆时针方向交替进行，每个方向操作10～15次，以皮肤潮红为度，避免烫伤皮肤。每日1次，30次为1个疗程。主治阴寒型血拴闭塞性脉管炎。

【调治建议】

1. 保持稳定情绪，避免精神刺激，解除思想顾虑，增强战胜疾病的决心和毅力。

2. 注意肢体防寒保暖，冬天尽量避免在户外长时间停留，以防止冻伤。

3. 饮食宜清淡，忌食辛辣、生冷的食物，以绝生痰之源。缓解期，药膳疗法通常以补益脾、肺、肾为主，不宜进食鲤鱼、虾、蟹、鸡肉等"发物"。急性感染期饮食宜清淡而富含营养，应戒辛辣、燥热之品。

4. 在治疗期间可配合应用TDP（神灯）或频谱治疗仪照射，每次20～30分钟，也可予以热敷，以缓解症状。当晚期发生溃疡时，则应配合外科进行治疗。

5. 积极开展医疗体育锻炼，增强体质，改善肢体血供，提高抗病能力。

第九章　皮肤科常见疾病的灸疗

一、荨麻疹

【病证概述】

荨麻疹又叫风疹块，是一种皮肤黏膜血管通透性增强而出现的以水肿反应为主的过敏性皮肤病。常由于具有先天性过敏体质者在某种致敏性物质作用下引起，如食物（虾、蟹、鱼等）、吸入物（花粉、灰尘、羽毛等）、药物（青霉素等）、精神刺激、肠寄生虫、外界冷热刺激等。

该病主要表现为局限性水肿团块，伴有瘙痒或灼热感，少数病人有发热、腹痛等症。该病可分为急性和慢性两种。急性荨麻疹常突然发生，不久（一般在 24 小时内）即可逐渐消失，不会留下痕迹；慢性荨麻疹则反复发作，可长达数月或数年。

该病在中医学属"隐疹"等病证范畴，多因表虚、风寒、风热蕴结于肌肤；或禀赋不耐，过食膏粱厚味而致肠胃不和，湿热郁于肌肤而致成。

【灸疗取穴】

★主穴：曲池、血海。

★配穴：奇痒难忍加风池、膈俞。

【灸疗方法】

1. 温和灸

（1）每穴施灸 15 ~ 20 分钟，每日 1 次，6 ~ 7 次为 1 个疗程，疗程间相隔 2 ~ 3 日。（2）取神阙、足三里（双）。点燃艾条，由患者自己熏灸以上 3 穴，每穴施灸 10 分钟，以患者能耐受为度，每日 1 次，10 次为 1 个疗程，隔日再进行第 2 个疗程。主治慢性荨麻疹。

2. 隔姜灸

（1）取艾炷如枣核大，每穴施灸3～5壮，每日1次，3～5次为1个疗程，疗程间相隔3～4日。

（2）取曲池、血海、三阴交、膈俞、百虫窝，均取双侧。取艾炷如黄豆大，每穴各灸3～7壮，以灸处出现汗湿红晕为度。每日施灸1～2次，至症状完全消失停灸。慢性者应多灸2～5次，以巩固疗效。

3. 灯火灸

（1）一般只需点灸1次即可，慢性者隔15日再予施灸1次。

（2）治以清热祛湿，疏风止痒。主穴取合谷、曲池、血海、委中、阳陵泉、三阴交。配穴，风热加大椎、风市，风湿加阴陵泉，上身皮疹瘙痒加手三里，下身皮疹瘙痒加血海，全身皮疹瘙痒加百虫窝。施以明灯爆灸术，每穴1壮，每日1次，7次为1个疗程。

4. 药物灸：取苦参10g，防风5g，氯苯那敏（扑尔敏）片0.04g，上药共研细末混匀，贴灸于神阙，每日1次，7～10次为1个疗程。

5. 艾炷灸：取中脘、肩髃，以绿豆大艾炷直接置于穴位上各灸3壮，2日1次，10次为1个疗程。瘢痕灸疗效佳，非瘢痕者，可待艾绒燃烧至将尽时，用小夹子夹起，稍离皮肤，使之热而不灼皮肤；凡有实热、阴虚血热、女性行经期间者，先针刺外关、风池、合谷（行经期不用），以祛热邪、舒经络，再以灸法治其本。凡病初发，或不明原因者，只灸3～5次；病程长，反复发作者，需要1～2个疗程施灸。

6. 雀啄灸：取大椎、合谷、曲池、阴陵泉、血海、三阴交、足三里，均双侧。用药艾条在上述穴位行雀啄灸，每次2～3小时，以局部皮肤潮红为度。主治慢性荨麻疹。

7. 药烟灸：用百药祖根15g，神蛙腿叶10g，蟾蜍5g，上药共研细末，制成药烟20支，备用。用时取药烟灸大椎、至阳、心俞、肝俞、脾俞、承扶、委中等穴，每穴5～10分钟，每日2次，1～7日即可获效，无任何副作用。

8. 热敏灸：按照热敏灸技术要点中"十六字技术要诀"对施灸部位与施灸剂量进行定位、定量规范操作。对穴位热敏高发部位肺俞、至阳、神阙、曲池、血海、三阴交等穴区进行穴位热敏探查，并标记热敏穴位。①肺俞进行双点温和灸，自觉热感透至胸腔或扩散至整个背部或热感向上肢传导，灸至热敏灸感消失为止。②至阳进行单点温和灸，自觉热感透至胸腔或沿背部正中向上传导或向上肢传至肘关节处，灸至热敏灸感消失为止。③神阙进行单点温和灸，自觉热感深透至腹腔，灸至热敏灸感消失为止。④曲池进行双点温和灸，自觉热感深透向上或向上沿手阳明大肠经传导，灸至热敏灸感消失为止。⑤血海进行双点温和灸，自觉热感深透向上或向下沿足太阴脾经传导，灸至热敏灸感消失为止。⑥三阴交进行双点温和灸，自觉热感向上或向下沿足太阴脾经传导，灸至热敏灸感消失为止。每次选上述 2～3 组穴位，每日 1 次，10 次为 1 个疗程，疗程间相隔 2～5 日，共治疗 2～3 个疗程。

【调治建议】

1. 发作期间，避免搔抓。

2. 避免接触过敏原，如不吃虾、蟹，不接触动物等。

3. 对于外界环境冷热变化过敏者，应注意自己的衣着保暖。

4. 不吃辛辣刺激性的食物，戒除饮酒等不良习惯，避免诱发该病或加重病情。

5. 如疑为食物性过敏者，应进行食物的排除应验，当确定某种食物为诱因时，以后坚决避免进食。

二、湿疹

【病证概述】

湿疹是皮肤科最常见的一种过敏性皮肤病。中医文献中因症状与发病部位的不同，其名称各异：各浸淫遍体，渗液极多者，称"浸淫疮"；发生面部者称"面游风"；发生耳部者称"旋耳疮"；发生在乳头者称"乳头风"；发生在脐部者称"脐疮"；发生在阴囊者称"绣球风"或"肾囊风"；发生在肘窝和腘窝者称"四弯风"；发生在手背者称"瘸疮"；发生在手掌者称"鹅掌风"；发生在小腿者称"湿臁疮"；发生在肛门者称"肛门圈癣"等等。湿疹因其炎症程度不同可分为急性湿疹、亚急性湿疹和慢性湿疹。

该病常好发于头面部、耳后、手背、足背、小腿、阴囊、女阴及肛门周围皮损，但其他部位也可以波及。临床上根据湿疹的特定部位确有不同的命名，这些包括耳部湿疹、乳房湿疹、脐窝湿疹、阴囊湿疹、女阴湿疹、肛门湿疹、手部湿疹及小腿湿疹。由于湿疹原因多种多样，在确疑致敏物时可作斑贴试验，明确变应原。

【灸疗取穴】

★主穴：第1组取大椎、曲池、血海、阿是穴（患部）。第2组取膈俞、委中、三阴交。两组主穴轮换交替使用。

★配穴：剧烈刺痒加风池、阴陵泉。

【灸疗方法】

1. 温和灸

（1）每穴施灸15～20分钟，每日1次，7次为1个疗程。

（2）主穴取肺俞、大椎、曲池、血海；配穴取肩髃、环跳、合谷、大椎、足三里、阿是穴及奇痒处，一般选4～5穴，最多10穴。每穴施灸15～20分钟，每日1～2次。

2. 隔蒜灸：取艾炷如枣核大，每穴施灸5～7壮，隔日1次，7次为1个疗程。

3. 灯火灸

（1）选取湿疹部中心及周围边缘局部，隔日点灸1次。

（2）治以疏风祛湿，清热止痒。取主穴分两组，第1组取患部环周形穴（四周边缘）、局部中心灸；第2组取曲池、血海、天应（患部中心）、奇痒处（患部四周）。配穴，急性者加大椎、曲池；慢性者加血海、足三里。施以明灯爆灸术，每穴1壮，每日1次，5次为1个疗程。

4. 麝绳灸：取麝香、雄黄、红花等40多味中草药研成细末状，用丝棉纸将药末卷进去搓成如细绳一般，点燃后用于灸疗。取水疱周围及关元、三阴交、血海，直接灸3壮。每日1次，5次为1个疗程，治疗3个疗程后，瘙痒全部消失。

5. 回旋灸：主穴取患处阿是穴，配穴取曲池、血海、合谷。点燃艾条，每次15分钟，施灸时以温热感为度，切忌起水疱。每日2次。注意灸疗期间，饮食宜清淡，忌食辛辣刺激食物，忌用热水烫洗。主治顽固性湿疹。

【调治建议】

1. 尽量避免搔抓，以免造成周围皮肤继发感染。

2. 避免使用过热的水洗澡及过多使用肥皂等清肤用品。

3. 保持皮肤清洁，避免刺激，衣服应宽松。

4．少用或不用化妆品。

5．忌食牛、羊肉和鱼、蟹、虾等腥味发物，以免加重病情。

三、银屑病

【病证概述】

银屑病是在皮疹上反复出现多层银白色干燥的鳞屑，搔之脱屑的一种慢性复发性皮肤病。本病好发于颈项部、肘弯、腘窝、上眼睑、会阴及大腿内侧，但十之八九在项部，无论男女老幼皆可发病。局部皮肤（皮损区）始如扁平丘疹，干燥而结实，皮色正常或灰褐色，久之丘疹融合成片，逐渐增大、增厚，状如牛皮，厚而且坚，附有多层银白色鳞屑，有阵发性奇痒，搔之不知痛楚；或皮损潮红、糜烂；脉濡数或濡细，苔薄或黄腻。

本病归属于中医学的"牛皮癣""松皮癣""蛇风"等病证范畴，多因风、湿、热之邪蕴阻肌肤，或营血不足、血虚生风生燥，皮肤失养而成。

【灸疗取穴】

★身柱、陶道、阿是穴（患处）。

【灸疗方法】

1．温和灸

（1）每穴施灸 15 ~ 30 分钟，每日 1 次，7 ~ 10 次为 1 个疗程，疗程间相隔 2 ~ 3 日。

（2）用艾条温和灸皮疹局部，围绕皮损区从周围向中心熏灸至皮肤红晕为度，每日 1 ~ 2 次，10 次为 1 个疗程。

（3）将艾条的一端点燃，在距离患部皮肤约 1 寸（约 3cm）进行熏烤，以灼热而不痛，灸至皮肤红晕为度，每次 15 ~ 20 分钟，每日 1 ~ 2 次，10 次为 1 个疗程。

（4）取陈艾绒、白芷（研细）、苍术（研细）各 150g，硫黄（研细）60g，制成药物艾卷备用。施灸时，对准病变局部施治，每日 1 ~ 2 次，7 ~ 10 次为 1 个疗程。对于皮损面积较大者，可配合采用温盒灸。

2．隔蒜灸

（1）取大蒜适量去皮，捣如泥膏状后，敷于患部，厚约 0.3cm，上置艾炷点燃后施灸，艾炷如同蚕豆大或枣核大。如病灶范围较大，可每炷间隔1.5cm，以多炷施灸。施灸壮数不限，以灸至局部热痒灼痛不可忍受为度。根据皮损程度及病灶范围可选择每日、隔日1次或3日1次，7～10次为1个疗程。施灸后，若局部起水疱，可用消毒纱布覆盖，胶布固定，以防感染。

（2）将大蒜（独头蒜较好）切成2mm厚的蒜片，用棉签扎上小孔，上置大艾炷，点燃后在皮损部位施灸，先灸皮损较重处或始发部位，渐次延及全身。每次择3～5处施灸，治疗过程中要忍痛（可采用拍打附近皮肤的方法），灸至局部出现轻微的小水疱，治后的第2日出现明显的水疱为度。每周2次，1个月为1个疗程，连续灸6个疗程，每个疗程相隔1周。灸疗后产生的水疱可用消毒针刺破，放出其中的黏液，并注意防止感染。

3. 灯火灸法

（1）在病变的中央及四周，按灯火灸法施术，每日1次或隔日点灸1次。复灸时要避开原灸点，以免造成局部感染。

（2）取患处七星灯火穴、血海，采用明灯火爆灸法施术，每日1次，20日为1个疗程。并应注意：①瘙痒甚者，加三阴交、曲池，②施灸后局部宜保持清洁，谨防皮肤擦伤，以免发生感染；③施灸后忌食辛辣、鱼腥及酒类等刺激性食物；④复灸时要避开原施灸点，以免局部皮肤烧灼过度而易感染。

4. 贴棉灸：选用皮肤针于皮损局部（阿是穴）叩刺，微出血，然后以脱脂棉少许摊开展平如皮损部大小的极薄片，贴于皮损部，火柴点燃，急吹其火，使其迅速燃完，随即再换1张薄棉，如法再灸，如此3～4次，以皮肤潮红为度。3日1次，5次为1个疗程。

【调治建议】

1. 发作期间，尽量避免搔抓，以免造成周围皮肤继发感染。

2. 在治疗和治愈后一段时间内，应忌辛辣、鱼腥、鸡、鸭、酒等发物。

四、寻常疣

【病证概述】

寻常疣是一种常见的由病毒引起的发于皮肤浅表的良性赘生物。其特点为局灶性表皮增厚、坚硬、表面干燥粗糙如刺的疣状物，能自身接触扩散。

中医称本病为疣目、枯筋箭、千日疮、瘊子、晦气疮、疣疮、肉刺。

【灸疗取穴】

★详见"灸疗方法"。

【灸疗方法】

1. 直接灸：将艾炷置于疣的顶端处施灸，连灸 3 壮，一般 3 日后疣子就自行脱落，局部不遗留瘢痕。

2. 灯火灸

（1）先将疣顶上边白色乳头状物去除，在病变基底部灸灼 1 次，待 5 ~ 7 日结痂脱落而痊愈。

（2）治宜疏风清热，凉血除疣。主穴取阿是穴（疣的顶端）；配穴取手三里。施以明灯爆灸术，一般灼灸 1 次即可，灸后 7 日结痂脱落而获愈。如另灸配穴，则其效更捷。

3. 麦粒灸：对于疣体较大者，治疗前先用温水浸泡患处约 15 分钟，使其角质层软化。嘱患者暴露疣体，用碘酊消毒，再用 75% 乙醇涂擦 2 次。用姜汁搓擦疣体表面，后用艾绒搓成如麦粒大艾炷，将艾炷置于其上。点燃艾炷，至熄灭后再置 1 炷，其壮数依疣体大小而定，一般 10 ~ 15 壮，以疣体根部变软为度。翌日患处化脓，约 1 周后脓干疣体自行脱落。若此时疣体未脱落，则再复灸 1 次。

4. 隔蒜灸：选其中较大者或最早出现者 2 ~ 3 个疣体，先用乙醇浸润 1 ~ 2 分钟，再用棉签刮去其表面角质层，使疣丝充分暴露，置鲜蒜蓉少许于疣面上，用艾炷置于其上点燃施灸，至患者能忍受为度。每次灸 3 ~ 5 壮，每日 2 ~ 3 次。灸后用棉签将疣体向旁推动，一般于施灸后 2 ~ 3 日，最多 1 周后疣体即可脱落。如脱落的疣是母疣，则其他子疣可在 3 个月至半年内自行脱落。

5. 隔姜灸：选 3 ~ 5 个发病较早且较大的皮损作为治疗目标。将鲜姜切成直径约 3cm、厚 0.2 ~ 0.3cm 的薄片，中间以针刺数孔，然后将姜片置于所选的皮损上粘住。上置艾炷（约枣核大）施灸，每个皮损灸 2 壮，以皮损周围的皮肤潮红而不起疱为度。每周 2 次，连灸 8 次。同时用注射用转移因子（规格：每支含多肽 3mg，核糖 100μg）上臂三角肌皮下注射，每次 1 支，每周 2 次，连续 4 周为 1 个疗程。

6. 线香灸：患处皮肤常规消毒，取线香点燃后，将香头靠近疣体头部，施以温和灸，使患者感到略有灼痛，但能忍受为度。每疣灸 15 ~ 20 分钟。年轻体壮忍耐力强者，可用强火直接施灸。每日 1 ~ 2 次，7 日为 1 个疗程。

7. 烟草灸：选取硬纸板 1 张，根据疣体大小在其中间剪小孔，再将纸板盖在患处，只露出疣体，然后用点燃的香烟在疣体上熏灼，距离以最接近疣体而又无灼痛感为佳，若有灼痛感应重新调节距离，以免烫伤皮肤。多个疣体者，应先灸母疣，每次灸 1 支，每日可灸 1 ~ 3 次。

8. 药物灸

（1）取鸦胆子适量，捣成泥膏状，然后将胶布剪一圆洞与疣体等大，以其套住疣体以保护周围皮肤，并将鸦胆子灸于疣体，上盖纱布，用胶布固定，每次施灸 1 日，3 日 1 次。

（2）取鲜大蒜适量，去皮后捣烂如泥状，将蒜泥平铺于疣体上，厚 1 ~ 2mm，用棉签压实，蒜泥与疣体表面不留间隙。点燃艾条，对准疣体施灸，艾火与蒜泥 0.5 ~ 1.0cm，使疣体局部有烧灼感，待不能忍受时移开艾条，片刻再灸，重复以上操作过程 6 ~ 10 次（3 ~ 5 分钟），除去蒜泥。2 ~ 4 日可见疣体局部起水疱，5 ~ 7 日水疱吸收、干燥、结痂，7 ~ 10 日疣体痂皮脱落。疣体数目多者，可分次治疗，一般每次治疗 3 ~ 5 处病灶为佳。

【调治建议】

1. 避免皮肤损伤。

2. 已发生疣者，不宜搔抓，以免自身接触传染。

3. 跖疣注意避免摩擦挤压，防止继发感染。

五、斑秃

【病证概述】

斑秃，又称"圆秃"或"圆形秃发"，俗称"鬼剃头"，是一种局限性斑状脱发。发病突然，经过徐缓，患处无炎症，亦无任何自觉症状。病情严重者，头发全部脱落，甚至身体其他处毛发亦全部脱落。

本病病因目前尚未完全明了，可能是由于神经精神因素引起毛发生长受到暂时性抑制之故，也可能与内分泌功能障碍、遗传因素、外伤、中毒、感染、血管功能紊乱，或其他内脏疾病有关。也有人认为是一种自身免疫性疾病，精神因素常可诱发或加重病情。

【灸疗取穴】

★百会、大椎、后颈部、脱发区。

【灸疗方法】

1. 温和灸：每穴施灸 5 ~ 10 分钟，每日 1 次，7 ~ 10 次为 1 个疗程。

2. 隔姜灸：取艾炷如枣核大，每穴施灸 3 ~ 5 壮，隔日 1 次，5 次为 1 个疗程。

3. 隔蒜灸：取艾炷如黄豆大，每穴施灸 3 ~ 5 壮。隔日 1 次，5 ~ 7 次为 1 个疗程。

4. 化脓灸：取第 5 胸椎压痛点，一般灸 3 次可愈。

5. 药物灸

（1）取斑蝥 3g，人参 7g，川芎、白芥子、肉桂各 10g，桃仁 20g，当归、补骨脂各 40g，丹参、黄芪各 80g。上药浸泡在 75% 乙醇 5000ml 中 7 ~ 10 日，滤过分装，外搽。同时内服"保发汤"（何首乌、当归、旱莲草、女贞子、桑椹子、五味子、生地黄各 15g，补骨脂、枸杞子各 10g），水煎服，每日 1 剂，早晚分服。

（2）取斑蝥 6 只，丁香 15g。上药共研细末，装瓶，再放入石炭酸 3ml，75% 乙醇 100ml，待 6 日后，用棉签蘸取药液涂搽患处。连续用药 1 周后，患处起水疱结痂，再用生姜汁外搽患处，局部有灼热感即可。20 日患处开始有绒毛长出，以后渐见生黑发。

（3）取丹参、当归、黄芪各 50g，川芎、附子、干姜、白芷各

35g，川椒、侧柏叶、干辣椒各 30g。上药加 75% 乙醇 1000ml，浸泡 2 周，滤过药渣，加入二甲基亚砜适量，装瓶备用。用时，用消毒棉签蘸取药液涂搽患处，每日数次，直至长毛。

6. 综合疗法

（1）隔姜灸配合针刺。①隔姜灸：取脱发区（阿是穴），切取厚约 0.2 寸许的生姜 1 片，在中心处用针穿刺数孔，上置蚕豆大艾炷在脱发区施灸。如患者感觉灼热不可忍受时，可将姜片挪动一下位置或衬一些纸片，放下再灸，直至局部皮肤潮红为止。一般灸 3 ~ 6 壮，每日 1 次，10 次为 1 个疗程，疗程间相隔 3 日。②针刺：取百会、头维、上星、阿是穴 [脱发区、生发穴（位于风池与风府穴连线的中点处）]。阿是穴平刺，可透向脱发区中心，各穴均得气后留针，留针时间 20 分钟。每日 1 次，10 次为 1 个疗程，疗程间相隔 3 日。

（2）梅花针配合隔姜灸：秃发部位充分暴露，用乙醇棉球常规消毒，用梅花针在患处叩打，强度以患者能耐受为度，从患处四周向中心叩打，叩至局部微微渗血为止。然后将鲜姜切成略大于患处、厚 2 ~ 3mm 的薄片，贴于患处，点燃艾条，隔姜悬灸 20 分钟，每日或隔日 1 次。

【调治建议】

1. 少食刺激性较强的食物，如辛辣之品、腥味食物。
2. 稳定情绪，调畅情志，保证充分睡眠与营养。

六、痤疮

【病证概述】

痤疮是一种毛囊皮脂腺的慢性炎症性疾病，俗称"粉刺""青春痘"。好发于面部，严重者亦可发生于胸及背部，可形成粉刺、丘疹、结节或囊肿等，常伴皮脂溢出。当青春期过后，大部分患者可自然痊愈或使症状得到减轻。临床上根据皮损的主要表现可分为丘疹性痤疮、脓疱性痤疮、囊肿性痤疮、结节性痤疮等多种类型。

引起本病发生的原因，一般认为是由于内分泌功能失调，雄激素分泌增加，使皮脂腺肥大，皮脂分泌亢进和毛囊皮脂腺导管角化栓塞，皮脂淤积于毛囊内形成脂栓。在相对厌氧条件下，毛囊内的粉刺棒状杆菌产生溶脂酶，分解皮脂中的甘油三酯，产生游离脂肪酸，侵蚀和破坏毛囊壁，刺激真皮，引起毛囊及毛囊周围发炎，形成炎性丘疹或脓疱。炎症进一步扩大，可形成结节，重者可产生瘢痕。其他如饮食、遗传、胃肠功能紊乱、月经期、气候、理化刺激等因素均可诱发或加重病情。

本病在中医学属"粉刺""肺风粉刺""酒刺"等病证范畴，多为肺胃血热上蒸于面部，面部属阳明胃经，鼻属肺经，肺经风热，熏蒸肌肤，或过食辛辣油腻之物，脾胃温热蕴积，血热上蒸于面部，蕴阻于肌肤，或因冲任不调，肌肤疏泄功能失畅而发生。

【灸疗取穴】

★主穴：合谷、曲池、内庭、阳白、四白。

★配穴：生疮、便秘加阴陵泉、天枢、支沟，月经不调、生疮加血海、三阴交。

【灸疗方法】

1. 温和灸：主穴取关元、足三里（单）、三阴交（单）、合谷（单）；配穴，舌苔厚腻加丰隆。以纯艾条施以温和灸30分钟。局部痤疮施以艾条悬灸。隔日1次，10次为1个疗程。

2. 雀啄灸：每穴施灸10～15分钟，每日1次，7～10次为1个疗程。手法以泻法为主。

3. 壮医药线点灸

（1）取患处葵花形穴，面部痤疮加灸大椎、肺俞；乳痛者加灸膻中、乳根、曲池。采用蒙麻搓成并经过壮药浸泡的药线，根据成人及小儿年龄不同，分别采用直径为0.7mm和0.25mm两种线，以拇、示（食）持线的一端，露出线头1～2cm，将露出的线端用灯火点燃为圆珠形火星，对准肿痛部位点灸，点灸次数以覆盖肿痛范围（即取患处葵花形穴）为度。每日1次，5次为1个疗程。

（2）以药线点灸皮疹结节处，每点2～3次，视结节大小而定，大者宜多点，小者宜少点，加取攒竹、阳白、下关、颊车、大椎、曲池、合谷等穴，每穴点灸2次。

4. 灯火灸：治宜清热解毒，活血散结。主穴取阿是穴（患处结顶部）、手三里。配穴，局部肿痛配加血海。施以明灯爆灸术，每穴1壮，2日1次，7次为1个疗程。

5. 针刺结合艾灸：①针刺：主穴取合谷、三阴交、太冲、曲池、太阳、颧髎。配穴，肺经风热加肺俞、风池；胃肠湿热加足三里；便秘加天枢；脾虚痰湿加阴陵泉、丰隆；瘀血阻滞加血海。诸穴均用平补平泻法，留针20分钟。②艾灸：用艾条点燃后，对准面部痤疮及皮损部位施雀啄灸，距离皮肤1～2cm，灸至局部皮肤微红、深部组织发热为度，随时吹灰，保持火旺。脾虚痰湿型加用温和灸足三里。均隔日1次，5次为1个疗程，疗程间相隔2日。

6. 特殊疗法：选耳穴耳尖、肺、大肠、内分泌、交感等穴，采用针刺入，耳尖穴做点刺放血。

【调治建议】

1. 稳定情绪，调畅情志，少食辛辣、温热、油腻食物。

2. 多食新鲜蔬菜、瓜果等，保证大便通畅。

3. 皮损局部勿涂搽外用物品，勿用手挤压，以防继发感染。

七、带状疱疹

【病证概述】

带状疱疹是由水痘、带状疱疹病毒而引起的急性疱疹性皮肤病。该病多发于春秋两季，主要临床表现为疱疹形态呈集簇性水疱，沿受累的周围神经带状排列，伴局部淋巴结肿痛。发病突然，病程常有自限性，一般2～3周，极少有复发。少数患者皮损消退后，可遗留顽固性神经痛症状。

【灸疗取穴】

★详见"灸疗方法"。

【灸疗方法】

1. 火灸：医者右手持手术钳夹持干棉球，蘸取适量无水乙醇，点燃后快速触及阿是穴（疱疹区）。在同一部位可施灸3～5次，若有少量乙醇在皮肤上燃烧，即迅速用手扑灭。

2. 艾炷灸：取背俞穴，常规消毒后，涂以少量凡士林。用艾绒制成直径0.6～0.8cm、高0.6～0.8cm圆锥形艾炷，置于穴位上，以线香点燃，口吹或手扇微风，使其速燃。并可在灸处附近皮肤做轻微搔抓拍打，以分散灼痛感，待患者实在不能忍受时撤去残炷，更换新炷，每次施灸5～9壮。每日1次，10次为1个疗程。

3. 隔姜灸

（1）取肺俞，隔姜灸3壮，每日1次。

（2）取大椎，用鲜老生姜切0.1寸厚薄片，艾炷如半粒枣核大，置于姜片上点燃。待艾炷燃过另换1炷，灸4～5壮，患者呼灼痛时，即将姜片旋转移动。待艾炷燃烬为止，再易艾炷施灸，不需发疱，每日1次。

4. 麦粒灸：确定皮损范围，选定每处总长的头、尾两点，一般以2～4穴为宜。以75%乙醇消毒皮肤定位，然后涂抹少量美宝湿润烧伤膏，每穴用量约2mm厚度。用艾绒制成麦粒状艾炷，置于穴位上，以线香点燃，燃至患者感觉可接受的灼痛（在此期间，可用手指轻拍穴位周围皮肤，以分散患者的注意力），待实在不能忍受时，撤走残炷，此为灸1壮，在原穴位上，连续灸5壮。每日1次，10次为1个疗程，疗程间相隔5日。

5. 药物灸：取雄黄、马钱子各5g，大黄、五倍子各10g。上药共研细末，以食醋调成糊状，涂布于皮损处及疼痛部位，轻者日涂2～4次，重者3～5次。起大疱者，抽吸疱液后再行外敷。

6. 热敏灸：按照热敏灸技术要点中"十六字技术要诀"对施灸部位与施灸剂量进行定位、定量规范操作。对穴位热敏高发部位病痛局部或病痛的同神经节段背俞穴、至阳、膈俞、阳陵泉等穴区进行穴位热敏探查，并标记热敏穴位。①病痛局部或同节段背俞穴进行单点温和灸，自觉热感透向深部并向四周扩散传至远部或自觉麻木、疼痛感，灸至热敏灸感消失为止。②至阳进行单点温和灸，自觉热感传至病痛附近区域，灸至热敏灸感消失为止。③膈俞进行双点温和灸，部分的感传可直接到达病痛处。如感传仍不能上至病痛处，再取1支点燃的艾条放置于感传所达部位的端点，进行温和灸，依次接力使感传到达病痛处。最后将两支艾条分别固定于膈俞、病痛局部进行温和灸，灸至热敏灸感消失为止。④阳陵泉进行双点温和灸，部分的感传可直接到达病痛处。如感传仍不能上至病痛处者，再取1支点燃的艾条放置于感传所达部位的端点，进行温和灸，依次接力使感传到达病痛处。最后将两支艾条分别固定于阳陵泉、病痛局部进行温和灸，灸至热敏灸感消失为止。每次选上述1～2组穴位，每日1次，10次为1个疗程，疗程间相隔2～5日，共治疗2～3

个疗程。主治疱疹后神经痛。

7. 灯火灸：治宜清热祛湿，泻火解毒。主穴取阿是穴（疱疹顶部）、血海。配穴，风热加大椎；肝胆火盛加肝俞；胃火炽盛加曲池。选用消毒针点刺明显的疱疹使之出血少许，然后施以明灯爆灸术，每穴 1 壮，每日 1 次，连灸 2 次为 1 个疗程。

8. 植物油外涂配合艾灸：患处涂以香油，用艾条逐步熏灸患处各部分，以患者能承受为度，每次 10 分钟左右，每日 2 ~ 3 次。

【调治建议】

1. 治疗期间，忌食鱼、虾等水产品、海产品以及辛辣等刺激性食物，多食新鲜果蔬与清淡食物。

2. 保持皮肤创面干净、清洁，不能在创面上灸疗施治。

3. 注意休息，提高自身抗病能力。

八、神经性皮炎

【病证概述】

神经性皮炎是一种皮肤神经功能失调所致的皮肤病，又称慢性单纯性苔藓，属中医学"顽癣"范畴，以皮肤"革"化和阵发性瘙痒为特征。常见于成年人。皮肤某部位出现苔藓，呈不规则圆形丘疹，阵发性奇痒，常对称分布。丘疹融合，皮肤增厚、粗糙，常伴有情志抑郁、失眠易怒。

【灸疗取穴】

★主穴：曲池、血海、阿是穴（患处）。

★配穴：痒甚加阴陵泉、三阴交；血虚加膈俞、足三里。

【灸疗方法】

1. 温和灸

（1）每穴施灸 15 ~ 20 分钟，每日 1 次，7 次为 1 个疗程。

（2）将艾条的一端点燃，对准皮肤病变部位，距 0.5 ~ 1.0 寸进行施灸，要求灸点的皮肤温度保持在患者较为舒适的温热感为佳，每次施灸 20 分钟以上，至皮肤稍起红晕或皮肤呈灰黑状为宜。每日 1 次。

2. 无瘢痕灸：取艾炷如米粒大，主要在患处选点施灸，每穴灸 1 ~ 3 壮，隔日 1 次。

3. 药物灸：取大蒜适量，捣成泥膏状，贴灸于患处，外以纱布覆盖，胶布固定。每次灸 1 日，7 日灸 1 次，5 次为 1 个疗程。

4. 艾炷灸：先在皮损局部涂上大蒜汁，取火柴头大小艾炷于涂蒜汁的皮肤上，每炷间相距 1.5cm，点燃后施灸，灸至局部皮肤热痒灼痛不可忍受为度。10 日 1 次，灸至皮损正常为止。

5. 隔蒜灸：取鲜大蒜适量，捣如泥膏状，越细越好，制成厚约 0.5cm 的圆饼，在皮损区涂以少许凡士林后，将蒜饼铺在整个皮损区，一般应超过皮损区 0.5cm 的范围。然后在皮损区的蒜饼上大约每隔 0.5cm 放置 1 只麦粒大艾炷，一并点燃所有艾炷同时燃烧。待艾炷燃疼后休息 3 分钟左右，再在未灸区按上法再灸 1 ~ 2 遍。每周 1 次，3 次为 1 个疗程。

6. 灯火灸：治宜清热凉血，散风止痒。主穴取七星灯火穴、血海。配穴，瘙痒甚加三阴交、曲池。施以明灯爆灸术，每穴 1 壮，每日 1 次，20 次为 1 个疗程。

【调治建议】

1. 不吃或少吃辛辣刺激性、热性食物，避免病情加重。

2. 戒除烟酒等不良习惯。

3. 不宜吃鸡、羊、鱼、虾、蟹等发物。

4. 饮食宜清淡，多吃水果、蔬菜，保证摄入足够的维生素。

5. 多饮水，保持大便通畅。

第十章　妇产科常见疾病的灸疗

一、月经不调

【病证概述】

月经不调是妇女月经病的统称，也称月经失调，是指月经的周期、经期或经量发生异常改变。大多数妇女 28 ~ 30 天行经 1 次，但提前或延后 7 天以内仍属正常，月经持续时间一般 3 ~ 7 天，一次月经出血量 30 ~ 50ml。月经不调包括月经先期、月经后期、月经先后无定期，以及月经过多、过少等。古人称并月（两月一次月经）、季经（三月一次月经）、避年（一年一次月经）、暗经（终身无月经，仍可生育）者，属正常范围。中医学认为，该病可因气滞、寒凝、血热、肾虚不固、脾虚失统以及忿怒郁结，思虑过度等，损伤肝、脾、冲、任四脉而致。

【灸疗取穴】

★主穴：关元、血海、三阴交。

★配穴：月经先期加归来、中极；月经后期加气海、足三里；月经先后不定期加行间。

【灸疗方法】

1. 温和灸：每穴施灸 15 ~ 20 分钟，每日 1 次，5 次为 1 个疗程。

2. 隔姜灸：取艾炷如黄豆大，每穴施灸 5 ~ 7 壮，每日 1 次，5 次为 1 个疗程。

3. 药物灸

（1）取益母草 60g，夏枯草 30g，上药共捣烂炒热，敷灸于气海上，每日换药 1 次，连灸 1 周。

（2）取老生姜、连须葱白、薤白、大蒜头各 12g，槐枝、柳枝、桑枝各 50g，桃枝连叶 25g，马齿苋 50g，苍耳草 25g。上药研末或捣烂，制成药膏，敷灸于神阙、关元、归来，外用纱布固定。于月经前 10 日开始使用，每日 1 次，共贴 10 日，3 个月为 1 个疗程。

（3）取乳香、没药、血竭、沉香、丁香各 15g，青盐、五灵脂、胡椒各 18g，麝香 1g。上药除麝香外，共研细末混匀，备用。用时，先取麝香 0.2g，置于关元；再取药末 15g，敷于麝香之上，盖以槐皮。槐皮上预先钻一小孔，以艾线捏炷，放于槐皮上点燃施灸，每日 1 次。

（4）取大黄 128g，当归、赤芍、白芷、吴茱萸、肉桂各 64g。上药熬膏，备用。用时，将药膏敷灸于关元，外用纱布固定。每日 1 次，于月经前 10 日使用，3 个月为 1 个疗程。

（5）取当归 30g，川芎 15g，白芍、五灵脂、延胡索、乌药、小茴香、生半夏各 9g，吴茱萸 10g。上药烘干，研为细末，贮瓶备用。用时，取药末适量，以酒或醋调成膏状，敷灸于神阙、曲骨、关元，外盖以塑料薄膜、纱布，胶布固定，再加热敷，每次 30 分钟，每日 1 次。

4. 灯火灸：治宜调理冲任，理气和血。主穴取三阴交、血海、归来、气海。配穴，月经先期加太溪、太冲；月经后期加公孙、足三里；月经先后不定期加肾俞、脾俞、足三里、关元。施以阴灯灼灸术，每穴 1 ～ 2 壮，每日 1 次，连续 5 ～ 7 次为 1 个疗程，至下次月经来潮时再予施灸。

【调治建议】

注意生活调摄和经期卫生。经期禁忌寒凉饮食，注意保暖。月经周期前 1 周即可进行治疗，月经期一般不做治疗。

二、痛经

【病证概述】

妇女在月经前后或在行经期间出现腹痛、腰酸或其他不适，影响生活或工作时，称为痛经。痛经是一个临床自觉状，除患者在发病时的感觉外，到目前尚无其他客观方法来衡量。本病多见于 20 ～ 25 岁以下的未婚少女。

现代医学将痛经分为原发性痛经和继发性痛经两大类。原发性痛经指无明显原因所致者；继发性痛经则指生殖器官有明显病变者。本篇主要叙述原发性痛经，亦称功能性痛经。该病在中医学属"经行腹痛""痛经"等病证范畴，多因寒凝血瘀，气机不畅，胞络阻滞或气血两虚，经脉失养而致。

【灸疗取穴】

★主穴：地机、关元、三阴交。

★配穴：疼痛拒按加合谷、中极；乳房胀痛加归来、太冲；腹痛剧烈加次髎；腹痛喜按加肾俞、气海。

【灸疗方法】

1. 温和灸：每穴施灸 15～20 分钟，每日 1～2 次，5 次为 1 个疗程。于月经前 5 日开始施灸，灸至月经来潮，连灸 3 个月经周期。

2. 隔姜灸：取艾炷如枣核大，每穴施灸 5～7 壮，每日 1 次，5 次为 1 个疗程。

3. 药物灸

（1）取肉桂 10g，吴茱萸、茴香各 20g。上药共研细末，用白酒适量炒热后，敷于神阙，冷后再炒、再灸，以不烫伤为度，连灸 3 日。下次月经来潮之前再灸 3 日。

（2）取神阙、关元、水道（双）、阳关、命门、三阴交（双）。再取皂角 100g，白芥子、栀子各 20g，芦荟、白芷、川乌、草乌、甘遂、红花、桃仁、杏仁、草决明、使君子各 10g，细辛、白胡椒各 5g，冰片 2g。上药共研细末，密封干燥保存备用。用时，取药末适量用鲜姜汁调成膏状，摊于方形硬纸上，每块硬纸均 5～8g，每次取 6～8 块，敷灸于穴位上，胶布固定。每次敷灸 8～12 小时，贴 3 次为 1 个疗程，于经前 3～5 日贴治或疼痛时贴治。

（3）取神阙、中极、次髎（双）、地机（双）。再取肉桂、细辛、吴茱萸、苍术、威灵仙、白鲜皮各 30g，延胡索、香附、乳香、没药各 15g，白芷、川芎各 10g。上药共研细末，装瓶备用。用时，取药末（每穴 3g），以陈醋调膏，摊于 4cm×5cm 的塑料薄膜或纱布上，敷灸于上述穴位上，外用胶布固定。每 2 日换药 1 次，连用 3 个月经周期，停药观察疗效。

4. 太乙针灸：以取三阴交配关元或中极为主，酌配命门、肾俞、太溪、足三里、次髎等穴，每次选 3～4 穴。用加药艾条点燃其一端，以 10 层布包裹熨于选取的穴位上，若火熄冷却，则重新燃灸，连灸 5 ～ 7 次。或在所灸的穴位上覆盖几层棉纸或布，再将点燃的艾条隔着纸或布，直接按在穴位上留置 1 ～ 2 秒即可，每日施灸 10 次左右。以上两法可任意选用一种，在月经来潮时或来潮前 1 ～ 2 日施治，每日或隔日 1 次。

5. 发疱灸：取斑蝥、白芥子各 20g，研极细末，以 50% 二甲基亚砜调制成软膏状。用时取麦粒大一团，置于 2cm×2cm 的胶布中间，敷灸于中极或关元（两穴交替使用）。每逢经前 5 日贴第 1 次，一般贴 3 小时揭去膏药，当时或稍后即出现水疱，逐渐增大隆起，常在 2 ～ 3 日逐渐干瘪结痂，1 个疗程后多可获显效。

6. 热敏灸：按照热敏灸技术要点中"十六字技术要诀"对施灸部位与施灸剂量进行定位、定量规范操作。对穴位热敏高发部位关元、子宫、次髎、三阴交等穴区进行穴位热敏探查，并标记热敏穴位。①关元、子宫穴进行三角范围温和灸，自觉热感透至腹腔并扩散至整个腹部，灸至热敏灸感消失为止。②次髎进行双点温和灸，自觉热感深透至腹腔或扩散至腰部或向下肢传导，灸至热敏灸感消失为止。③三阴交进行双点温和灸，部分的感传可直接到达腹部。如感传仍不能上传至腹部者，再取 1 支点燃的艾条放置于感传所达部位的近心端，进行温和灸，依次接力使感传到达腹部。最后将两支艾条分别固定于三阴交、腹部进行温和灸，灸至热敏灸感消失为止。每次选上述两组穴位，每日 1 次，自月经来潮前 3 日开始施治，连续 5 次为 1 个疗程，共治疗 3 个月经周期。主治原发性痛经。

7. 灯火灸：①实证：治宜通调冲任，疏肝理气，化瘀止痛。主穴取中极、归来、承山、气海、次髎穴。配穴，肝气郁结加灸太冲；气滞血瘀加灸三阴交、血海。施以明灯爆灸术，每穴 1 壮，每日 1 次，直至症状消失。②虚证：治宜温养冲任，补益气血。主穴取中极、关元、命门、足三里、次髎。配穴，肾阴虚加肾俞、三阴交；气血不足加脾俞、膈俞、胃俞。施以阴灯灼灸术，每穴 1 ～ 2 壮，每日 1 次，直至症状消失。

8. 艾灸贴

（1）经期或月经前后，小腹疼痛，喜温喜按，属于虚寒性痛经。取关元穴贴敷，月经前 2 天开始使用，每日一贴，每贴 3 到 6 小时，4 天为一疗程。

（2）经期或月经前后，小腹隐隐疼痛，血量少，喜按，属于气虚性痛经。取三阴交穴贴敷，月经前 2 天开始使用，每日一贴，每贴 3 到 6 小时，4 天为一疗程。

【调治建议】

1. 经期注意保暖、避免寒冷，注意经期卫生。
2. 经期避免剧烈运动、过度劳累，忌用冷水洗浴，或在水中工作。
3. 情绪安定，避免暴怒、忧郁，生活要有规律。
4. 加强体育锻炼，增强体质。

三、闭经

【病证概述】

女子年逾 18 岁，月经尚未来潮，或曾来而又中断，达 3 个月以上者，称为闭经。闭经又称经闭，是妇科常见的、多因素引起的一种临床症状。中医有血枯、血膈之记载，即月事不来。

现代医学将闭经分为病理性闭经和生理性闭经两大类。病理性闭经包括原发性闭经（年满 18 岁月经尚未来潮者）、继发性闭经（已有月经，复又停止 3 个月以上者）、假性或隐性闭经（先天发育不良，如先天性无子宫、无卵巢、无阴道、处女膜闭锁等和后天损伤引起）；生理性闭经是指青春期前、妊娠期、哺乳期及绝经后的闭经。该病在中医学属"月水不通""经闭"等病证范畴，多因先天禀赋不足，后天脾胃失养，肝气郁结，外感寒邪，导致气滞、血虚、血瘀，致使冲任失调，胞络受阻所致。

【灸疗取穴】

★主穴：关元、归来、三阴交。

★配穴：腰膝酸软加脾俞、肾俞、足三里；情志抑郁、易怒加太冲、肝俞、血海、行间。

【灸疗方法】

1. 温和灸

（1）每穴施灸 15 ～ 20 分钟，每日 1 次，5 次为 1 个疗程。

（2）主穴取归来、关元、中脘、气海、三阴交。配穴，伴胸胁胀满，小腹胀痛属血滞经闭者，加太冲、丰隆、合谷、地机；伴头晕肢软，纳差，心悸失眠，腹无胀痛，属血枯经闭者，加肝俞、脾俞、肾俞、足三里。每穴施灸5 ~ 7分钟，至局部红热温润为度，隔日1次，10次为1个疗程。

2. 隔姜灸：取艾炷如枣核大，每穴施灸3 ~ 5壮，每日1次，5 ~ 7次为1个疗程。

3. 药物灸：取益母草、月季花各30g，捣汁，加热后灸关元，冷后加热再灸，每次约30分钟，每日1次，连灸1周。

4. 灯火灸：实证，治宜温经散寒，疏肝理气，利湿化痰；虚证，治宜补养气血，健脾和胃，补益肝肾。主穴取三阴交、中极、血海、气海、归来。配穴，寒凝加中极、关元、外关；气滞血瘀加内关、太冲、肝俞；痰湿阻滞加丰隆、脾俞、阴陵泉；气血不足加膈俞、足三里；脾胃虚弱加足三里、脾俞、胃俞；肝肾不足加肝俞、肾俞、太溪。实证，施以明灯爆灸术，每穴1壮，隔日1次，10次为1个疗程。虚证，施以阴灯灼灸术，每穴1 ~ 2壮，每日1次，15次为1个疗程。

5. 综合灸：主穴取归来、关元、三阴交（双），每次必取。配穴，依辨证分型而取舍，肾虚型取太溪；气滞血瘀型取太冲、气海；气血亏虚型取足三里；寒凝血瘀型重用艾灸。上穴除气海、关元，其余穴位均取双侧。针刺得气后，留针20分钟。关元、血海、足三里、太溪用补法，气海、三阴交平补平泻法，太冲用泻法。然后温针灸关元、气海、足三里、太溪10分钟，寒凝血瘀型嘱患者回家悬灸30 ~ 60分钟。每日1次，10次为1个疗程。主治人工流产后继发性闭经。

【调治建议】

1. 适当锻炼身体，并保持情绪稳定，精神愉快。

2. 注意摄生，防止风、寒、湿邪侵袭，忌食过于寒冷酸凉之物，免情志刺激。

3. 做好计划生育，减少或避免流产及手术损伤。

4. 对继发性闭经患者，积极治疗原发病。

四、功能性子宫出血

【病证概述】

本病中医称为崩漏，是指经血非时暴下不止或淋漓不尽，前者称崩中或经崩，后者称漏下或经漏。《诸病源候论》说："非时而下淋漓不断，谓之漏下，忽然暴下，谓之崩中。"崩漏是妇科疑难重症之一，早在《内经》便有"阴虚阳搏谓之崩"的记载。《诸病源候论》指出："冲任脉虚损，不能约制其经血，故血非时而下。"

【灸疗取穴】

★主穴：隐白、大敦、关元、三阴交。

★配穴：血紫有块加血海、太冲；身倦无力加百会、气海；血虚加膈俞、脾俞；腰酸腿软加肾俞、太溪。

【灸疗方法】

1. 温和灸

（1）每穴施灸15～20分钟，每日1次，7次为1个疗程。

（2）取双侧断红（位于手背第2～3掌骨间远端下1寸处，半握拳时取穴）、隐白，每穴施灸10～15分钟，每日2次，灸至出血量减少至正常或经净为止。经行时施治。

（3）在隐白及其上方约10cm处皮肤周围艾灸，至皮肤潮红烘热为度，每次10～20分钟，每日3～5次，血止后续灸1～2日。

2. 雀啄灸：每穴施灸15～20分钟，每日1次，7次为1个疗程。

3. 隔姜灸

（1）取艾炷如黄豆大，每穴施灸7壮，隔日1次，5次为1个疗程。

（2）主穴取关元、子宫、三阴交、次髎。配穴，止血配合谷、隐白；出血量多或淋漓不断，血色鲜红或绛红，质稠，口渴欲饮，少腹疼痛拒按，舌质红，苔薄，脉弦数，属实热型者，加血海、太冲；出血量多，血色淡红，质稀薄，面色㿠白，神疲乏力，头晕，脘腹胀满，畏冷，舌质淡胖有齿痕，苔薄白，脉虚弱，属脾虚型者，加足三里；出血持续不断或突然大出血，血色暗红或呈褐色，质稀腰困，耳鸣，形寒肢冷，小便频数，舌质淡红少苔，以尺脉应指较弱，属肾虚型者，加腰阳关。取艾炷如半截枣核大，置于姜片（针刺多个小孔）上，每穴施灸5壮，灸至皮肤潮红，不起疱为度。3日1次，5次为1个疗程。

4. 隔盐灸：主穴取神阙。配穴分两组，第1组取足三里、血海、至阴，第2组取三阴交、气海、大敦。隔盐灸神阙，每次20炷，每日1次。配穴以艾条悬灸，每穴20分钟，两组穴位交替使用。于月经来潮后第3日开始治疗，直至恢复正常周期后，仍须坚持治疗2～3个疗程。主治围绝经期功能性子宫出血。

5. 麦粒灸：肝郁气滞型取大敦，脾气虚弱型取隐白，每次施灸5～7壮，每日1次。

6. 药物灸

（1）取吴茱萸、食盐各等量研细末，与黄酒少许调匀，制成3个如5分硬币的药饼，分别敷灸神阙、隐白、脾俞，其上放艾炷如枣核大，每穴施灸5～7壮，每日1次。

（2）取山茱萸、熟地黄、山药、阿胶珠、女贞子、菟丝子、益母草各30g，马齿苋35g，上药共研细末，装瓶备用。用时，嘱患者仰卧于床上，将食盐填满脐窝略高出1～2cm，取黄豆大艾炷置于食盐上，点燃后施灸。连续灸7壮后，把脐中食盐去掉，再取药末填满脐孔，上铺生姜片，姜片上放置艾炷点燃后灸14壮。然后将姜片去掉，外盖纱布，胶布固定。每隔3日施灸1次，7次为1个疗程。

7. 太阳灸：取艾绒50g，捏紧呈球状。鲜生姜100g捣烂，与面粉调和，捏成1.2cm厚、直径3cm较艾绒球大圆饼备用。用时，将1.5cm厚棉纸（卫生纸亦可）铺于脐下小腹处，将姜面饼隔纸置于关元，再将艾绒球置于姜面饼正中点燃，90分钟左右燃烬。隔日1次，连续治疗3次。

8. 灯火灸：治宜调理冲任。主穴取隐白、三阴交、承山、气海。配穴，实热加血海、水泉；血瘀加太冲、合谷、血海；脾虚加足三里、脾俞；肾阳虚加命门、肾俞；肾阴虚加太溪、照海、肾俞。施以明灯爆灸术，每穴1壮，每日1次，连灸5～7次为1个疗程。

【调治建议】

患者保持情绪稳定，避免劳累，生活要有规律。加强营养，适当进行体育锻炼。

五、带下病

【病证概述】

带下病是指阴道流出一种黏腻浊物，如带下绵绵，并伴有腰酸腰痛等症状。中医学认为，带下病的病因有饮食不节、操劳过度、思虑过多、心情忧郁、肾气不足、任带失固及湿毒下注等。

【灸疗取穴】

★主穴：隐白、气海、带脉、次髎。

★配穴：白带清稀加脾俞、命门、足三里；带下黄稠加阴陵泉、行间。

【灸疗方法】

1. 温和灸

（1）每穴施灸 15～20 分钟，每日 1 次，10 次为 1 个疗程。

（2）带下色白或淡黄，无臭味，质黏稠，连绵不断，面色萎黄，纳少便溏，精神疲倦，四肢倦怠，舌质淡，苔白腻，脉缓而弱，属脾虚型者，取气海、带脉、白环俞、三阴交、足三里；带下色白量多，质清稀，连绵不断，小腹发凉，腰腹酸痛，小便频数而清长，舌质淡，苔薄白，脉沉迟，属肾虚型者，取关元、带脉、次髎、肾俞；带下状如米泔或黄绿如脓或夹有血液，量多而臭，阴中瘙痒，口苦咽干，小腹胀痛，小便短赤，舌质红，苔黄，脉滑数，属湿热型者，取带脉、中极、阴陵泉、下髎、行间。每穴施灸 10～20 分钟，以灸至局部起红晕为度，每日 1 次，10 次为 1 个疗程。

2. 雀啄灸：每穴施灸 15～20 分钟，每日 1 次，10 次为 1 个疗程。

3. 药物灸：取芡实、桑螵蛸各 30g，白芷 20g。上药共研细末，醋适量调成糊状，取适量敷灸于脐部，外以胶布固定，每日 1 换，连灸 1 周。

4. 艾炷灸：取双侧隐白，在穴位表面涂少许凡士林，将麦粒大艾炷置于其上，点燃后施灸，以灸至局部红晕温热而无灼伤为度。每穴灸 3 壮，隔日 1 次，10 次为 1 个疗程。

5. 热流喷灸：取艾叶 50g，黄芪、党参、当归、连翘、黄芩、大黄、牡丹皮、丹参、苦参、苍术、儿茶、五倍子各 10g，珍珠粉、冰片各 20g，沉香 5g。上药共研细末，加黏合剂适量制成饼状，备用。再取热流喷灸仪，先将药饼置于仪器内，选择温度100℃，预热20分钟，选适当风量（强、中、弱因人而异）；将暴露的宫颈，用苯扎溴铵（新洁尔灭）棉球擦洗，再用干棉球擦净；然后手持喷枪，将枪口喷射出的热药流射向患部，持续10分钟，至患部温润并略呈黄褐色。每日1次，6次为1个疗程。主治宫颈糜烂。

6. 灯火灸：治宜调理冲任，健脾化湿。主穴取带脉、三阴交、归来、气海、足三里。配穴，湿热加阴陵泉、行间；痰湿加脾俞、阴陵泉；肝郁气滞加太冲、期门；脾虚加脾俞；肾虚配加肾俞、关元、命门。虚证，施以阴灯灼灸术，每穴1~2壮，每日1次，7次为1个疗程。实证，施以明灯爆灸术，每穴1~2壮，隔日1次，7次为1个疗程。

【调治建议】

1. 保持乐观情绪，并适当进行体育锻炼。

2. 饮食调匀，避免生冷辛辣等刺激性食物。

3. 经常保持阴部的清洁卫生，经期、产褥期、流产后尤应注意，提倡淋浴，不使用公共浴盆，若需使用时应做消毒处理；在进行妇科检查时或行宫腔手术时要严格消毒与操作，防止交叉感染。

4. 带下病往往与性生活不节有重要关系，因此，应适当节制性生活，并注意性生活时的卫生。

六、慢性盆腔炎

【病证概述】

盆腔炎是指妇女内生殖器官（包括子宫、输卵管及卵巢）、盆腔结缔组织及盆腔腹膜的炎症。其病变过程与细菌的种类、毒性、数量及机体对细菌的抵抗力等因素有关。炎症可以局限于一处，也可以几个部位同时受累，如病变部位仅局限于输卵管及卵巢时，通常称为附件炎。根据盆腔炎的病变发展过程，临床上一般可分为急性盆腔炎和慢性盆腔炎两种。本节讨论对慢性盆腔炎的诊治。

【灸疗取穴】

★主穴：关元、子宫、足三里。

★配穴：带脉穴。

【灸疗方法】

1. 温和灸：取清艾条 3 支，捆扎在一起，对准穴位，距皮肤 2 ~ 3cm，每穴施灸 5 ~ 7 分钟，以局部有温热并略有灼痛感为宜，灸至皮肤出现红晕为度，每日 1 次，10 次为 1 个疗程。

2. 热敏灸：按照热敏灸技术要点中"十六字技术要诀"对施灸部位与施灸剂量进行定位、定量规范操作。对穴位热敏高发部位腰阳关、次髎、关元、子宫、三阴交、阴陵泉等穴区进行穴位热敏探查，并标记热敏穴位。①腰阳关、次髎进行三角范围温和灸，自觉热感深透至腹腔或扩散至腰骶部或向下肢传导，灸至热敏灸感消失为止。②关元、子宫穴进行三角范围温和灸，自觉热感向深部穿透至腹腔，灸至热敏灸感消失为止。③三阴交进行双点温和灸，部分的感传可直接到达腹部。如感传仍不能上传至腹部者，再取 1 支点燃的艾条放置于感传所达部位的近心端，进行温和灸，依次接力使感传到达腹部。最后将两支艾条分别固定于三阴交和腹部进行温和灸，灸至热敏灸感消失为止。④阴陵泉进行双点温和灸，部分的感传可直接到达腹部。如感传仍不能上传至腹部者，再取 1 支点燃的艾条放置于感传所达部位的近心端，进行温和灸，依次接力使感传到达腹部。最后将两支艾条分别固定于阴陵泉和腹部进行温和灸，灸至热敏灸感消失为止。每次选上述两组穴位，每日 1 次，10 次为 1 个疗程，疗程间相隔 2 ~ 5 日，共治疗 3 ~ 5 个疗程。

3. 艾灸盒灸：取陈艾叶 300g，红花、核桃、芍药、木香、丁香、三棱、莪术、青皮、川楝子、小茴香、延胡索、田七各 30g。先将艾叶揉搓成团，再将上药研成细末，两者混匀，用易燃纸卷成长 25cm、直径 2cm 药艾条。再取关元、中极、子宫、次髎、三阴交、足三里。用药艾条 1 支或将药艾条剪成寸许的几段，置于艾灸盒内，点燃艾条，放于小腹部或腰骶部（二者交替使用），将所选穴位关元、中极、子宫、次髎罩于灸盒下，每次施灸 20 分钟，艾条燃尽后再续，灸至皮肤潮红为度。三阴交、足三里分别用点燃的艾条对准，距皮肤 1 寸左右，灸至皮肤呈潮红色为度。每日 1 次，12 次为 1 个疗程，疗程间相隔 3 ~ 5 日。经期停用。

【调治建议】

1. 要坚持进行适当的体育锻炼，适当注意营养。

2. 生活要有规律，节制房劳，避免受寒冷刺激。

3. 如盆腔内已形成较大肿块，经长期保守治疗无效，并有明显症状者，或反复急性发作者，可考虑手术切除。

七、子宫脱垂

【病证概述】

子宫由正常位置沿阴道下降到坐骨棘水平，以下至阴道口，甚至脱出阴道口外者，称为子宫脱垂。中医学历代文献对此有很多记载，并称之为"阴挺""阴脱"等，民间俗称"落袋""落茄子"。本病易发生于重体力劳动的妇女，尤以产妇为多见。

【灸疗取穴】

★主穴：百会、气海、足三里、维道。

★配穴：少气懒言、四肢无力加脾俞、神阙；腰酸膝软加关元、命门。

【灸疗方法】

1. 温和灸：每穴施灸 15 ~ 20 分钟，每日 1 次，7 次为 1 个疗程。

2. 隔姜灸：取艾炷如枣核大，每穴施灸 7 壮，每日 1 次，10 次为 1 个疗程。

3. 隔盐灸：取神阙穴，艾炷如黄豆大，连灸 5 ~ 7 壮，隔日 1 次，7 次为 1 个疗程。

4. 隔附片灸：取百会穴，用直径 2cm、厚 0.4cm 的附片 1 块，上置 0.7 寸长艾条，隔附片施灸，每次灸 3 ~ 4 壮，至头晕发胀，每日 1 次。

5. 灯火灸：治宜益气健脾，补肾固摄。主穴取百会、脾俞、肾俞、三阴交、气海、提托穴（位于下腹部脐下 3 寸，左右各旁开 4 寸处）。配穴，气虚加关元；脾虚加足三里；肾虚加太溪；湿热加阴陵泉。施以阴灯灼灸术，每穴 1 ~ 2 壮，每日 1 次，10 次为 1 个疗程。

【调治建议】

1. 宣传和做好妇女保健，实行四期（月经期、妊娠期、分娩期、哺乳期）保护制度。

2. 产后充分休息并参加适量的活动，不宜多仰卧，对患有慢性咳嗽和习惯性便秘者要及时治疗，不可作下蹲过久或负重的工作。

3. 哺乳期不宜超过 2 年，以免子宫及其组织萎缩。

八、不孕症

【病证概述】

不孕症是指婚后夫妇同居三年以上，未避孕而不受孕者，称"原发性不孕"。如曾生育或流产后三年以上，未避孕而不再受孕者，称"继发性不孕"。因先天生理缺陷引起的不孕，不属本病范围。本病发生，中医认为多与肾气的盛衰关系最密切，并与天癸、冲任、子宫的功能正常与否，以及脏腑功能情况、气血的安和、胞脉的正常与否，均有密切关系。其中，肾虚为不孕的主要原因。现代医学认为，女性因素引起的不孕症主要由卵巢内分泌及卵子生成障碍，生殖器官畸形等造成阻碍精子、卵子结合或妨碍孕卵着床等所致。

【灸疗取穴】

★主穴：关元、肾俞、足三里、三阴交。

★配穴：月经量少、色淡加气海、膈俞，经前乳房胀痛加内关、太冲，形体肥胖加丰隆、阴陵泉。

【灸疗方法】

1. 温和灸：每穴施灸 15 ~ 20 分钟，每日 1 次，7 ~ 10 次为 1 个疗程，疗程相隔 2 ~ 3 日。

2. 隔姜灸：取艾炷如枣核大，每穴施灸 5 ~ 7 壮，每日 1 次，7 ~ 10 次为 1 个疗程，疗程间相隔 3 ~ 5 日。

3. 药物灸

（1）取透骨草 100g，水蛭、附子、三棱、莪术、皂角刺、红花各 15g，细辛 6g，丹参、石见穿各 20g。上药为 1 剂药量，1 剂药可用 3 次，用盐水半潮，洒黄酒 50ml，放入纱布袋内入锅中蒸。第 1 次蒸 20 分钟，后两次蒸 15 分钟即可，蒸前重新洒黄酒 50ml。蒸后将药袋放至中极穴（耻骨联合）上，尽量使药袋覆盖小腹两侧，外盖塑料薄膜，再加热水袋保温，一般情况下都能保温 2 小时。经期停用，防止经量增多。主治输卵管阻塞性不孕症。

（2）取虎杖、菖蒲、王不留行各 60g，当归、山慈菇、穿山甲（代）、大黄各 30g，生半夏、细辛、生附子各 15g，生马钱子 10g，没药、乳香、琥珀各 30g，肉桂、蟾酥各 15g。前 11 味药先煎 3 次，熬成浓缩膏，再将后 5 味药研末加入，烘干，再研为末，备用。用时，取药末 5g，用白酒、蜂蜜各适量，加麝香少许，风油精 4 滴，共调成膏状，摊于神阙穴处，外用纱布覆盖，胶布固定，再用红外线灯（250A）照射 20 分钟。每日并用热水袋热敷于脐部 1 ~ 2 小时。间日换药 1 次，7 日为 1 个疗程。主治输卵管阻塞性不孕症。

（3）取炒小茴香、炒干姜各 10g，延胡索 20g，当归 60g，川芎 40g，官桂 20g，赤芍 40g，生半夏 20g，白芥子 12g，鸡血藤 60g，香附、桂枝各 20g，淫羊藿 60g，川续断 40g，菟丝子 30g，上药用香油 2500g 炸枯去渣，然后按每 500g 油兑入樟丹 240g，即成膏油。摊膏药前于 60 ~ 70℃时，再按每 750g 油兑入麝香 4g，生蒲黄 18g，没药末 12g，摊成膏药，每重约 30g。下腹正中痛为主者，微火温化后贴中极；左下腹痛为主者，贴左侧归来；右下腹痛为主者，贴命门；以腰骶痛为主者，贴腰阳关。一般 10 日换药 1 次。经前、经期必须运用。主治输卵管阻塞性不孕症。

（4）取五灵脂、白芷各 250g，川椒、熟附子各 100g，食盐 50g，冰片 10g。上药除冰片外共研细末，密贮备用。用时，取药末适量，以水调成条状，圈于脐周，先放少量冰片于神阙穴内，再放入余药，以填满为度，上隔生姜薄片一片，以大艾炷施灸。每日 1 次。主治宫寒不孕。

（5）取黄丹 6g，白胡椒 50g，小茴香 100g。上药共研细末，装入纱布袋内，敷灸于神阙穴处，用腰带固定。10 日换药 1 次，怀孕后停用。主治下焦虚寒型不孕症。

4. 灯火灸：治宜培补肾气，疏肝化痰。主穴取关元、曲骨、气海、三阴交、足三里。配穴，肾虚加肾俞、太溪；肝郁加太冲、内关；痰湿加阴陵泉、丰隆；子宫后倾加中脘、关元、阳池；子宫左倾加左阳池；子宫右倾加右阳池。施以灯火隔艾叶灸术或灯心炷灸术。灯火隔艾叶灸术，每穴 1 ~ 2 壮，每日 1 次，10 次为 1 个疗程。灯心炷灸术，每穴 1 ~ 2 壮，每日 1 次，10 次为 1 个疗程。

【调治建议】

1. 治疗前，应先明确究竟是哪一方所致的不孕，以便针对治疗。

2. 稳定情绪，调畅情志，切不可抑郁急躁，应耐心坚持治疗。

3．用灸疗，一定要持之以恒，常需坚持治疗 1 ~ 2 年，方可达到怀孕的目的。

九、更年期综合征

【病证概述】

妇女在 49 岁左右，月经开始终止，称为"绝经"。部分妇女在绝经期前后，出现一些与绝经有关的证候，如眩晕耳鸣，烘热汗出，心悸失眠，烦躁易怒，潮热；或面目、下肢浮肿，纳呆，便溏；或月经紊乱，情志不宁等，称为绝经前后诸证，亦称经断前后诸证。这些证候往往轻重不一，参差出现，持续时间或长或短，短者一年半载，长者迁延数年，甚至可影响生活和工作。本病相当于西医的更年期综合征。

【灸疗取穴】

★主穴：肾俞、心俞、三阴交、脾俞。

★配穴：五心烦热加太溪、然谷；水肿、便溏、肢冷加关元、命门。

【灸疗方法】

1．温和灸：每穴施灸 15 ~ 20 分钟，每日 1 次，10 次为 1 个疗程。

2．隔姜灸：取艾炷如枣核大，每穴施灸 3 ~ 5 壮，每日 1 次，10 次为 1 个疗程。

3．药物灸

（1）取吴茱萸适量，研细末，备用。于月经干净后 3 ~ 5 日，敷灸于脐部神阙，外用伤湿止痛膏固定。每隔 3 日换药 1 次，5 ~ 7 次为 1 个疗程。

（2）施灸穴位分 5 组，第 1 组取关元、肾俞，第 2 组取肝俞、太冲，第 3 组取心俞、气海，第 4 组取中极、太溪，第 5 组取三阴交、足三里。每次取 1 组，5 组穴位轮流交替使用。再取白芥子适量，研细末，密置瓶中备用，同时以 75% 乙醇调药末捏成黄豆大药丸。然后用普通胶布剪成 2cm 见方大小，穴位皮肤常规消毒，待皮肤干燥后，将药丸置于穴位上，外用胶布贴上固定。敷灸后 2 ~ 4 小时，待局部出现灼热瘙痒感时，即除去药丸及胶布，此时局部皮肤充血，但无溃破。隔日 1 次，10 次为 1 个疗程。

（3）取生地黄、肉苁蓉、菟丝子、吴茱萸各等份，共研细末，加入等量食盐备用。用时，将药盐填脐，高出脐面 0.5cm 左右，长宽约 3cm×3cm，以高 1cm、直径 0.8cm、重 0.1g 艾炷点燃后置于药盐上，灸至局部皮肤出现潮红为度。每日 1 次，4 周为 1 个疗程。

【调治建议】

保持心情舒畅，有较好的生活环境。绝经前后妇女为疾病好发之期，应定期去医院做检查，以免贻误病情。

十、乳腺增生症

【病证概述】

乳腺增生既非炎症又非肿瘤，它是单纯性乳腺增生、乳腺腺病、乳腺囊性增生病的总称，属于腺组织的一种良性增生性疾病，主要表现为乳腺腺体数量的增多，临床可见乳房肿块、乳房疼痛伴随月经失调或情志改变，少数患者还可出现乳头自发性溢液。该病在中医学属"乳癖"等病证范畴，多因情志不畅，痰湿阻滞，乳络不畅，或因久病体虚，肝肾两亏，经络失养所引发。

【灸疗取穴】

★详见"灸疗方法"。

【灸疗方法】

1. 隔木香饼灸：木香 1 份研末，生地黄 2 份捣烂，再加蜂蜜适量调和制成圆饼状，直径 4cm，厚 0.5cm。病变部位涂抹少量凡士林，将药饼置于病变部位，上置艾炷点燃后施灸。每次 3 壮，隔日 1 次，自月经后第 15 日起至月经来潮止，共治疗 3 个月经周期。

2. 温针灸：在双侧鱼际穴周围轻轻按压，有乳腺增生者均有压痛点或结节，即为进针点。用迎随补泻法，针尖朝向上肢方向进针，深 0.3～0.5 寸；再用捻转强刺激手法行针，使患者自觉乳房部发胀，得气后在针上加温灸器，留针 30～40 分钟。每日 1 次，10 次为 1 个疗程。肝气郁结、痰凝气滞加太冲；肝肾阴虚、冲任失调加三阴交。

3. 药物灸：取葱白、大蒜、食盐各适量混合捣成泥糊状，按肿块大小均匀敷于肿块上，厚 3～5mm，点燃艾条，行雀啄灸，每次 20 分钟，每日 1 次，7 ~ 10 次为 1 个疗程，疗程间相隔 1 日。

4. 灯火灸：治宜疏肝理气，散结化瘀。取主穴分两组，第 1 组取膻中、屋翳、足三里、局部梅花灯火穴、结顶穴（局部肿块顶端处）；第 2 组取肩井、天宗、膻中、鹰窗、局部梅花灯火穴及结顶穴。配穴，胸胁疼痛加太冲；胀痛不已加丰隆；刺痛加膈俞；血虚加血海、三阴交。于月经来潮前 5 ~ 8 日开始施灸。施以阴灯灼灸术，每穴 1 壮，每日 1 次，8 次为 1 个疗程。每疗程间停灸 2 ~ 3 日，连灸 3 个疗程后复查。

【调治建议】

1. 心情的好坏对内分泌的调节很重要，而内分泌是否正常又直接关系到乳腺增生的治疗。因此应尽量保持情绪稳定，远离紧张、焦虑、悲伤等负面情绪，保持开朗愉快的心情。

2. 饮食方面要多食用粗粮和果蔬，少进食油腻、辛辣之物。

3. 多做运动，特别是上肢扩展和胸部扩展，可促进乳房局部的淋巴和血液循环，利于肿块的消除。

4. 日常生活中还应注意尽量少用避孕药及含雌激素的美容用品，做好计生工作，避免人流，并进行乳房的定期自我检查。

十一、胎位不正

【病证概述】

胎位不正是指妊娠 30 周以后，胎儿在子宫体内位置不利于分娩而言。通常胎儿娩出前，绝大多数为枕前位，称为正常胎位。如果妊娠 30 周后，经产前检查发现枕后位、臀位、横位等，称为胎位不正。本病是引起难产的一个重要因素。

本病发生多因气血虚弱或气血瘀滞所致。气血虚弱、瘀滞，气机不畅，运行无力，无法维系正常胎位。现代医学认为多在经产妇或腹壁松弛的孕妇中发生。

【灸疗取穴】

★至阴、隐白、三阴交。

【灸疗方法】

1. 温和灸

（1）每穴施灸 10 ~ 20 分钟，每日 1 次，10 次为 1 个疗程，灸至胎位正常为止。

（2）独取至阴。孕妇解松腰带，坐在靠背椅上或仰卧于床上，充分暴露两侧至阴。取艾条 2 支点燃后，分别置于至阴两旁，约离皮肤 1cm，待灸至皮肤潮红或略有灼热感时，稍稍拿开艾条片刻，然后继续施灸，每次 15 ~ 20 分钟。每日 1 ~ 2 次，灸至胎位转正为止。

2. 无瘢痕灸：取艾炷如麦粒大，每穴施灸 3 ~ 5 壮，每日 1 次，5 次为 1 个疗程。

3. 麦粒灸：取至阴（双），每穴施灸 1 ~ 3 壮，双足交替使用，连灸 5 日为 1 个疗程，疗程间相隔 2 日。

4. 泥碗灸：先用泥捏成泥碗，底稍厚而边薄，晒干后里边放干艾叶，置于百会点燃后施灸，每次 30 分钟，早晚各 2 次。

5. 灯火灸：治宜调理胎位。取穴分两组，第 1 组取至阴；第 2 组取三阴交。待妊娠 8 个月后，施以阴灯灼灸术，双侧同时施灸，每穴 1 ~ 3 壮，每日 1 次，灸至胎位转为正常为止。

【调治建议】

1. 患者应情绪稳定，勿精神紧张，灸治前应排除子宫畸形，骨盆狭窄，肿瘤器质性改变。

2. 妊娠妇女在孕至 7 ~ 8 个月，应做好产前检查，确诊后再灸治，同时配合早、晚做胸膝卧位各 30 分钟。

十二、产后腹痛

【病证概述】

产后腹痛，一般出现在产后 3 ~ 5 天内属于正常情况。若超过此期仍然疼痛剧烈，而且伴有恶露增多，称"产后腹痛"，属病理情况。

本病的发生，主要是气血运行不畅迟滞而致疼痛，导致不畅多呈现血虚和血瘀。其中，血虚可因产时伤血，冲脉空虚，胞脉失养，或因血少气弱，运行无力，以致血流不畅，迟滞而痛；血瘀可因产后正气虚弱，起居不慎，寒邪乘虚侵入胞脉，血为寒凝，或情志不畅，肝气郁结，疏泄失常，气机不宣，瘀血内停，恶露当下不下，以致腹痛。现代医学认为，产后腹痛多由于子宫收缩或神经痛所致。

【灸疗取穴】

★主穴：气海、足三里、膈俞。

★配穴：小腹隐痛加三阴交；小腹刺痛加合谷、地机。

【灸疗方法】

1. 温和灸：每穴施灸 15 ~ 20 分钟，每日 1 次，5 次为 1 个疗程。

2. 隔姜灸：取艾炷如黄豆大，每穴施灸 5 ~ 7 壮，隔日 1 次，5 次为 1 个疗程。

3. 药物灸：取香附 20g，延胡索 10g，桂枝 10g，木香 6g，鸡血藤 20g。上药共捣烂，炒热后灸气海穴，每次 15 分钟，灸后再按揉 5 分钟，每日 1 次，5 次为 1 个疗程。

4. 艾灸贴：外用，贴敷气海穴"（脐下 1.5 寸）。每日一贴，每贴 3 到 6 小时。流产连续使用 5 ~ 10 天，顺产连续使用 10 ~ 15 天，恢复体形连续使用 20 ~ 30 天，消除妊娠纹和产后黄褐斑连续使用 30 ~ 60 天。

【调治建议】

1. 产后加强生活调理，注意休息，防止感受寒邪与风邪。

2. 避免忧思郁怒，忌食生冷食物，禁房事。

十三、产后缺乳

【病证概述】

妇女产后 2 ~ 3 天开始分泌乳汁，如果乳汁分泌量少或全无，不能满足喂哺婴儿的需要称为少乳。

本病发生多由体质虚弱，或分娩失血过多，气血耗损，致气血生化之源不足；亦有因产后情志不遂致肝郁气滞，乳汁运行不畅。现代医学认为，产后少乳与孕前孕期乳腺发育不良，或内分泌系统功能失调，或分娩出血过多，或授乳方法不正确，或过度疲劳，或恐惧、不愉快等因素有关。

【灸疗取穴】

★主穴：乳根、膻中、少泽。

★配穴：乳房胀痛加期门、太冲，体质虚弱加气海、足三里。

【灸疗方法】

1. 温和灸

（1）每穴施灸 15 ~ 20 分钟，每日 1 ~ 2 次，5 次为 1 个疗程。

（2）取膻中、乳根，每穴施灸 5 ~ 10 分钟，每日 3 次，5 ~ 7 次为 1 个疗程。

2. 隔姜灸：取艾炷如枣核大，每穴施灸 3 ~ 5 壮，每日 1 次，5 次为 1 个疗程。

3. 隔葱灸：取葱白适量，捣烂后敷灸于穴位上，其上置艾炷施灸，每穴 3 ~ 5 壮，每日 1 次，5 次为 1 个疗程。

4. 艾炷灸：取双侧隐白，在穴位上涂少许凡士林，将麦粒大艾炷置于穴位上施灸，每穴各灸 3 壮，灸至局部红晕温热而无灼伤为度。每日 1 次，5 次为 1 个疗程。

5. 灯火灸：虚证治宜补益气血，实证治宜疏肝理气。主穴取少泽、乳根、膻中。配穴，虚证加足三里、关元、气海；实证加太冲、期门。虚证施以阴灯灼灸术，每穴 1 ~ 2 壮，每日 1 次，灸至乳汁通行为止。实证施以明灯爆灸术，每穴 1 壮，每日 1 次，7 次为 1 个疗程。

【调治建议】

1. 注意哺乳方法是否妥当，不当时应及时纠正。

2. 患者应调畅情志，时常按摩乳房周围，促进乳汁分泌。

3. 在治疗的同时应增进营养，可多食猪蹄、鲫鱼汤等食品，有助于促进乳汁分泌。

第十一章　小儿科常见疾病的灸疗

一、小儿惊风

【病证概述】

小儿惊风是儿科常见病症，以频繁抽搐和意识不清为主症。本证可由多种原因所引起，以外感时邪，内蕴痰热，或久吐久痢，脾虚肝盛为其主要发病因素。任何季节都可发生，年龄在 1 ~ 5 岁者最为常见。由于发病有缓有急，证候有虚有实，故有急惊风和慢惊风两类。

【灸疗取穴】

★主穴：神阙、太冲、合谷、涌泉、印堂。

★配穴：高热加曲池、大椎；痰多加列缺、丰隆；牙关紧闭加颊车、下关；角弓反张加风池、身柱。

【灸疗方法】

1. 温和灸：每穴施灸 15 ~ 20 分钟，每日 1 次，3 次为 1 个疗程。

2. 隔盐灸：取神阙穴，每穴施灸 3 ~ 5 壮，每日 1 次，3 次为 1 个疗程。

3. 艾炷灸

（1）急惊风：主穴取上星；配穴取陶道。先取麦粒大艾炷灸上星 3 壮，每壮不必灸至艾炷完全熄灭，当见患儿有痛苦表情后，持续 1 ~ 2 秒即可去除艾炷，再灸下 1 壮。若仍不能止惊，用同法灸陶道 3 壮，灸毕，惊止。

（2）慢惊风：取神阙，艾条温和悬灸 20 ~ 30 分钟，每日 1 次，15 日为 1 个疗程，疗程间相隔 3 日。同时，取鲜地龙 5 条，捣烂如泥，加入白糖少许，平摊于纱布上，敷灸于囟门 12 小时。隔 2 日换药 1 次，5 次为 1 个疗程，疗程间相隔 3 日。

4. 灯火灸：治宜镇惊息风，开窍回阳。取主穴分两组，第1组取儿科十八燋（壮）总火路；仰后淬囟门、两眉际之上下；眼翻不下者，淬其脐之上下左右；昏迷不省人事者，淬其手足心及心之上下（膻中为上，鸠尾为下）；手不握拳、目往上者，淬其顶心（百会穴）、两手心；撮口出白沫者，淬其口上下、手足心。第2组取神阙、涌泉、太冲、人中、印堂。配穴，发热加灸大椎、曲池；痰多加灸丰隆，体弱加足三里；口噤加灸合谷。急惊风用第1组穴位，慢惊风用第2组穴位，亦可两组穴位轮换交替使用。急惊风施以明灯爆灸术，每穴1燋（壮）；慢惊风施以阴灯灼灸术，每穴1～2（壮）。均每日1次，10次为1个疗程。

【调治建议】

1. 小儿惊厥是神经系统严重症状，应尽快控制，以免损伤脑细胞，对病情重的患儿应采取综合疗法。

2. 高热引起的惊厥应尽快退热，防止复发。

3. 对于惊搐不止痰涎多者，应使其侧卧，可用纱布裹压舌板放于上下齿间，以利于呼吸和痰涎外流。

4. 惊风者禁食含有脂肪类的食品，应以素食流质为主。病情好转后，注意补充营养，缺乏维生素D和缺钙者应注意及时补充。

5. 平素应注意饮食有节，防止久吐久泻而引起虚风内动。

二、小儿呕吐

【病证概述】

呕吐是指由于胃失和降、气逆于上，迫使食管和胃内容物从口、鼻中涌出，有物有声者。古人以无物有声为呕，有物无声为吐，由于呕与吐往往同时并作，故统称为呕吐。呕吐是临床上小儿常见症状，可见于许多疾病当中。但某些急性传染病和急腹症的先兆症状，或消化道畸形患儿出现的呕吐，不属于本症范围。

【灸疗取穴】

★主穴：脾俞、胃俞、足三里、内关。

★配穴：呕吐物酸臭加下脘、天枢，口渴喜饮、唇干加中脘、内庭，朝食暮吐加中脘、神阙，嗳气频频、胸胁胀痛加太冲。

【灸疗方法】

1. 温和灸每穴施灸 15 ~ 20 分钟，每日 1 次，5 ~ 7 次为 1 个疗程。

2. 隔姜灸取神阙，艾炷如枣核大，每穴施灸 3 ~ 5 壮，5 ~ 7 次为 1 个疗程。该法多用于朝食暮吐、神疲肢冷的患儿。

3. 无瘢痕灸取艾炷如黄豆大，每穴施灸 3 ~ 5 壮，5 ~ 7 次为 1 个疗程。

【调治建议】

1. 呕吐严重者可使患儿呈呼吸暂停的窒息状态。呕吐时应将患儿头置于侧位，避免呕吐物吸入气管。

2. 反复呕吐又可导致脱水、酸中毒等，此时应配合中西医疗法进行综合治疗。

3. 呕吐如果是由于先天性消化道畸形或肠套叠、先天性巨结肠等器质性病变引起者，不属灸法治疗范围，应注意鉴别。

三、小儿夜啼

【病证概述】

夜啼是指小儿经常在夜间啼哭不眠，甚至通宵达旦的病症。小儿白天如常，入夜啼哭，或每夜定时啼哭，民间俗称"哭夜郎"。有的患儿阵阵啼哭，哭后仍能入睡。患此症后，持续时间少则数日，多则经月，多见于半岁以内的婴幼儿。但由于乳水不足、婴儿饥饿或腹泻等原因造成的啼哭不属本节讨论的范围。中医学认为，该病多与脾寒、心热、惊骇、积滞等因素有关。

【灸疗取穴】

★主穴：身柱、百会、中冲。

★配穴：难以安睡加中脘、足三里。

【灸疗方法】

1. 温和灸：每穴施灸 15 ~ 20 分钟，每日 1 次，5 次为 1 个疗程。

2. 直接灸：取艾炷如麦粒大，每穴施灸 3 ~ 5 壮，每日 1 次，5 次为 1 个疗程。

3. 药物灸：取黑丑适量，研细末，装瓶备用。用时取药末 10 ~ 15g，加温水适量调成糊膏状，临睡前施灸于神阙，外以胶布固定，每日 1 次。

【调治建议】

1．新生胎儿应服黄连汤少许，以解胎毒；生后不宜多服香燥炙煿之品。还应做到饮食有节，喂养合理卫生。

2．平素注意调护寒温，防止受寒受凉和感受暑温，饮食也不宜过于寒凉。

3．小儿神气怯弱，避免异声异物，防止受惊吓。

4．对于因急腹症或因见灯习惯、无灯即哭者，不属"夜啼"，应对症处理并纠正。

四、小儿麻痹症

【病证概述】

小儿麻痹症是指感受湿热疫毒引起的一种传染性疾病，在麻痹前期有发热、咳嗽、咽红、全身肌肉疼痛，或伴有呕吐、腹泻等症状，继而肢体痿软，肌肉迟缓，后期以肌肉萎缩、骨畸形为主要临床特征。

本病多见于 1 ～ 5 岁的小儿，尤以 6 个月 ～ 2 岁为最多见，学龄儿童及成人亦可发生。病因为疫毒之邪，通过饮食或飞沫由口鼻而入，在麻痹前期，具有较强的传染性，好发于夏秋季节。瘫痪可发生于身体的任何部位，以下肢最为多见。

本病的发生可因风热暑湿疫毒之邪，由口鼻入侵，初起邪在肺胃；或毒邪流注经络，气血运行不畅，宗筋不利，从而发生肢体疼痛，渐至出现瘫痪；或病久损及肝肾，肝血不足，无以濡养筋脉，而致筋软，弛纵不收，出现痿软。

本病症状初起表现为高热，肌肉酸痛，热退后出现一侧上肢或下肢瘫痪，日久肌肉萎缩，行路不便。

【灸疗取穴】

★主穴：上肢瘫痪取肩髃、曲池、外关；下肢瘫痪取环跳、阳陵泉、悬钟。

★配穴：肌肉萎缩加伏兔、足三里、合谷。

【灸疗方法】

1. 温和灸：每穴施灸 15 ～ 20 分钟，每日 1 次，7 ～ 10 次为 1 个疗程。

2. 无瘢痕灸：取艾炷如麦粒大，每穴施灸 5 ～ 7 壮，每日 1 次，7 ～ 10 次为 1 个疗程。

3. 灯火灸：治宜通经活络，调畅气血。主穴，上肢瘫痪取肩髃、曲池、手三里、合谷、阿是穴（肌肉萎缩处）；下肢瘫痪取环跳、梁丘、伏兔、足三里、阳陵泉、阿是穴（肌肉萎缩处）；腹肌瘫痪取梁门、天枢、带脉、相应华佗夹脊穴。配穴，举臂困难加举臂（位于肩部前方，肩峰前下方直下 3.5 寸，肱二头肌起点处）、臂臑；手向外旋加阳池、后溪；腕下垂加外关、四渎；抬腿困难加髀关、健膝穴（位于大腿前下部，髌骨上缘正中直上 3 寸处）；足外翻加箕下（位于大腿内侧，直对股骨内上髁，腘窝横纹上 6 寸处）、三阴交；足内翻加风市、丘墟。施以阴灯灼灸术，每穴 1 ～ 2 壮，每日 1 次，20 次为 1 个疗程。

4. 针灸配合推拿：针刺施灸穴位以阳明经为主，选伏兔、足三里、阳陵泉、丰隆，采用温针灸，配针刺睛明、太阳，施以平补平泻法。捏脊手法施灸穴位接经脉循行方向，以逆行为补。足太阳膀胱经取大杼、肺俞等穴从上而下止于气海、关元；督脉取长强、腰俞穴由下往上直至大椎。推拿时，上肢可自手心向上沿前臂内推搓至上臂数十遍以泻其实，再由手背沿前臂外侧推搓至上臂，过肩到颈数十遍以补其虚。然后按其方向和顺序施以拿法、循按法和侧击法，各施术 3 ～ 5 遍，最后用搓法收功。三法合用，每日 1 次，10 次为 1 个疗程。

【调治建议】

1. 本病为急性传染病，应自发病之日起隔离 40 天。

2. 在流行季节，应按期服用预防本病的减毒活疫苗糖丸，少带儿童至公共场所。

2. 注意休息，避免疲劳受凉，不吃污染食物。

3. 应积极配合功能锻炼、推拿、理疗等，有助于恢复。

五、百日咳

【病证概述】

百日咳是指百日咳杆菌引起的一种小儿呼吸道传染病，因病程较长，缠绵难愈，故名百日咳，中医称"顿咳"。本病四季都可发生，但冬春季尤多，患病年龄以 5 岁以下小儿为多见，年龄愈小则病情愈重，若无并发症，预后一般良好，病后一般可终生不再感染。病程较长，可持续 2 ~ 3 个月以上。近年来，由于预防保健工作的加强，发病率已大为下降。

本病主要因素体亏虚，调护失宜而内蕴伏痰，复感时行疫毒之邪，侵袭肺卫，内外相引而发。现代医学认为其因百日咳杆菌感染所致。

本病症状，初起类似感冒，但咳嗽明显，且渐加重，入夜尤甚，呈阵发性痉挛性咳嗽。发作时短咳连续剧烈，阵咳后吸气急促，喉中发出笛声。痉咳可引起呕吐、颜面发肿、痰中带血等症。

【灸疗取穴】

★主穴：鱼际、尺泽、身柱、内关。

★配穴：发热加曲池、合谷；久咳加肺俞；体弱加足三里。

【灸疗方法】

1. 温和灸：每穴施灸 5 ~ 10 分钟，每日 1 次，7 次为 1 个疗程。

2. 隔姜灸：取艾炷如麦粒大，每穴施灸 5 ~ 7 壮，每日 1 次，7 次为 1 个疗程。

3. 药物灸：取大蒜适量，剥去外衣，捣烂后备用。先将患者双足底涂以猪油或凡士林，然后将大蒜均匀地铺于薄布上，灸足底涌泉，外面再穿 1 双袜子。每晚睡前施灸，翌晨去除。

4. 艾炷灸：取大椎、肺俞，用麦粒大艾炷直接施灸。点燃后，不等艾火烧至皮肤，当患儿喊叫时，立即以镊子将艾炷夹除。每穴各灸 20 壮，以局部出现红润为度，并涂以消炎药膏。若第 2 日局部出现水疱，则改用隔姜灸法。每日 1 次，7 次为 1 个疗程。

5. 灯火灸：治宜理气降逆，宣肺止咳。主穴取肺俞、四缝、尺泽、天突。配穴，发热加合谷，痰多加丰隆、内关，体弱加足三里。施以阴灯灼灸术，每穴 1 ~ 2 壮，每日 1 次，7 次为 1 个疗程。

【调治建议】

1. 发现患儿及时隔离 4～7 周。

2. 加强对患儿护理，注意防寒保暖、饮食卫生。

3. 保护易感小儿，凡出生 3 个月后，即接种百日咳疫苗。

六、小儿疳积（小儿慢性营养不良）

【病证概述】

疳积是以面黄肌瘦，毛发焦枯，饮食异常，腹胀如鼓或腹凹如舟，青筋暴露，精神萎靡等为特征的一种慢性疾病。疳积相当于西医学的小儿营养不良。小儿营养不良是指由于摄入食物的绝对量不足或食物能量吸收利用或消耗量增加而相对不足，以致不能维持正常的新陈代谢，而消耗自身组织的综合征。其多发生于 3 岁以下的小儿。

【灸疗取穴】

★主穴：脾俞、胃俞、足三里。

★配穴：肚腹胀大加公孙、四缝；大便酸臭加天枢、中脘；身体虚弱加气海、肾俞。

【灸疗方法】

1. 温和灸：每穴施灸 5～10 分钟，每日 1 次，5～7 次为 1 个疗程。

2. 隔姜灸：取艾炷如黄豆大，每穴施灸 3～5 壮，每日 1 次，7 次为 1 个疗程。

3. 药物灸

（1）取桃仁、杏仁、生栀子各等份，上药共研细末，加冰片、樟脑少许和匀，备用。每取 15～20g，用鸡蛋清调成糊状，干湿适宜，灸双侧内关，外以纱布包扎，且不宜太紧，待 24 小时后去除。

（2）取槟榔 2 份，良姜 1 份，共研细末，装瓶备用。用时，取药灸神阙，并以胶布固定，待 24 小时后去除。

（3）取法鸡内金、苍术、肉果、香附、胡黄连、砂仁、神曲、麦芽各等份，上药共研极细末，备用。用时，取姜汁调成糊膏状，用 1.5cm×1.5cm 大小的胶布，将调制好的药糊膏（黄豆大小）置于其中，贴于双侧内关。于晚间睡前敷灸，次晨取下，如局部反应严重，可敷 1～2 小时即予取下。

1～2日贴1次，7次为1个疗程。

4. 灯火灸：治宜健脾消食，消滞除积。主穴取大敦、二间、足三里、四缝。配穴，腹部胀满加公孙；虫积加百虫窝。①用阴灯灼灸术施治，每穴1～2壮，每日1次，10次为1个疗程。②用压灯指温熨术，每穴反复灸5～6次，每日1次，10次为1个疗程。上述两术任选一种施治。

【调治建议】

1. 疳积之症宜早防早治，免迁延日久累及他脏而缠绵难愈。

2. 对早期营养不良患儿不能仅凭一次性体重下降进行诊断，应注意随访观察，结合目前和过去一贯的营养状况判断。

3. 防偏食、嗜食、异食，合理喂养。

4. 补充营养、增强体质。

七、小儿腹泻（消化不良）

【病证概述】

小儿腹泻，为儿科常见疾病。凡脾胃失调，排便次数增多，粪便稀薄，或如水样，称为腹泻。小儿脾胃薄弱，无论外感邪气、内伤乳食等，均易引起本病，四季均可发生，以夏秋两季多见。

【灸疗取穴】

★主穴：天枢、足三里、神阙、四缝。

★配穴：呕吐加内关；肠鸣加公孙、丰隆；腹痛加中脘、梁丘。

【灸疗方法】

1. 温和灸：每穴施灸15～20分钟，每日1次，5～7次为1个疗程。

2. 回旋灸：每穴施灸15～20分钟，每日1次，5～7次为1个疗程。

3. 隔盐灸：取神阙穴，艾炷如黄豆大，每穴施灸5～7壮，每日1次，3次为1个疗程。

4. 隔姜灸：取神阙穴，艾炷如枣核，每穴施灸3～5壮，每日1次，3次为1个疗程。

5. 药物灸

（1）取陈醋、明矾、面粉各适量，共调成糊状，敷灸涌泉，外以纱布包扎固定。

（2）取木香、丁香、肉桂、吴茱萸各等份，上药共研细末，备用。用时，取药末 5 ~ 7g，以食醋调成糊状，敷灸于脐部神阙；再取药末 10g，以食醋调成糊状，分作两份，敷灸于双侧涌泉，每日换药 1 次，中病即止。

（3）取肉桂、附子、干姜、吴茱萸、八角茴香、丁香、高良姜各等份，上药共研细末后，装瓶备用。用时，取药末 5g，以醋或姜汁调成膏状，取一蚕豆大小置于 4cm×4cm 麝香风湿膏中心，敷灸于中脘及神阙，待 12 ~ 24 小时后取下（一般以患儿的耐受度而定）。每日 1 次，连用 3 日为 1 个疗程。

（4）取吴茱萸、肉桂、黄连、木香各 3g，苍术 5g。脾胃虚寒型去黄连，加小茴香、赤石脂各 5g；湿热下注型上方去肉桂、吴茱萸，加秦皮 5g。上药共研细末，备用。用时，取药末与葱白适量捣烂如泥，摊成薄饼分 2 次敷灸于神阙，外用伤湿止痛膏或祖师麻膏药覆盖，待 12 小时更换 1 次。

（5）取吴茱萸适量，研细末，备用。用时，取药末 3g 用水搅拌，制成药饼，外敷于神阙，外用麝香壮骨膏粘紧，不漏缝隙，隔日换药 1 次。病史短者，3 日为 1 个疗程；病史长者，7 日为 1 个疗程。对于疗效不显著者，5 日后行下 1 个疗程的治疗。

6. 雀啄灸：取中脘、下脘、神阙、天枢、足三里。艾条点燃后，在施灸穴位像雀啄食样忽上忽下移动，为防止烫伤，医者可用示（食）、中指分开，放在施灸部位的两端，这样可根据医生手指的感觉来测知患儿的受热程度，以便随时调节施灸距离，一般灸至皮肤潮红为度，每日 2 次，中病即止。

7. 灯火灸：治宜清热健脾，消食止泻。取主穴分两组，第 1 组取神阙周围六穴、长强，第 2 组取神阙、天枢、足三里。配穴，湿热泻加曲池；伤食泻加中脘；脾虚泻加脾俞；虚寒泻加关元、气海。第 1 组穴施以明灯爆灸术，每穴 1 壮，隔 3 日 1 次。第 2 组穴施以阴灯灼灸术，每穴 1 ~ 2 壮，每日 1 次，直至病愈。

【调治建议】

1. 积极寻找原因，针对病因治疗，应采取综合治疗措施。切忌滥用抗生素，避免顽固的肠道菌群失调。

2. 预防和治疗脱水，纠正电解质及酸碱平衡紊乱。

3. 合理喂养，提倡母乳喂养，及时添加辅助食品，适时断奶。

4. 注意饮食卫生，不吃生冷不洁之品，在夏暑季还应多喂水，不可以乳代水，还应做到乳食有节、饥饱有度。

八、小儿腮腺炎

【病证概述】

腮腺炎是指发病较急，以一侧或两侧腮腺肿痛为特征的病证，中医称"痄腮"。多发于冬春两季，以5～9岁小儿最多见，整个病程1～2周，一般预后良好。较大儿童可并发睾丸炎，病情严重者，可见昏迷、痉厥变证，个别病例可并发脑膜炎。

本病发生主要由风热疫毒所引起。病邪从口鼻而入，挟痰火壅阻少阳经脉，郁而不散，结于腮部，故耳下腮颊漫肿而有痛感。少阳与厥阴互为表里，病则相互转变，故较大儿童可并发少腹痛、睾丸肿痛。若温毒炽盛，热极生风，内窜心肝，则可出现昏迷痉厥等证。

现代医学认为其因腮腺炎病毒所引起的急性传染病。

本病以发热、耳下腮部漫肿疼痛为其临床主要特征。初起出现发冷、发热、头痛，渐渐腮部皮肤发红发热，疼痛剧烈，张嘴动作或吃东西时痛得更厉害。

【灸疗取穴】

★主穴：翳风、颊车、角孙、耳尖。

★配穴：发热头痛加曲池、外关；张嘴疼痛加下关、合谷。

【灸疗方法】

1. 温和灸：每穴施灸10～15分钟，每日1次，5～7次为1个疗程。

2. 无瘢痕灸：取艾炷如麦粒大，每穴施灸3～5壮，每日1次，连灸3次可获愈。

3. 灯火灸

（1）点灸双侧角孙，至出现爆竹样声音为止。

（2）治宜清热解毒，散结消肿。取主穴分3组，第1组取患处梅花灯火穴（病灶周围边缘及中心部位各取1穴，共5穴，组成梅花形状）、角孙或光彩穴（位于头侧部耳尖上0.2寸，再平行向前约0.1寸凹陷处）；第2组取光彩、翳风、颊车、少商（点刺放血）、合谷、风池；第3组取角孙（患侧）、少商（对侧）。配穴，发热加大椎、曲池；睾丸肿痛加太冲、曲泉。施以明灯爆灸术，每穴1壮，每日或隔日1次，一般灸1~2次即愈。

4. 药物灸

（1）取蟾蜍1只，用清水洗净，去头取耳后腺，将皮剥下，围绕耳后腺剪成膏药样，表皮向外，直接贴灸于患处。待8小时左右自然干燥后脱落，可浸水后重新施灸或更换新皮再灸，直至肿消为止。

（2）取大青叶末50~150g，加水适量调成糊状，敷灸于患处，每日灸2次，每次约2小时。

（3）取吴茱萸15g，白芨、大黄各6g，胆南星3g。上药共研细末，装瓶备用。1岁以下的婴儿，每次用药3g；1~5岁的小儿，每次用药6g；6~10岁的小儿，每次用药9g；11~15岁的儿童，每次用药12g；16岁以上者，每次用药15g。使用前，先以乙醇棉球擦两侧涌泉，然后将药末摊在纱布上，敷灸于涌泉，再用绷带包扎。隔24小时换药1次，病情严重者可连用。敷灸期间，如敷药干燥者，可用醋滴在绷带上使之湿润。

【调治建议】

1. 由于本病为传染病，发现病人应及时隔离治疗至腮肿消退五日左右为止。流行期间应经常检查儿童腮部，可疑病人，及时隔离观察。

2. 注意要求小儿讲究卫生，少吃生冷瓜果，多运动，增强小儿体质。

九、小儿遗尿

【病证概述】

小儿遗尿是指3周岁以上小儿，具有正常排尿功能，夜间睡眠中尿自遗于床上，醒后方知。偶见疲劳或临睡前饮水过多而尿床者，不作病态。此外婴幼儿时期，由于智力发育未臻完善，排尿自控能力较差，不作病态。

本病发生多因肾气不足，不能固摄，致膀胱约束无权而发生遗尿；或因肺脾气虚，气不化水，脾失健运，以致水湿不行，渗入膀胱，水道无以制约而发生遗尿。

本病症状以小儿夜间睡眠时不自觉的排尿，轻者数夜1次，重者1

夜 1 ~ 2 次。可伴面色㿠白，小便清长而频数，或神疲乏力，食欲不振。

【灸疗取穴】

★主穴：关元、中极、肾俞、三阴交。

★配穴：体质虚弱加脾俞、足三里、神阙、百会。

【灸疗方法】

1. 温和灸

（1）每穴施灸 15 ~ 20 分钟，每日 1 ~ 2 次，5 次为 1 个疗程。

（2）取关元、三阴交，每晚临睡前每穴施灸 20 ~ 30 分钟，以患儿能忍受，皮肤潮红为度。每日 1 次，10 次为 1 个疗程，疗程间相隔 2 日。

2. 隔姜灸：取艾炷如黄豆大，每次施灸 3 ~ 5 壮，每日 1 次，5 ~ 7 次为 1 个疗程。

3. 隔盐灸：取艾炷如黄豆大，每穴施灸 3 ~ 5 壮，隔日 1 次，5 次为 1 个疗程。

4. 无瘢痕灸：取艾炷如麦粒大，每穴施灸 3 ~ 5 壮，每日 1 次，5 ~ 7 次为 1 个疗程。

5. 药物灸

（1）取五倍子 3g，研成细末，以温开水调成糊状，贴灸于患儿神阙，外以纱布固定，每晚换药 1 次，连灸 3 ~ 7 次为 1 个疗程。

（2）取白胡椒 6g，川芎 10g，肉桂 15g，丁香 6g，乌药 10g，吴茱萸 20g。上药共研细末，备用。用时，以白酒调和后，制成直径约 lcm 大小的药饼，敷灸于关元、中极、次髎、肾俞，外用胶布固定。连续敷灸 12 小时，隔日 1 次，10 次为 1 个疗程。

（3）施灸穴位分两组，第 1 组取身柱、阳关、神阙、关元、三阴交；第 2 组取命门、水道、膻中、足三里。每次选 1 组穴位中的 2 ~ 4 穴，两组穴位交替使用。再取白芥子、白芷各 20g，川乌、草乌各 10g，细辛 5g，甘遂、山栀子、红花、桃仁、杏仁、使君子、皂角、草决明、芦荟各 10g，白胡椒 5g。上药共研细末，密封保存于干燥处。用时，取药末适量，以鲜姜汁调成膏状，每块重 3 ~ 5g，摊于硬纸上，敷灸于所施灸穴位，外用胶布固定。每晚敷灸 12 小时，每日 1 次，2 次为 1 个疗程。

6. 灯火灸：治宜补肾益气，健脾固涩。主穴取三阴交、关元、阴陵泉。配穴，脾气不足加足三里；膀胱失约加膀胱俞；肾气不足加肾俞、命门。

施以阴灯灼灸术或压灯指温熨术。阴灯灼灸术，每穴 1 壮，每日 1 次，10 次为 1 个疗程。压灯指温熨术，每穴压 3～5 次，每日 1 次，10 次为 1 个疗程。

【调治建议】

1. 患儿每日晚餐应尽量少量饮水，少吃水果等，以减少膀胱贮尿量。
2. 患儿家长应鼓励、培养小儿自觉起床，养成良好的排尿习惯。

十、小儿鹅口疮、口疮

【病证概述】

小儿鹅口疮，是指小儿口腔舌上满布白色屑样物，状如鹅口者，因其色白似如雪片，故又称"雪口"。小儿口疮，是指小儿口腔黏膜、舌及牙龈等处，出现淡黄色或灰白色大小不等的小疮或溃病面为特征的一种较为常见的口腔疾病。

中医学认为，小儿鹅口疮及口疮的发生，主要是由于小儿心脾积热，虚火上浮，或小儿体质虚弱，护理不当，或口腔不洁，感染秽毒所引发。

【灸疗取穴】

★详见"灸疗方法"。

【灸疗方法】

1. 药物灸

（1）取细辛 1.5g，陈醋 4ml，甘油 1mL。细辛研细末，加入陈醋、甘油调匀后，直接敷灸于神阙，盖以纱布，外用胶布固定。每日换药 1 次。主治口疮。

（2）取莱菔子、白芥子、地肤子各 10g，上药用砂锅以文火炒到微黄，共研细末，再将食醋煮沸，放置冷却至温热，再放入药末，调成糊状软膏。将药膏分次涂布于 2cm 见方的白布或纱布上，使药膏厚 2mm，1cm 左右见方，然后分别敷灸在患儿两侧涌泉，外用胶布固定，每日换药 1 次。

（3）取枯矾、巴豆仁各 2g，雄黄 0.4g，上药共捣烂如膏状，做成药丸 35 粒，备用。用时，取药丸 1 粒，置于胶布中心，敷灸于印堂，待 24 小时后取下。若局部红肿或发疱，可用 5% 碘酊外涂，以防感染。

（4）取吴茱萸适量，研细末，备用。用时，取药末与醋适量调成糊状，于每晚临睡前敷灸于患儿双侧涌泉，并用纱布包扎，以免脱落，次晨除去。每日换药 1 次，直至病愈。

（5）取生附子 1 个，切焙为末，备用。用时，以醋适量调成膏状，于临睡前敷灸于患儿一侧涌泉，盖以纱布，外用胶布固定。每日换药 1 次，两穴交替使用，直至病愈。

（6）取生大黄 9g，炒绿豆 6g，丁香 1.5g，上药共研细末，备用。用时，以醋适量调成稠糊状。敷灸于患儿双侧涌泉，盖以纱布，外用胶布固定。每日换药 1 次，直至病愈。

2. 综合疗法：先用无菌针头或 28 号 1 寸毫针点刺双侧神门，放血 2 ~ 3 滴，涌泉做同样点刺后，取吴茱萸末 12g，用醋调制成糊状敷灸，每次 12 小时，每日 1 次。

【调治建议】

1. 注意口腔卫生，保持口腔清洁。

2. 注意小儿饮食卫生，不食"热"性食品。小儿饮食用具要定时消毒，并保持干净、卫生，不被苍蝇等污染。

3. 增加营养，增强体质，提高抗病能力。

4. 保证充足的睡眠时间，精心护理小儿。

十一、小儿肠虫病

【病证概述】

小儿肠虫病，是指蛔虫、蛲虫类寄生于小儿肠内而引起的一种肠道寄生虫病。引起该病的原因大多是饮食不节，误食不干净的食品或沾有虫卵的食物，或因玩耍，使手指、衣服、被褥等附着虫卵而被误入口内等。

【灸疗取穴】

★主穴：中脘、天枢、百虫窝、足三里、大横、三阴交。

★配穴：腹部绞痛，肢冷汗出加鸠尾、阳陵泉；右肋钻痛加胆俞。

【灸疗方法】

1. 温和灸：每穴施灸 15 ~ 20 分钟，每日 1 次，7 次为 1 个疗程。

2. 雀啄灸：每穴施灸 15 ~ 20 分钟，每日 1 次，7 次为 1 个疗程。

【调治建议】

1. 注意小儿清洁、卫生，做到饭前、便后、玩耍后要洗手。

2. 注意做好饮食卫生，不食不干净的食品，杜绝病从口入。

3. 如有必要，也可配合驱虫药一起治疗。

第十二章　眼科常见疾病的灸疗

一、急性结膜炎

【病证概述】

急慢性结膜炎主症为目赤肿痛。古代文献根据发病原因、症状急重和流行性，又称"风热眼""暴风客热""天行赤眼"等。多因外感风热时邪，侵袭目窍，郁而不宣；或因肝胆火盛，循经上扰，以致经脉闭阻，血壅气滞，骤然发生目赤肿痛。

该病在中医学属"目赤肿痛""暴发火眼"等病证范畴，多因外感时令之疫气而引发。

【灸疗取穴】

★详见"灸疗方法"。

【灸疗方法】

1. 温和灸：每次施灸 10 ~ 15 分钟，以施灸处感觉温热为度，一般 1 次即愈。

2. 隔核桃皮壳灸

（1）灸器制作：将大核桃破成半圆形核桃皮壳，作为施灸隔物。用铁丝制成眼镜框形，在"镜框"的鼻托处固定一较长的铁丝，向前水平伸出，然后弯至双眼中央位置，成一个钩形，高约 3cm、钩长约 2.5cm，作插艾条段使用，然后用胶布将周围铁丝缠绕上，以防止烫伤取菊花 5g 与核桃皮壳 2 对，将二者装入 500ml 的容器内，加入开水 300ml，盖好浸泡 10 分钟备用。

（2）施灸方法：灸前将浸泡好的核桃皮壳，半圆球面朝外，套在眼镜框圈内，再插上 2 ~ 3cm 艾条段，点燃一端后，将眼镜框挂在耳郭上，施灸，每次灸 1 ~ 2 段，每日灸 12 次。灸时以患眼温热感为宜，若感热烫时，可调节眼镜框与眼的距离。患者取坐位，随时注意施灸情况，以防止艾火脱落烧伤面部或烧坏衣物。

3. 灯火灸：治宜疏风清热，消肿定痛。主穴取太阳、风池、鱼腰、攒竹。配穴，外感风热加上星、少商；肝胆火盛加太冲、侠溪。施以明灯爆灸术，每穴 1 壮，每日 1 次，7 次为 1 个疗程。

【调治建议】

1. 流行期间，尽量少去公共场所活动。

2. 勤洗手，不与他人合用脸盆与毛巾，以防止交叉感染。

3. 急性发作期间，多卧床休息，保暖防寒，眼睛尽量避免强光刺激。

4. 饮食宜清淡而富于营养，忌食辛辣、肥甘、厚腻、灸煿之品，戒烟忌酒。

二、视神经萎缩

【病证概述】

视神经萎缩是指由于视神经炎或其他原因引起的视神经退行性病变，中医称为"青盲"。

本病发生可因外感风邪，风邪侵犯目系，使目系局部气血瘀滞，目系失于濡养而致本病；或因过度劳累，久视伤血，心营亏损，神气虚耗，以致神光耗散；或房事不节，肝肾阴虚，精血不足，目失所养而发本病。

本病症状以视力下降为特征，甚至失明，可伴受风邪所致头痛头胀，或伴腰膝酸软。

【灸疗取穴】

★主穴：睛明、光明、球后。

★配穴：头痛、头胀加风池、瞳子髎、攒竹；气血不足加脾俞、足三里、神门；腰酸膝软加肝俞、肾俞、太溪。

【灸疗方法】

1. 温和灸：每穴施灸 15 ~ 20 分钟，每日 1 次，7 ~ 10 次为 1 个疗程，疗程间相隔 3 ~ 5 日。其中，睛明穴可行按揉法或温针灸。

2. 隔姜灸：取艾炷如枣核大，对脾俞、足三里、神阙、肝俞、肾俞、太溪各灸 3 ~ 5 壮，每日或隔日 1 次，7 ~ 10 次为 1 个疗程。其他面部穴位不宜采用该法施治的，则可采用按揉法进行。

3. 特殊疗法：取足三里、光明、三阴交、肝俞，穴位皮肤常规消毒后，抽取维生素 B$_{12}$ 注射液做穴位注射，每日或隔日 1 次，7 ~ 10 次为 1 个疗程。

【调治建议】

1. 灸面部穴位时，慎防艾火脱落，以防烫伤。

2. 患者应注意用眼卫生，忌疲劳、强光、弱光，慎防眼部感染。

3. 调畅情志，适宜休养，保证充分营养，补充维生素，可辅以血管扩张剂。

三、近视

【病证概述】

凡是视力为看近清楚、看远模糊，则称之为近视。正常情况下，眼球对来自无限远或 5 米以外的平行光线（5 米以外的光线，一般认为是平行光线），经过眼球屈光系统屈折后，焦点恰好落在视网膜上，构成清晰的物像，称为正视眼。如果平行光线经过屈光系统集合焦点在视网膜之前，近视力正常，远视力不好，称为近视眼，古称"能近怯远"症。也有学龄儿童，由于调节性痉挛所引起的近视，称为"假性近视"。

【灸疗取穴】

★主穴：攒竹、太阳、四白、肝俞、光明。

★配穴：眼睛痒痛加风池、大椎、行间；头痛加印堂、阳白。

【灸疗方法】

1. 温和灸

（1）每穴施灸 15 ~ 20 分钟，每日 1 次，10 次为 1 个疗程。

（2）取风池、睛明、承泣、四白、合谷、球后，每次选 3 ~ 4 穴，每穴施灸 15 ~ 20 分钟，每日 1 次，7 次为 1 个疗程。

2. 麦粒灸：取双侧光明、三阴交，将麦粒大艾炷置于穴位上施灸，待艾炷燃至接近皮肤，患儿感觉灼热感时去之，每穴灸 3 壮。

3. 药棒灸：患者坐位，头稍后仰，点燃灸用药棒，嘱患者闭目，以眼为中心进行环形、竖向、横向的灸治各 1 分钟。取睛明、四白、承泣、太阳、丝竹空等穴进行灸治。每穴灸4秒钟，重复10次，然后让患者睁开双眼循药棒顺时针行针（药棒呈顺时针环形转动）。最后灸双耳郭，取风池、耳垂、翳风，方法同上，每穴灸4秒钟，重复10次。治毕，嘱患者闭目休息3~5分钟，半小时内不洗脸，不吹空调。每次15~30分钟，每日1次，6次为1个疗程。

4. 雷火灸：主穴取眼部的睛明、承泣、攒竹、四白、印堂和耳郭前后各穴；配穴取风池、大椎、肝俞、肾俞、光明、合谷。点燃灸药顶端，随时吹掉药灰，保持红火，灸至皮肤微红，感觉发热为度。先眼部各穴灸约2分钟，再围绕眼睛慢慢旋转各灸1分钟，接着对准耳郭旋转各穴灸1分钟。最后灸配穴，先风池、大椎，后肝俞、肾俞、光明、合谷，每穴灸2分钟。1次总计灸20分钟为宜，每日1~2次，10次为1个疗程。若视力无变化，行第2个疗程；视力提高到5.0后，改为1周巩固治疗1次；连续治疗4次后，改为每月1次，逐渐停止治疗。

5. 灯火灸：治宜益气明目，补益肝肾。主穴取丝竹空、攒竹、光明、翳明、翳风。配穴，肝肾不足加肝俞、肾俞。施以阴灯灼灸术，每穴1~2壮，每日1次，10次为1个疗程。

6. 艾灸配合耳穴贴压：制作一个眼镜架，眼架上放置用野菊花、石决明浸泡1日后的核桃皮，艾条在距核桃皮约3cm处施灸，每次20分钟。治疗时闭眼。每日1次，2周为1个疗程。同时配合贴压耳穴目、心、肝、肾、皮质下、枕等。

【调治建议】

1. 平时避免用眼疲劳，看书或书写时照明要好，并保持一定距离。

2. 加强身体锻炼，坚持做眼保健操。

3. 在眼面部做手法治疗时，手指不要触及眼球。

四、远视

【病证概述】

远视是指视远清晰，视近模糊或不适为主证的眼病，属眼屈光不正之类的病证，多见于中老年人。

本病发生可因先天禀赋不足，或后天发育不足，以致眼球发育不良，经络阻滞；或肝肾亏虚，阴精不足，虚阳浮越，目中光华散乱而致形成本病。

现代医学认为睫状肌功能减弱，晶状体纤维变硬，调节功能减弱，晶状体曲度减小，使平行光线的焦点便移到视网膜之后，以致视近物模糊、视远物清楚。

本病症状表现为视远清晰，视近模糊，甚则视远近皆模糊不清。

【灸疗取穴】

★主穴：睛明、鱼腰、太阳。

★配穴：视物模糊加肝俞；腰膝酸软加肾俞。

【灸疗方法】

1. 温和灸：每穴施灸 10 ~ 15 分钟，每日 1 次，7 ~ 10 次为 1 个疗程，疗程间相隔 2 ~ 3 日。睛明并可温针灸。

2. 药物灸：取决明子 20g，研细末，与珍珠粉 10g 混匀，备用。用时取药末适量以醋调和后敷灸于肝俞、肾俞，外以胶布固定，2 日换药 1 次。

【调治建议】

1. 加强营养，适当进行户外活动。

2. 每日按揉上述相应穴位，持之以恒，以达到防病保健的目的。

五、眼睑下垂

【病证概述】

眼睑下垂是指上睑无力抬举，以致掩盖部分或全部瞳孔而影响视力的一种病证。

本病的发生中医认为多与脾胃失调，气血不荣及风邪外袭有关。先天不足，元阳衰弱，不能温煦脾土，肉轮失养，致生本病；或后天失养，脾胃虚弱，气血生化不足，胞睑失其营养，则睑垂不举；或肤腠不密，外风入中胞睑脉络壅滞气血，以致垂废。

现代医学认为眼睑下垂，先天性多为双侧，与遗传因素有关。后天性有多种类型，一是眼睑本身病变；二是肌源性睑下垂，如重症肌无力；三是动眼神经麻痹所致。

本病症状是以上睑无力抬举，可微恶风寒，或伴四肢乏力等。

【灸疗取穴】

★主穴：攒竹、丝竹空、阳白、足三里、三阴交、关元、中脘。

★配穴：睑垂、微恶风寒加风池、合谷；四肢乏力加足三里、三阴交；先天不足加命门、关元。

【灸疗方法】

1. 温和灸

（1）每穴施灸 15 ~ 20 分钟，每日 1 次，7 次为 1 个疗程。

（1）取双侧三阴交，将艾条一端点燃，艾火距穴 2 ~ 3cm，施灸 5 ~ 10 分钟。每日 1 次，6 次为 1 个疗程。

2. 隔姜灸：取足三里、中脘、三阴交、关元等穴，姜片约 2mm 厚，艾炷如枣核大，每穴施灸 4 ~ 5 壮，每日 1 次，10 次为 1 个疗程。

3. 无瘢痕灸：取双侧阳白、足三里、三阴交。艾炷如黄豆大，每穴施灸 5 壮。每日 1 次，10 次为 1 个疗程，疗程间相隔 1 周。根据疗效逐渐减少，直至全部停药。

4. 灯火灸：治宜补中益气，濡润筋肉。主穴取足三里、脾俞、三阴交、攒竹、阳白、丝竹空、风池。配穴，眼肌麻痹加合谷、风门。施以阴灯灼灸术，每穴 1 ~ 2 壮，每日 1 次，10 次为 1 个疗程。

【调治建议】

1. 本病运用灸治时，可循经取用足太阳膀胱经经穴，也可兼用其他疗法，尤其是重症肌无力患者应配合药物进行治疗。

2. 本病患者自身可结合按摩方法按揉相应穴位，以达到促进康复目的。

3. 注意适当的休息，避免过重的体力活动，避免局部冷风刺激。

六、色盲

【病证概述】

色盲是指视物不能正确辨别颜色，多数患者不自知，每因偶然情况需正确辨别或体验颜色时才被发现，视力一般正常。

本病的发生可因禀赋不足，肝肾阴虚，睛明失常而致；或因肝气郁结，睛明之府闭塞，阴精不能上滋而形成本病。

现代医学认为其有先、后天之分。其后天患者多与视神经、视网膜疾患相关；而先天患者多与遗传有关。

【灸疗取穴】

★主穴：睛明、攒竹、瞳子髎、肝俞、肾俞、太溪。

★配穴：四肢乏力加脾俞、足三里。

【灸疗方法】

1. 温和灸：每穴施灸 15 ~ 20 分钟，每日 1 次，7 ~ 10 次为 1 个疗程，疗程间相隔 3 ~ 5 日。其中，睛明可施以温针灸。

2. 隔姜灸：对于头面部以外的穴位可施以隔姜灸，取艾炷如枣核大，每次施灸 3 ~ 5 壮，每日 1 次，7 ~ 10 次为 1 个疗程，疗程间相隔 3 ~ 5 日。

3. 特殊疗法：取耳穴眼、脑、肝、肾、内分泌、皮质下，采用白芥子贴压，并嘱患者每日自行按压 3 ~ 5 次，每次 5 分钟，间隔 3 日治疗 1 次，7 ~ 10 次为 1 个疗程。

【调治建议】

1. 本病疗程较长，应持之以恒。

2. 注意用眼卫生，少食辛辣、烟酒等食物。

3. 用灸疗同时要改善自身营养状况，常食适量猪肝、鸡蛋以及其他含维生素 A 丰富的食物，补充维生素 B、C。

七、溢泪

【病证概述】

流泪症又称溢泪，是指泪液经常不自主地溢出眼外的病证，有热泪和冷泪之分。

本病的发生多因肝肾不足，精血亏耗，风邪外客则泪液外流，多属冷泪证，或因肝火内盛，复受风邪侵袭，泪液外溢多属热泪证。现代医学认为，三叉神经受到某种刺激，或角膜炎、虹膜睫状体炎以及颜面神经与翼腭神经受到刺激时可出现本病。

本病症状以泪液经常不自主地溢出眼外，可伴泪液清稀无热，或迎风加剧，流泪时有热感。

【灸疗取穴】

★主穴：睛明、攒竹、承泣。

★配穴：迎风流泪、泪液清稀加肝俞、肾俞；泪液黏浊、有热感加合谷、行间、隐白。

【灸疗方法】

1. 温和灸：每穴施灸 15 ~ 20 分钟，每日 1 次，7 ~ 10 次为 1 个疗程，疗程间相隔 3 ~ 5 日。睛明可予温针灸。

2. 雀啄灸：每穴施灸 15 ~ 20 分钟，每日 1 次，7 ~ 10 次为 1 个疗程，疗程间相隔 3 ~ 5 日。

【调治建议】

1. 在灸疗的同时，应查明病因，明确诊断，积极治疗好其原发病。

2. 注意做好个人卫生，保持眼部清洁、干净。

第十三章 耳鼻咽喉科常见疾病的灸疗

一、耳鸣、耳聋

【病证概述】

耳鸣、耳聋是听觉异常的症状。耳鸣是指病人自觉耳内鸣响，如闻蝉声，或如潮声，或细或暴，妨碍听觉；耳聋是指听力减退或听觉丧失。两者虽表现不同，但常同时存在，病机基本一致，耳聋往往由耳鸣发展而来。

本病的发生可因情志不调，忧郁不舒，气机郁结，气郁化火，火性上炎，或暴怒伤肝，逆气上冲，循经上扰清窍，可致本病；或因饮食不节，或思虑劳倦，脾胃受伤，运化无权，津液不行，水湿内停，聚而为痰，痰郁化火，以致清窍被蒙蔽，出现耳鸣、耳聋；或因素体不足或病后精气不充，恣情纵欲等均可导致肾精伤耗，髓海空虚，而生本病；或因饮食劳倦或可食寒凉，损伤脾胃，使脾胃虚弱，气血生化之源不足，经脉空虚，不能上奉于耳；或脾阳不振，清气不升，亦致本病。

【灸疗取穴】

★主穴：听宫、翳风、中渚、肾俞、太溪。

★配穴：口苦咽干加外关、行间；胁痛加阳陵泉、丘墟。

【灸疗方法】

1. 温和灸：每穴施灸5～10分钟，每日1次，5次为1个疗程。

2. 隔姜灸：取艾炷如麦粒大，每穴施灸5～7壮，隔日1次，7～10次为1个疗程。

3. 隔药饼：灸取听宫、听会、完骨、天柱。将石菖蒲、郁金、半夏、冰片按2:2:1:1的比例称取，先将石菖蒲、郁金、半夏研末后过80目筛，取其细末，再用研钵将冰片研细加入上述药末混匀，装瓶备用。然后将生姜挤压取汁与上述药末搅拌成硬膏状，制成直径 4cm、厚 0.15cm 的药饼备用。穴位常规消毒后，在穴位上放置备好的药饼各 1 枚，再在其上放置做好的小艾炷，点燃后，使其充分燃烧，燃毕更换 1 壮，每穴各灸 6 壮。每日 1 次，15 次为 1 个疗程，共治疗 2 个疗程。主治耳鸣。

4. 隔苇管灸：取长 5cm，直径约 0.6cm 的苇管 1 段，一端用刀片削成半个鸭嘴形。取菊花、柴胡各 10g，用纱布包好，放入大口容器内，冲入沸水 10ml，浸泡 30 分钟后。再将削好的苇管放入纱布包下面，浸泡 120 分钟后即可使用。将苇管齐端对准患侧外耳道孔，周围用棉花围住以固定苇管，在半鸭嘴形端（斜面朝上）上放置一黄豆大艾炷，用线香将艾炷点燃，燃尽为 1 壮，每次施灸 5～9 壮，每日 1 次。泻法则用嘴轻吹其火，补法则让艾炷自然燃尽。10 次为 1 个疗程，疗程间相隔 2 日。主治耳鸣、耳聋。

5. 灯火灸：治宜清泄肝胆，补肾通转。主穴取翳风、听宫、听会、侠溪、中渚。配穴，肝胆火盛加太冲、丘墟；外感风邪加合谷、外关；肾虚加肾俞、关元；气虚加脾俞、气海。每次选 2～3 穴，施以明灯爆灸术，每穴 1 壮，隔日 1 次，15 次为 1 个疗程。

6. 综合疗法

（1）吹灸配合体针：患者仰卧，常规针刺侠溪、中渚、翳风、听会，得气后留针 30 分钟，在此期间施以吹灸法：取清艾条 1 支，点燃一端对准外耳道距耳廓 1 寸的距离进行熏灸，同时顺着艾条燃烧端向耳道内轻轻吹气，力度以患者耳深部有温热感为宜。患者如感觉耳廓有灼热感则拉大距离，或者以有孔纸片覆盖耳廓，向耳道再行吹灸。在施灸前应先用消毒棉签拭净外耳道，有脓液者滴入双氧水洗灌，再以棉签将外耳道拭净。每次施灸 30 分钟，每日 1 次，10 次为 1 个疗程。主治上耳炎所致耳鸣。

（2）电针、穴位注射配合温和灸：主穴取头针晕听区、听会、耳门、翳风、耳根，取患侧，每次选 3～4 穴，交替使用。配穴，取外关、中渚，取双侧；风热加风池；肝火上扰加太冲；痰热郁结加丰隆；肾精亏损加太溪；脾胃虚弱加足三里，均取双侧穴位，交替使用。取 30 号毫针，主穴进针 0.15～1 寸，手法宜轻，免伤局部血管，提插捻转至得气有酸胀感，接上 G6805 电针仪，连续波，频率每分钟 160 次，刺激强度以患者能耐受为限。配穴进针得气有酸胀感后留针，每次 15 ～ 20 分钟。实证加用维生素 B1 和维生素 B12 注射液穴位注射双侧风池；虚证加用艾条温和灸双侧肾俞。每日 1 次，10 次为 1 个疗程，疗程间相隔 3 日。

【调治建议】

1. 平素患者应做到适劳逸，慎喜怒，节房事，注意摄生调养。

2. 自我推拿。患者以两手掌心紧按外耳道口，同时以 4 指反复敲击枕部或乳突部，继而手掌起伏，使外耳道口有规律开合。

二、耳源性眩晕

【病证概述】

耳源性眩晕多指内耳眩晕，又称梅尼埃综合征，发作时患者感觉天旋地转，不能站立，可伴有恶心呕吐、耳鸣出汗等症状。

本病的发生常与忧郁恼怒、恣食厚味、劳伤过度和气血虚弱有关。若素体阳盛，情志不舒，气郁化火，风阳升动致肝阳上亢；或恣食肥厚，脾失健运，痰湿中阻，清阳不升亦可引发；或肾精亏损、气血虚弱，脑失所养而致本病。

现代医学认为其多由某些因素引起自主神经功能失调，导致膜迷路积水，引起前庭功能障碍所致。

【灸疗取穴】

★主穴：百会、内关、行间、太溪。

★配穴：恶心、呕吐加丰隆、中脘；神疲乏力加肾俞、足三里。

【灸疗方法】

1. 温和灸：每穴施灸 15 ～ 20 分钟，每日 1 次，5 ～ 7 次为 1 个疗程。

2. 隔姜灸

（1）取艾炷如黄豆大，每穴施灸 5 ～ 7 壮，隔日 1 次，5 ～ 7 次为 1 个疗程。

（2）患者取坐位，用剪刀将百会处的头发贴皮剪去约 2 分硬币大小，在上面放置同样大小的 1.5mm 厚的姜片，将艾炷放在姜片上点燃，当患者有烧灼感时再换 1 壮，共灸 25 ～ 30 壮。对于病重不能坐起者，先针风池、内关、足三里，行平补平泻法，留针 15 ～ 20 分钟。对气血虚弱者加灸关元；脾虚痰湿者加刺丰隆；肾虚者加刺太溪；肝阳上亢者加刺太冲。然后让患者慢慢坐起，再灸百会，每日 1 次，7 次为 1 个疗程。

3. 无瘢痕灸：取艾炷如黄豆大，每穴施灸 3 ～ 5 壮，隔日 1 次，5 ～ 7 次为 1 个疗程。

4. 压灸：将百会穴上的头发从根部剪去约中指甲大小，使穴位充分暴露，以便施灸。患者低坐矮凳，医者坐在其后方的较高位置上，取艾绒少许做成约黄豆大小的上尖下圆的锥形艾炷，首次 2 壮合并放在百会，用线香引燃；当燃着 1/2 时，右手持厚纸片将其压熄，留下残绒；以后 1 壮接 1 壮地加在前次的残绒上，每个艾炷燃至无烟为止（此时最热），燃完 1 壮压 1 壮，力由轻至重，每次压灸 25 ～ 30 壮，使患者直觉有热力从头皮渗入颅内的舒适感。每灸 1 次即为 1 个疗程。

5. 苇管器灸：选冬日收割的成熟苇管长 5 ～ 8cm1 节，其苇管口直径粗 0.4 ～ 0.8cm。苇管的一端做成斜坡形，斜面上放置薄铅片 1 块以防炭火，另一端用胶布封贴。胶布封贴端作插入耳孔内用，斜坡形端作放置艾绒用。将革管器内端插入耳孔内，并用胶布固定，后取半个花生仁大小的一撮细艾绒置于灸器的斜口处，用细线香点燃，温度以耳部感觉温热能耐受为宜，灸完 1 壮，再换 1 壮，每次灸 3 ～ 10 壮。每日 1 次，10 次为 1 个疗程。治疗期间，停用其他药物。

6. 综合疗法

（1）压灸配合针刺：取百会穴，若伴左耳鸣，施灸穴位偏左 0.5cm；伴右耳鸣，施灸穴位偏右 0.5cm。剪去局部头发，涂抹少许凡士林，将艾绒搓成细花生米大艾炷，置于百会，用线香点燃，任其缓慢燃烧。若患者耐痛力差，医者可用手指呈叩诊姿势，在百会穴周围轻轻叩击，缓解疼痛，延长灸灼时间。待患者 3 次呼痛时，将艾炷压灭，除去余烬，换上艾炷再灸。如上反复进行，待患者感觉头晕消失，方可停灸。一般需 50 ～ 70 壮，需 1 小时左右。施灸后，针刺足三里，用泻法引灸火下行，可防灸后头痛。缓解期患者常有耳鸣、耳聋症状，可针刺听会、耳门，或听宫、翳风等穴，亦可根据患者体质辨证施治，配合服用一些中药。

（2）化脓灸配合针刺：先用艾绒做成麦粒大艾炷 3 ～ 5 壮，分开百会穴处头发，安放艾炷施灸，令其完全燃尽，并同时针刺间使、中脘。

【调治建议】

1. 患者不宜劳作，加强调养，多静卧，少坐车船。

2. 耳源性多有旋转感，且前庭周围性较中枢性重。内科性如贫血、高血压病所致眩晕多无旋转感，可选择用灸。

3. 药物中毒引起的眩晕应配合中、西药物治疗。

三、慢性鼻炎

【病证概述】

单纯性慢性鼻炎系一种鼻黏膜的慢性炎症。临床以间歇性鼻塞为主，有遇轻微的鼻腔刺激或精神紧张即加重的特点。该病在中医学属"鼻窒""鼻塞"等病证范畴。多因外感风寒、风热，迁延日久，以致脉络受阻，气血壅滞鼻窍而致成，亦可因肺脾气虚，肺气失宣，脾失健运而引发。

【灸疗取穴】

★主穴：印堂、迎香、合谷、肺俞。

★配穴：鼻涕多加上星、禾髎。

【灸疗方法】

1. 温和灸：每穴施灸 15 ～ 20 分钟，每日 1 次，7 次为 1 个疗程。

2. 隔姜灸：取艾炷如枣核大，每穴施灸 3 ～ 5 壮，每日 1 次，7 ～ 10 次为 1 个疗程。

3. 灯火灸：治宜疏风通窍。主穴取上星、印堂、鼻通（位于鼻骨下凹陷中，鼻唇沟上端尽头处，当迎香上内方）、迎香。配穴，咳嗽痰多加肺俞、丰隆。施以阴灯灼灸术，每穴 1 ～ 2 壮，每日 1 次，10 次为 1 个疗程。

【调治建议】

1. 预防上呼吸道感染，避免突然感受寒冷刺激。

2. 加强身体素质锻炼，提高抗病能力。

四、过敏性鼻炎

【病证概述】

过敏性鼻炎是身体对某些过敏原敏感性增高而呈现的一种以鼻黏膜病变为主的变态反应性疾病，故又称变态反应性鼻炎。以鼻黏膜肿胀、色淡、喷嚏、流清涕为主症。

过敏性鼻炎的发病属Ⅰ型变态反应，引起本病的过敏原主要为吸入性过敏原，如灰尘、花粉、动物羽毛、尘螨等，还有某些食物以及某些化学物质，冷热、湿度、紫外线等物理因素引起。这样的病人常为过敏性体质，除本病外，还可能有支气管哮喘、荨麻疹等过敏性疾病存在。中医学认为本病的发生主要由于肺气虚，卫外不固，腠理疏松，风寒之邪乘虚而入，犯及鼻窍而致。

【灸疗取穴】

★主穴：迎香、印堂、合谷、内关。

★配穴：气短倦怠、懒言自汗配加风门、肺俞；腰酸膝软加命门、肾俞；消瘦纳呆加脾俞、足三里。

【灸疗方法】

1．温和灸

（1）每穴施灸15～20分钟，每日1次，7～10次为1个疗程。

（2）独取肺俞，每穴施灸15～20分钟，每日1次，10次为1个疗程。

2．隔姜灸

（1）取艾炷如枣核大，每穴施灸5～7壮，每日1次，7～10次为1个疗程。

（2）主穴取肺俞。配穴，脾虚加脾俞；肾虚加肾俞。用鲜姜切成直径2～3cm、厚0.2～0.3cm的薄片，中间以针刺数孔；然后将姜片置于所选的穴位上，上置艾炷施灸，每穴灸3壮，使皮肤潮红而不起疱为度。每日1次，10次为1个疗程，疗程间相隔2～3日。治疗3个疗程后，改为每月灸1次，连续灸1年以巩固疗效。

（3）取大椎、肺俞（双）、膏肓（双）。用大块生姜，切成直径3cm左右、厚约0.4cm姜片，用大头针穿数孔，置于穴位；再放上艾炷，点燃后施灸，若患者灼热难忍时，可再加垫 1 片生姜继续施灸；连灸 2 ~ 3 壮，使穴位皮肤温热潮红即可。发作时取上星、印堂、迎香、鼻通（即上迎香穴，位于鼻骨下凹陷中，鼻唇沟上端尽头处）、风池，针刺上述各穴，以有酸麻胀感为度。均每日 1 次，7 次为 1 个疗程，疗程间相隔 3 ~ 5 日。

3. 隔附子饼灸：取大椎、肺俞（双）、膏肓俞（双），发作时加针刺印堂、迎香、鼻通穴。将附子末加面粉少许用黄酒调和，做成0.3 ~ 0.4寸厚的附子饼，用大头针穿数孔，置上述穴位，再放上艾炷施灸。待艾炷燃烧将尽，局部皮肤有灼热感时，去其艾炷再灸，最后使穴位皮肤潮红，按之有灼热时即可。每日 1 次，10 次为 1 个疗程，疗程间相隔 3 ~ 5 日。

4. 雷火灸：取迎香、合谷、印堂、上星、颈 1 ~ 7 椎、列缺。再取雷火灸条（防风、苦蒿、苍耳子、田七等），将顶端点燃，对准应灸穴位，离开皮肤 1 ~ 2cm，施以回旋灸法。灸至局部皮肤微红，深部组织发热为止，随时吹掉药灰，保持红火状态。每穴灸 15 分钟，颈部旋灸 3 分钟，每日 2 次，每次用雷火灸条半支，6 日为 1 个疗程，一般治疗 3 个疗程。

5. 热敏灸：按照热敏灸技术要点中"十六字技术要诀"对施灸部位与施灸剂量进行定位、定量规范操作。对穴位热敏高发部位上印堂、通天、风池、肺俞、神阙等穴区进行穴位热敏探查，并标记热敏穴位。①上印堂进行单点温和灸，自觉热感扩散至整个额部或额部有紧压感，灸至热敏灸感消失为止。②风池进行双点温和灸，自觉热感深透或向四周扩散或沿督脉上下传导，灸至热敏灸感消失为止。③肺俞进行双点温和灸，自觉热感深透或向四周扩散或沿督脉上下传导，灸至热敏灸感消失为止。④肺俞进行双点温和灸，自觉热感透至胸腔或扩散至整个背部或热感向上肢传导，灸至热敏灸感消失为止。⑤神阙进行单点温和灸，自觉热感深透至腹部，灸至热敏灸感消失为止。每次选上述 2 ~ 3 组穴位，每日 1 次，10 次为 1 个疗程，疗程间相隔 2 ~ 5 日，共治疗 2 ~ 3 个疗程。

【调治建议】

1. 尽量找到致敏原，避免与之接触；避免过食生冷、油腻、腥荤食物；外出可戴上口罩或面纱，防止灰尘、花粉、动物羽毛等漂浮在空气中的物质随呼吸进入鼻腔致病。

2. 平时要注意锻炼身体，增强体质，防止受凉。

五、鼻出血

【病证概述】

鼻出血又称鼻衄，多因鼻腔干燥，毛细血管韧度不够，破裂所致。如不及时治疗，迁延发展，将会产生严重的后果，如鼻黏膜萎缩、贫血、记忆力减退、视力不佳、免疫力下降，甚至会引起缺血性休克，危及生命。小量出血称"鼻衄"，严重出血不止称"鼻洪"。多因肺有伏热，复感风热，或饮酒过度，多食辛辣、肥厚、灸煿之品；或阴虚火旺，气逆于肝，导致热灼肺络，血随鼻出。

【灸疗取穴】

★取风府、涌泉。

【灸疗方法】

1. 温和灸：取风府，每穴施灸 20～30 分钟，灸至穴位皮肤有灼热感。每日 1 次，中病即止。

2. 隔药饼灸：取肉桂末适量，用醋调成糊状，敷灸于双侧涌泉，上置艾炷施灸，每穴 2～3 壮，至皮肤有温热感，每日 1 次，中病即止。

3. 灯火灸：治宜清热凉血，降火止衄。取主穴分两组，第 1 组取合谷、迎香、上星、太冲；第 2 组取少商穴（对侧）。配穴，肺经蕴热加曲池；胃火炽盛加内庭；阴虚火旺加太溪。施以明灯爆灸术，每穴 1 壮，每日 1 次，灸至鼻出血停止为止。

【调治建议】

1. 稳定情绪，保持镇静，精神紧张会加重出血。

2. 嘱患者取仰卧位或仰坐位，采用冷敷法冷敷鼻梁和前额部，并注意下肢保暖。

3. 食物宜清淡而富于营养，忌食辛辣、灸煿之品，戒烟忌酒。

4. 用小绳或橡皮筋捆扎对侧示（食）指中节处，一般即见止血，待血止后 10～15 分钟，去除捆扎于示（食）指上的小绳或橡皮筋。

六、慢性咽炎

【病证概述】

慢性咽炎，是指咽部黏膜、淋巴组织及黏液腺的弥漫性炎症性疾病。该病常反复发作，长久不愈，主要是因急性咽炎经治疗后未彻底治愈迁延而来。此外，用嗓过度（唱歌、大声讲话）、长期烟酒、粉尘刺激等，也可导致该病的发生。临床主要表现为：咽部异物感、吞咽不适、发痒、发干、微痛、灼热、音哑或失音。由于分泌物黏附于咽后壁，可引起咳嗽、咳黏液痰，晨起时更甚。

该病在中医学属"喉痹"等病证范畴，多因热邪犯肺，胃火上蒸，煎炼成痰，肾阴亏耗，虚火上炎等而致病。

【灸疗取穴】

★详见"灸疗方法"。

【灸疗方法】

1. 隔椿树皮灸：取鲜椿树皮1块，约3cm×3cm大，里面朝底，老皮朝上放在胸骨柄上方凹陷正中处（天突），取艾条2支，点燃后稳火灸30分钟。每日1次，5次为1个疗程。注意防止烧伤。疗效不佳时，可加灸大椎30分钟。

2. 隔药纱灸：取天突、人迎。患者仰靠坐位或仰卧位，用双层纱布经当归注射液充分浸湿润后，分别敷灸于穴位上。患者一手持镜，另一手持点燃的艾条，做小幅度悬灸，距离以患者能忍受为度，直至纱布灸干为止。每日2次，7日为1个疗程。

3. 三线灸：三线灸以颈局部施灸穴位为主，一线：任脉颈段，其中以廉泉、天突为主；二、三线：胃经颈段左右各一线，其中以人迎、水突，加小肠经天容为主。急性咽炎加灸少商穴，慢性咽炎加灸太溪。患者仰靠坐位或仰卧位，一手持镜子对照颈部，另一手持点燃的无烟灸条，先灸一线，后灸二、三线及其他穴位。采用小幅度悬灸，距离以患者能忍受为度，要求热力深达病位，如患者感觉病位像有泉水涌出，疗效最佳，每次30分钟，6次为1个疗程。注意：防止烫伤，颈部灸时，不宜说话和吞咽；灸条燃后的灰烬及时去除，以保证效力；若热力一次不能透达病位，不可强求，多灸几次逐渐达到。

4. 天灸配合耳穴贴压

①天灸：体穴取内关；耳穴取口、咽、肺、肾上腺等穴。内关常规消毒后，把捣碎的蒜泥敷灸于内关，待24小时后取下蒜泥，可见水疱，外涂凡士林少许。②耳穴贴压：耳穴常规消毒后，用磁珠贴压以上耳穴，每日按压3次，每次5分钟，7日更换1次，3次为1个疗程。

【调治建议】

1. 治疗期间，少发声，少用嗓，不要用声过度。

2. 积极参加医疗体育锻炼，增强自身体质。

3. 注意天气变化，适时增减衣服，避免发生感冒。

4. 饮食宜清淡而富于营养，忌食辛辣、肥厚、灸爆之品，戒烟忌酒。

七、扁桃体炎

【病证概述】

扁桃体炎，中医称为喉蛾，发于咽喉两旁，形如乳头、蚕蛾，故又称乳蛾。发于单侧为单蛾，发于双侧为双蛾，单轻、双重。有急、慢之分，慢性者，又称慢蛾、蛮蛾、万蛾。急性早期用抗生素有效；急性后期化脓或僵硬不散用抗生素无效。急性扁桃体炎多由外感风热邪毒引起；也有嗜食辛辣肥腻发物，以致肺胃火盛上炎于咽喉，发为咽痛、红肿，甚至化脓。轻者只肿不痛，往往病家不加注意，未加及时治疗，从而延误以致脓不得化而僵硬难消；或者体质虚弱正不胜邪，累发不已，转为慢性。

【灸疗取穴】

★取角孙、和髎。

【灸疗方法】

灯火灸

（1）取角孙，用灯心草蘸油后点燃，火着穴即灭，每次灸3壮，每日1次。

（2）取双侧和髎，常规消毒后，用灯心草1根蘸以麻油，点燃后迅速在穴位上施灸，一点即起，火灸部位即起微红的小痕。未愈者可隔日施治1次。

（3）治宜清热解毒。主穴取曲池、合谷、尺泽、少商。配穴，胃火实热加内庭、合谷；风热加风池、鱼际。施以明灯爆灸术，每穴1壮，每日1次，5次为1个疗程。

【调治建议】

1. 预防扁桃体发炎应养成良好的生活习惯，保证充足的睡眠时间，随天气变化及时增减衣服，去除室内潮湿的空气，儿童应养成不挑食、不过食的良好习惯。

2. 预防扁桃体发炎应彻底治愈扁桃体急性炎症，以免留下后患。

3. 扁桃体发炎应该注意忌吃干燥、辛辣、煎炸等刺激性食物。

八、牙痛

【病证概述】

牙痛为口腔疾患中常见的症状，遇冷、热、酸、甜等刺激时加剧。本症有虚实之分，实痛多因胃火、风火引起，虚痛多因肾阴不足所致。

【灸疗取穴】

★主穴：下关、颊车、合谷。

★配穴：口臭、便秘、痛甚加内庭、二间；腰膝酸软、隐痛牙松加太溪、太冲。

【灸疗方法】

1. 温和灸：每穴施灸15～20分钟，每日1次，5～7次为1个疗程。

2. 雀啄灸：每穴施灸15～20分钟，每日1次，5～7次为1个疗程。

3. 隔姜灸：取艾炷如枣核大，每穴施灸5～7壮，牙痛发作时灸用。

4. 隔蒜灸：取艾炷如枣核大，每穴施灸5～7壮，牙痛发作时灸用。

5. 灯火灸

（1）取合谷、内庭、行间。用灯心草一段蘸油后点燃，垂直对准穴位，一触即离，听到一声爆响声，火随之熄灭。每穴灸2壮，每日1次，中病即止。

（2）实证治宜清泄风热，虚证治宜滋阴清热。主穴取合谷、颊车、下关、内庭。配穴，风火加曲池、风池、外关；胃火加二间、三间；虚火加太溪、行间；虫蛀加大迎、角孙。每日痛时施灸，施以明灯爆灸术，每穴 1 壮，以痛止为度。

6. 熏灸：取葱子 500g，将适量面粉加入调匀，制成环形面饼（饼的内径根据耳朵大小而定）2 枚，1 枚敷灸于患侧耳周（防烫伤耳周皮肤）。电炉接上电源，待炉丝发红后，撒上葱子 1 小撮（要放集中），即刻利用陶杯（杯口朝下）收集葱子燃烧后的烟气。收集满烟气后迅速将杯置于预先敷的面饼上（杯口向耳孔），当面饼过热时，换另 1 枚小饼。待陶杯冷却后，换另一陶杯，如此 3 ~ 5 次即可将虫驱出。主治龋齿痛。

【调治建议】

1. 注意口腔卫生。

2. 定期请口腔科医师洁牙护齿。

3. 牙痛应与三叉神经痛相区别。

第十四章 其他常见疾病的灸疗

一、中暑

【病证概述】

中暑，俗称"发痧"，为感受暑热病邪而形成的一种病症，常发生于夏季或长时间从事高温作业者。由于缺乏必要的防暑降温措施，体质虚弱，过度劳累等，均可诱发该病。中暑的症状可分轻症和重症两类。轻症者主要表现为头痛、头晕、胸闷、恶心、呕吐、口渴、发热而不出汗、烦躁不安、周身乏力、四肢酸痛等。重症患者除上述症状外，还可有肢体发冷、面色苍白、心慌气短、周身冷汗，更严重者可出现神志不清、昏迷、腓肠肌痉挛及四肢抽搐等表现。

中医学认为，该病乃因暑湿秽浊之气耗伤气阴或蒙蔽清窍而致。根据不同的临床症状可分为阴暑、阳暑。若头晕、头痛、懊侬、呕恶者，称为"伤暑"；猝然昏倒者，称为"暑厥"；兼见抽搐者，称为"暑风"。

【灸疗取穴】

★详见"灸疗方法"。

【灸疗方法】

1. 灯火灸：治宜清泄暑热。主穴取合谷、内关、人中、足三里。配穴，高热加曲池；肌肉痉挛抽筋加承山、承筋；晕厥加百会、劳宫、涌泉；脱证加关元、气海。施以明灯爆灸术，亦可施以阴灯灼灸术，每穴1壮，每日1次，连灸2~3日，中病即止。

2. 综合灸：①轻症：取大椎、中脘，施以艾条温和悬灸，并以温开水擦拭全身，直至症状缓解，微出汗为度。②重症：取神阙，施以隔盐灸；关元、气海，施以艾条温和悬灸，并同时用温开水擦拭全身或用

30% 乙醇擦拭全身。

【调治建议】

1. 患者中暑后，应立即转移至通风阴凉处，解开上衣，让其迅速散热。

2. 采用必要的降温措施，对危重者要积极抢救。

3. 灸疗后，让患者喝一杯温开水，以补充体内消耗的体液。

4. 灸疗后，会使汗孔扩张，30 分钟内不要冲冷水澡，也不要吹凉风。但可洗热水澡，或边洗边刮也无妨。

二、冻疮

【病证概述】

冻疮是由于寒冷刺激引起局部血管痉挛、瘀血而致，多见于手足及面部，冬季易复发。

本病发生多由于体质虚弱，保暖不慎，致使寒邪侵袭，气血运行不畅，凝聚不行，以致日久生疮。现代医学认为主要是由于寒冷刺激引起局部血管痉挛、瘀血而日久溃破而成。

本病症状表现为局限性充血性红斑，继而肿胀，自觉局部痒痛，遇热尤甚；严重时可发生永疱，疱破后形成溃疡，愈后可遗留瘢痕及色素沉着或色素脱失。

【灸疗取穴】

★主穴：以局部阿是穴为主，气海、膈俞、血海。

★配穴：腰膝酸软加肾俞、腰阳关、大肠俞，少食、乏力加脾俞、胃俞、足三里。

【灸疗方法】

1. 药物灸：取独头大蒜适量捣烂如泥，加热，敷灸于未溃之冻疮处，冷却后加热再灸，每穴反复 5 ～ 8 次，7 ～ 10 日为 1 个疗程。注意：冻疮溃破后则不宜用此法。

2. 配穴温和灸：每穴施灸 20 ～ 30 分钟，每日 1 次，7 ～ 10 次为 1 个疗程。

3. 配穴隔姜灸：切姜片约 0.5cm 厚，置于配穴上，艾炷如枣核大，每穴施灸 5 ～ 7 壮，隔日 1 次，7 ～ 10 次为 1 个疗程。

4. 隔姜灸：视疮面大小，将生姜切成约 2mm 薄片置于疮面上，再将艾绒做成约小指腹大的艾炷，安放于姜片上施灸。当患者感到灼痛时，医者可用手来回移动姜片（不离开疮面）。每处施灸 3 ~ 5 壮，每日 1 次，5 次为 1 个疗程。

5. 敷灸配合温灸：华佗夹脊、局部天应穴、阳陵泉、足三里为主，在选定的腧穴上置以少许中药细末（樟脑 9g，白胡椒 9g，共研细末），上贴胶布，再用艾炷点燃施灸，每日敷灸温灸 3 壮，直至痊愈。

6. 特殊疗法：取樟脑 6g，猪油适量。将樟脑加入猪油内熔化和匀，外搽于患处，每日 2 ~ 3 次，直至痊愈。主治未溃烂冻疮。

【调治建议】

1. 应注意防寒保暖，适宜参加体育锻炼，增强耐寒能力。

2. 本病应重视冬病夏治，改善局部循环，以防入冬复发。

3. 冻疮已发患处应少烤火，以免使局部血管扩张，充血更甚而加重病情，应抬高患处便于血液回流而消肿。

三、手足心多汗症

【病证概述】

手足心多汗症是指不经药物和其他刺激因素的自然出汗，为自主神经功能紊乱的症状，原因尚未明了。

但从中医角度来认识其病因病机，主要为机体阴虚，阴虚易致五心发热，而表现为手足心多汗症。

本病症状以手足心汗出，情绪较紧张、活动稍多则症状加剧。

【灸疗取穴】

★主穴：心俞、肺俞。

★配穴：症状较甚时加太溪、阴郄。

【灸疗方法】

1. 温和灸：每穴施灸 20 ~ 30 分钟，每日 1 次，7 ~ 10 次为 1 个疗程，疗程间相隔 3 ~ 5 日。

2. 隔姜灸：取艾炷如黄豆大，每穴施灸 5 ~ 7 壮，每日 1 次，5 ~ 7 次为 1 个疗程，疗程间相隔 2 ~ 3 日。

3. 无瘢痕灸：取艾炷如麦粒大，每穴施灸 5 ~ 7 壮，每日 1 ~ 2 次，5 ~ 7 次为 1 个疗程，疗程间相隔 3 ~ 5 日。

4. 药物灸

（1）取五倍子、枯矾、滑石粉各等份，上药共研细末，装瓶备用。用时，患部洗浴，再取药末涂于患部，每日数次，具有收敛、除湿、止汗的功用。

（2）取滑石或明矾适量，各研细末，装瓶备用。任选一种撒于手心，每日数次，或置于鞋内，每日换药 1 次，连续治疗 5 ~ 7 日为 1 个疗程。具有清热利湿或收敛除湿的功用。一般治疗 1 ~ 2 个疗程即愈。

【调治建议】

1. 适宜锻炼，调畅情志。

2. 时常对肢体和腰背部进行按摩保健。

四、晕车、晕船

【病证概述】

晕车、晕船是指乘坐车船时出现头晕、恶心呕吐等不适症状的病证。

本病的发生多由先天禀赋不足或后天失养，致使体质虚弱，不能耐受车船颠簸或空气沉闷、异味等情况扰乱气血正常运行，头目失养而致本症。现代医学认为与个体因素密切相关，可因精神紧张、不良气味、空腹、颠簸摇晃等使内耳前庭受到刺激而自身缺乏调节，引起自主性神经功能紊乱所致。

本病症状多表现为头晕眼花、恶心呕吐、乏力、汗出，甚至突然昏倒、面色苍白、肢冷汗出等虚脱症状。

【灸疗取穴】

★主穴：百会、中脘、内关、足三里、神门。

★配穴：精神紧张加印堂、神阙；素体虚弱加气海、关元、脾俞。

【灸疗方法】

应在乘车、乘船、乘机前预防运用。

1. 温和灸：每穴施灸 15 ~ 20 分钟，每日 1 次，旅行前施灸 1 ~ 2 次即可。

2. 隔盐灸：取神阙穴，艾炷如枣核大，约灸 20 分钟。若旅行时出现昏厥时可急用，灸至苏醒为止。

3. 特殊疗法：取麝香贴膏贴神阙，在旅行前贴用。

【调治建议】

1. 调畅情志，加强体育锻炼。

2. 乘坐车、船前不应空腹、口渴，较远行程应备好食物、饮料。

3. 应尽可能乘坐宽敞、通风、车中部颠簸幅度小的部位。

4. 旅途应少读书报，可多聊天或含糖乘坐。

五、水土不服

【病证概述】

水土不服是指某些人因出差、乔迁、旅行等接触到另一个生活环境，在一段时间里难以适应当地气候、饮食、生活习惯等而出现腹泻、腹痛、饮食减退、神疲乏力、睡眠差等一些不适症状。

本症的发生主要因脾胃虚弱所致，可因旅途、异地保养不善而感受寒邪，或过食生冷、辛热、油腻、不净等食物，阻滞脾胃运化水谷，寒热之邪易留滞，气机阻滞而腹痛、腹胀；或情志抑郁、休息欠佳，肝失条达，气机不畅或久病气虚、外邪迁延日久，脾胃素虚，精神紧张，难适应异地气候、水土、饮食等生活、工作、学习环境的改变，受纳运化失职，水湿内停，清浊不分而下为泄。

【灸疗取穴】

★主穴：天枢、中脘、神阙、脾俞。

★配穴：情志不畅加太冲、期门；睡眠不佳加神门、三阴交。

【灸疗方法】

1. 温和灸：每穴施灸 15 ~ 20 分钟，每日 1 次，5 ~ 7 次为 1 个疗程或中病即止。

2. 隔姜灸：取艾炷如枣核大，每穴施灸 3 ~ 5 壮，5 ~ 7 次为 1 个疗程或中病即止。

3. 隔盐灸：取神阙穴，艾炷如枣核大，每穴施灸 5 ~ 7 壮，隔日 1 次，7 次为 1 个疗程。

4. 药物灸：以腹痛为主要症状者，取苦瓜藤 20g，捣烂后敷灸于阿是穴（腹痛处）；以腹胀为主要症状者，取 50g 黄瓜藤，加入姜汁，炒热后装入布袋内，热熨于腹部。待凉后，加入适量姜汁，再炒热，重复敷灸。每日 2 ~ 3 次。

【调治建议】

1. 调畅情志，少食辛辣、油腻食物。

2. 调理肠胃，结合胃脘部及腹部自我按揉保健，促进肠胃功能，或服用木香顺气丸等药物调理。

3. 平素应加强体育锻炼，增强体质。

六、高原反应

【病证概述】

高原反应是指长期生活在低海拔区域的人进入高原地带后，常出现头昏、心烦不安、精神差、疲乏无力、嗜睡或睡眠差、食少、便溏等不适症状的一类反应。

本病的发生多因机体素弱、体质较差或已形成对以往生活方式与空间定式，而使机体不耐异地寒热，不适应其空气稀薄区域生活环境、饮食习惯等。现代医学认为其多与血红蛋白功能相对较低有关。

本病症状多为头晕、心烦不安、疲乏无力、睡眠差、饮食减少等症状。

【灸疗取穴】

★主穴：脾俞、膈俞、足三里、气海。

★配穴：心烦不安、失眠加神门、心俞、三阴交；神疲乏力加关元、肾俞、悬钟；食欲缺乏加中脘、天枢；昏昏欲睡加百会、神庭。

【灸疗方法】

1. 温和灸：每穴施灸 15 ~ 20 分钟，每日 1 次，7 ~ 10 次为 1 个疗程。

2. 隔姜灸：取艾炷如枣核大，每穴施灸 5 ~ 7 壮，每日 1 次，7 ~ 10 次为 1 个疗程。

3. 无瘢痕灸：取艾炷如麦粒大，每穴施灸 5 ~ 7 壮，每日 1 次，7 ~ 10 次为 1 个疗程。

【调治建议】

1. 稳定情绪，调畅情志，不抑郁、不恼怒生气，将全部精力集中到工作中。

2．注意适当休息，不过分疲劳。

3．加强饮食营养，补充适当的维生素，保证身体营养充分。

4．加强医疗体育锻炼，以增强身体素质，为磨炼意志打下坚实的基础。